Was machen Digitalisierung und Künstliche Intelligenz
mit der Psychotherapie?

Was machen Digitalisierung und Künstliche Intelligenz mit der Psychotherapie?

Einwürfe und Provokationen

Herausgegeben von
Bert te Wildt, Gerhard Lauer und Robin Schmidt

De Gruyter
Oldenbourg

Wir danken der Gerda Henkel Stiftung (Düsseldorf), dem Stifterverband für die deutsche Wissenschaft (Essen), der Artemed-Klinikgruppe (Tutzing) und der Pädagogischen Hochschule FHNW (Basel/Brugg-Windisch) für die großzügige Finanzierung der *Dießener Klausur Mensch | Maschine | Zukunft 2023*, organisiert von Marko Demantowsky, Gerhard Lauer, Robin Schmidt und Bert te Wildt, und damit auch für die Ermöglichung dieses Buches.
Die Publikation der *Dießener Klausur Mensch | Maschine | Zukunft 2019* ist ebenfalls bei De Gruyter Oldenbourg Open Access erschienen:
Demantowsky, Marko, Lauer, Gerhard, Schmidt, Robin und te Wildt, Bert. *Was macht die Digitalisierung mit den Hochschulen?: Einwürfe und Provokationen*, Berlin, Boston: De Gruyter Oldenbourg, 2020. https://doi.org/10.1515/9783110673265
Die Publikation der *Dießener Klausur Mensch | Maschine | Zukunft 2021* ist ebenfalls bei De Gruyter Oldenbourg Open Access erschienen:
Klein, Björn und Schmidt, Robin. *Was macht die Digitalisierung mit der Politik?: Einwürfe und Provokationen*, Berlin, Boston: De Gruyter Oldenbourg, 2022. https://doi.org/10.1515/9783110785265

ISBN 978-3-11-150872-6
e-ISBN (PDF) 978-3-11-150934-1
e-ISBN (EPUB) 978-3-11-150962-4
DOI https://doi.org/10.1515/9783111509341

Library of Congress Control Number: 2024914281

Bibliografische Information der Deutschen Nationalbibliothek

Die Deutsche Nationalbibliothek verzeichnet diese Publikation in der Deutschen Nationalbibliografie; detaillierte bibliografische Daten sind im Internet über http://dnb.dnb.de abrufbar.

www.degruyter.com

Inhalt

Vorwort

Einmal mehr sind wir Zeug*innen und Gestalter*innen einer weiteren Stufe der digitalen Revolution, die gerade ganz besonders auch Medizin, Psychologie und ihre gemeinsame Disziplin, die Psychotherapie erfasst. Nachdem im Zuge der vergangenen Pandemie die Online-Behandlung in den Alltag integriert wurde und die Virtuelle Realität (VR) derzeit noch immer darum ringt, eine breite Anwendung auch in der Psychotherapie zu finden, stellt uns die Ankunft der künstlichen Intelligenz (KI) vor ganz neue Herausforderungen. Letztendlich geht es vor allem darum, ob und wie weit digitale Techniken psychotherapeutische Anwendungen und ihre Anbieter unterstützen oder auch ersetzen können.

Nachdem sich die vorangegangenen ersten beiden Dießener Klausuren und die aus ihnen entstandenen Sammelbände damit beschäftigt haben, was die Digitalisierung mit der Bildung und der Politik machen, vor allem inwieweit sie diese als Beziehungsdisziplinen affizieren, ging es in der dritten Klausur in 2023 um die digitale Zukunft der Psychotherapie. Die Frage, was vom Menschen und seinem Einfluss auf die Geschicke der Welt sinnvoll, notwendig und schützenswert ist, stellt sich ganz besonders und exemplarisch im Hinblick auf die digitale Zukunft eben dieser. Die bisherige analoge Exklusivität der psychotherapeutischen Situation, ihr besonderer Zeit-Raum und ihre selbstreflexiven Rituale bieten sich als Referenzrahmen für andere Fragen nach der Zukunftsgestaltung des Menschen in einer digitalisierten Welt an. Genau das hat uns im Rahmen der Dießener Klausur 2023 beschäftigt.

Zu den Dießener Klausuren werden Vertreter*innen aus möglichst vielen verschiedenen gesellschaftlichen Bereichen eingeladen, um aus unterschiedlichen Perspektiven auf jeweils einen uns aktuell als besonders wichtig erscheinenden Aspekt der digitalen Transformation zu schauen. Dabei gilt es Freiheitsgrade und Handlungsspielräume zu erkennen und abzuschätzen, gegebenenfalls auch nutzbar zu machen. Es soll dabei nicht um ein einfaches Abwägen von Chancen und Risiken der Digitalisierung gehen, sondern vielmehr um kreative Impulse. Die

Initiatoren der Klausur gehen von der Hypothese aus, dass der Mensch die digitale Revolution in der Hand behalten kann, um sie menschlich zu gestalten.

Mit diesem Sammelband blicken wir inhaltlich weit nach vorn, aber eben auch auf eine sehr intensive Klausur zurück, im Rahmen derer sich insgesamt 16 Teilnehmer*innen in der Psychosomatischen Klinik Kloster Dießen am Ammersee für drei Tage zurückgezogen haben, um über die Zukunft der Psychotherapie im Zuge der Digitalisierung im Allgemeinen und der Künstlichen Intelligenz im Besonderen nachzudenken. Das Teilnehmer*innenfeld mit Vertreter*innen aus Psychologie, Medizin und Psychotherapie, Digitalwissenschaften und -wirtschaft, Geisteswissenschaften und Kultur war überaus vielfältig und so ist auch dieser Band geworden.

Da wir als Autor*innen darin alle auf verschiedene Arten und Weisen zu Grenzgänger*innen geworden sind, lassen sich die Essays nicht einfach thematisch abgrenzen und anordnen. Nach einer Einleitung der drei Herausgeber, die sich aus dem in Fokusräumen zusammengetragenen Informationen und Perspektiven zu den Themen Online-Psychotherapie, Virtual-Reality und Künstliche Intelligenz speisen, haben wir versucht, die Texte in eine sinnvolle Reihung zu bringen, ausgehend von den technischen Möglichkeiten für psychotherapeutische Anwendungen über medizinethische und anthropologische Überlegungen bis hin zu philosophischen und narrativen Ansätzen. Wir sind sehr glücklich und dankbar für die vielen schönen und spannenden Texte, die dieser Band hier versammelt.

Wer sich noch auf andere Weise einen Eindruck von den Gedanken und Positionen der Teilnehmenden machen möchte, kann dies durch die Video-Interviews tun, die Moritz Binkele von der Redaktion des L. I. S. A. Wissenschaftsportals der Gerda Henkel-Stiftung auf der Klausur aufgezeichnet hat (https://lisa.gerda-henkel-stiftung.de/videos).

Unser ganz besonderer Dank gilt den Klausurteilnehmer*innen und Autor*innen dieses Sammelbandes.

Wir möchten an dieser Stelle für die grosszügige Unterstützung unserer Sponsoren und Förderer danken: Gerda Henkel-Stiftung, Hans-Joachim Maaz-Stiftung, Stiftung Kulturimpuls, Pädagogische Hochschule

Fachhochschule Nordwestschweiz, Psychosomatische Klinik Kloster Dießen.

Für die Leserinnen und Leser hoffen wir, mit dem Sammelband anregende Beiträge nicht nur für wichtige Diskurse angestoßen zu haben, sondern auch Anregungen, Einwürfe und Provokationen für die psychotherapeutische Praxis zu liefern.

Bert te Wildt, Gerhard Lauer, Robin Schmidt

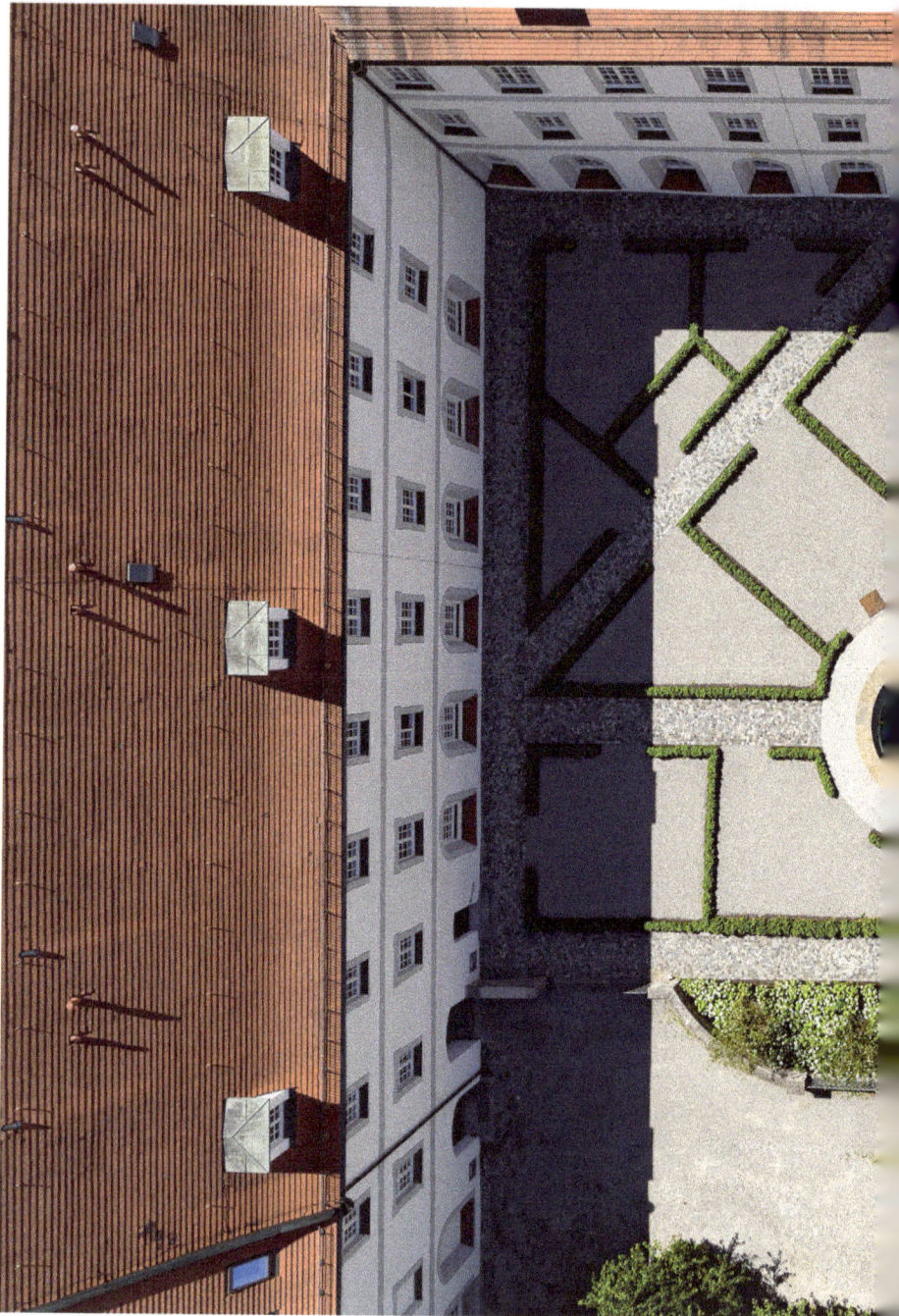

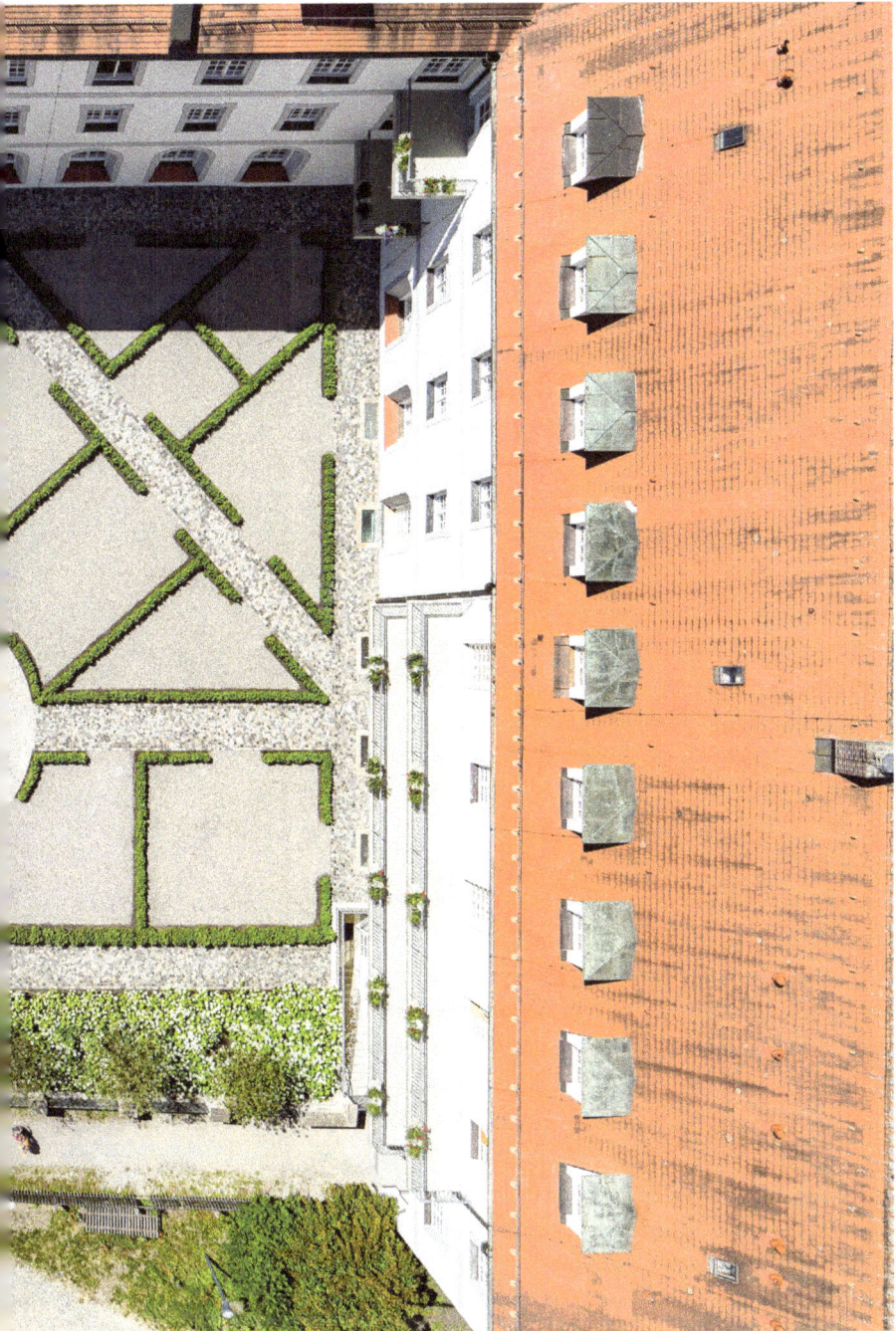

Kirsten Kappert-Gonther

Die künstliche Intelligenz hat kein Wartezimmer

Ein Grußwort

Natürlich wissen wir schon seit Heraklit, dass wir niemals zweimal in denselben Fluss steigen und dass Fortschritt und Entwicklung in uns nicht nur individuell, sondern auch gesellschaftlich innewohnen. Menschen verändern sich und entwickeln sich weiter, gleiches gilt für Kulturen, Gesellschaften und eben auch die Technik. Zum Glück. Ich kann mich noch lebhaft an die Zeit ohne Mobiltelefone und Internet erinnern. Eine Sensation war es, als wir als Familie mithilfe eines ultralangen Kabels über verschiedene Stockwerke hinweg die „Sendung mit der Maus" außerhalb des Sonntagmorgens empfingen. Jüngere Generationen sind bereits mit diesen Kommunikationsmitteln aufgewachsen, und natürlich bin auch ich heute für Arbeit und Privates auf mein Smartphone angewiesen.

Was werden wir wohl in fünf Jahren denken, wenn wir auf heute zurückblicken und auf die Fragen, die wir uns rund um die Künstliche Intelligenz (KI) gestellt haben? – Ich vermute, wir werden bei der Vorstellung etwas schmunzeln, dass wir uns ein Leben mit KI kaum hatten vorstellen können. Dabei ist KI schon längst da, beeinflusst bereits unseren Alltag und wird künftig annähernd alle Bereiche unseres Lebens verändern. So natürlich auch die Medizin und unser Fach die Psychiatrie und Psychotherapie.

Wie? Das haben wir nicht vollständig, aber in Teilen, in der Hand. Eine Gefahr bestünde sicherlich darin, wenn zu viel Macht bei Konzernen oder Personen läge, die nicht von (demokratischen) Werten, noch von fachlicher Expertise geleitet wären. Deswegen müssen wir – die Politik, Gesundheitsexpert*innen, Zivilgesellschaft – uns miteinander einbringen und vernünftige Rahmenbedingungen entwickeln.

Ich gehe davon aus, dass es, wenn wir es gut anstellen, eine Reihe von positiven Entwicklungen durch KI im therapeutischen Kontext geben wird. Der ganze Bereich der Information, Beratungen und auch Screenings wird vermutlich umfangreich durch KI ergänzt, wenn nicht gar ersetzt werden. Wenn sie klug eingesetzt wird, wird dies zu Vorteilen für Ratsuchende führen und möglicherweise auch Leben retten. Wenn

Onlineangebote gut gestaltet sind, sind sie niederschwellig und barrierearm. Sie sind rund um die Uhr zugänglich und vermeiden dadurch zum Teil lange und teure Anfahrten. Die Qualität kann hoch sein. Und das ist gut.

Wie wird es um psychotherapeutische Angebote bestellt sein? – Aus meiner langjährigen therapeutischen Erfahrung weiß ich um die Bedeutung des therapeutischen Raums, des sich faktisch auf den Wegmachens, der Pause vom Alltag und auch des Wartens und Innehaltens im Wartezimmer; um die Bedeutung des Geruchs im Haus, in dem sich die Praxis befindet, um die Bedeutung der Unruhe, ob jemand im Wartezimmer anzutreffen ist, ob die Therapeut*in wach oder müde wirkt, des Tons und der Färbung von Stimme und im analytischen Setting des Atems. All dies und mehr, wird keine KI ersetzen können, vielleicht aber ergänzen.

Eingangs hatte ich erwähnt, dass KI große Chancen bietet, wenn sie gut funktioniert. Hier wird es nicht nur richtig interessant, sondern hier geht es konkret um die Übernahme von Verantwortung. Was für Rahmenbedingungen, vor allem politisch gesetzte Rahmenbedingungen braucht es, um eine positive Entwicklung wahrscheinlicher und negative Entwicklungen unwahrscheinlicher zu machen? Wie in anderen Prozessen auch, meine ich, dass die Trias aus Transparenz, Nutzer*innenbeteiligung und Qualitätssicherung notwendig ist – im wahrsten Sinne notwendig. Wenn diese Grundlagen nicht etabliert werden, kann es mittels KI auch zu sehr problematischen Entwicklungen kommen.

Es braucht Transparenz über die Quellen und Daten und auch über die finanziellen Strukturen, die den KI-Programmen zugrunde liegen. Denn Algorithmen sind nicht unabhängig von den Menschen, die sie erschaffen haben, von ihren Prägungen, ihrer Sicht auf die Welt und den verwendeten Daten. Eine hilfreiche KI im therapeutischen Setting muss gerade auch marginalisierten Menschen helfen können und darf keine diskriminierenden Strukturen reproduzieren.

In der Entwicklung, Durchführung und Evaluation von KI-gestützten therapeutischen Verfahren muss die Nutzer*innenbeteiligung obligater Bestandteil sein, womit ich in erster Linie die Nutzer*innen auf Patient*innenseite, aber durchaus auch Angehörige und Therapeut*innen meine.

Und es braucht Qualitätssiegel, diese müssen wissenschaftlich entwickelt und staatlich kontrolliert werden. Denn in einer Welt, in der wir es mit einem erschreckenden Erstarken autoritärer und rechtsextremistischer Strukturen zu tun haben, ist die Gefahr der Einflussnahme auf Menschen in besonders vulnerablen seelischen Zuständen hoch. Hilfesuchende müssen sich darauf verlassen können, dass die Hilfen, die sie bekommen, ihrer eigenen Freiheit und Autonomieentwicklung dienen – genau wie in einer traditionellen therapeutischen Beziehung.

Ich danke den Initiator*innen der Klausur und den Autor*innen dieses Bandes für die wichtigen und klugen Beiträge. Die Herausforderungen sind enorm, aber sie sind bewältigbar, wenn viele relevante Blickwinkel zu einem größeren Ganzen zusammengefügt werden. Das gelingt in diesem Band.

Bert te Wildt, Gerhard Lauer, Robin Schmidt

Psychotherapie im digitalen Raum – Eine Verortung

1. Zur Psychodynamik medialer Gründungserzählungen

Als die Brüder Auguste und Louis Lumière 1895 ihren Stummfilm „Die Ankunft eines Zuges auf dem Bahnhof in La Ciotat" im Untergeschoss eines Pariser Cafés zeigten, war das eine Sensation. Die Vorführungen begannen jede halbe Stunde, sie dauerten eine Viertelstunde und zeigten zehn kurze Stummfilme. Vor dem Eingang bildeten sich oft lange Schlangen und die Polizei musste helfen, Ordnung zu halten. Die Zuschauer sollen so überwältigt von dem einfahrenden Zug in dem Film gewesen sein, dass sie in Panik ihre Plätze verließen, aus Angst überfahren zu werden.

Dieses weithin bekannte Detail ist allerdings ein Mythos. Die historische Forschung macht hier deutlich: keine der zeitgenössischen Schilderungen oder Polizeiberichte verzeichnen Panik oder Entsetzen. Eher ein kurzweiliges Sonntagsvergnügen, über das viel erzählt wurde und bei dem die Veranstalter bis zu 4000 Franc am Tag einnahmen. – Aber diese bis in die Gegenwart kolportierte Erzählung von der Überwältigung des Publikums stellt geradezu den Gründungsmythos des neuen Mediums Film dar, in dem sich das neue Medienerlebnis, Wirkmächtigkeitsversprechen wie -befürchtungen und Marketingabsichten zu einer Erzählung verdichten, die bis heute wiederholt werden (Loiperdinger, 1996).

Narrative dieser Art haben auf die Medienphilosophie und Medientheorie immer schon einen großen Einfluss ausgeübt. Interessant ist auch: der Mythos wurde unmittelbar von den Veranstaltern aufgegriffen und sofort zum Element der Inszenierung selbst gemacht: „Zuschauer wurden vor Beginn der Projektion ‚beruhigt', dass die Vorstellung völlig ungefährlich sei; am Eingang eines Vorführsaals in New York wurden werbewirksam Sanitäter mit einer Tragbahre postiert, um empfindsamen Gemütern unverzüglich ‚erste Hilfe' leisten zu können." (Loiperdinger, 1996) Im Kern besteht der Mythos in der Zuschreibung einer manipulatorischen Wirkmacht des Mediums bei der gleichzeitigen Entmächtigung der Zuschauer. Und beides zusammen geht schon im

Entstehungsmoment in die Selbstdarstellung, Vermarktung und theoretischen Reflexion des Mediums mit ein.

Einen ganz ähnlichen Gründungsmythos gibt es auch für die „Künstliche Intelligenz": Joseph Weizenbaum entwickelte 1966 das Computerprogramm „ELIZA", um die Möglichkeiten der Kommunikation zwischen Mensch und Computer in natürlicher Sprache zu untersuchen. Das Programm simuliert in seinen Antworten und Nachfragen den Stil der Kommunikation in der klientenzentrierten Psychotherapie nach Carl Rogers (Natale, 2019; Weizenbaum 1966). Die Legende besagt, dass sich die damaligen Versuchspersonen mit dem Programm wie mit einem menschlichen Gesprächspartner unterhielten und es ihnen nicht sehr wichtig erschien, ob sie wirklich mit einem Menschen sprachen. Wichtig schien ihnen nur, dass die Fragen und Antworten menschlich erschienen. Viele der Versuchspersonen sollen sogar überzeugt gewesen sein, dass der simulierte Gesprächspartner tatsächlich ein Verständnis für die Probleme aufbrachte. Auch wenn diese über die genaue Funktionsweise aufgeklärt wurden, weigerten sie sich zu akzeptieren, dass es sich bloß um eine Software ohne Intelligenz und Einfühlungsvermögen handelte.

Joseph Weizenbaum soll wegen dieses später „Eliza-Effekt" genannten, hartnäckigen, wider besseres Wissen aufrechterhaltenen Glauben an die Menschlichkeit der Maschine, Gesellschaftskritiker geworden sein und begann, sich für einen kritischen Umgang mit Computern und KI-Systemen zu engagieren. Wie er später in seinem diese Position zusammenfassenden Hauptwerk schrieb, hatte er einfach nicht damit gerechnet, dass schon sehr kurze Nutzung eines einfachen Computerprogramms „powerful delusional thinking in quite normal people" (Weizenbaum, 1976, S. 7) hervorrufen könnte. Diese Erzählung vom Schock über den bereitwilligen Glauben des Publikums bestätigt die Macht und Potenz der neuen Technologie. Hier wird sie schliesslich so gefährlich, dass ein lebensfüllendes humanistisches Engagement nötig wird, um der offensichtlichen Illusionsbereitschaft der Menschen und dem unberechenbaren Glauben an die Wirkmacht der Software andererseits entgegenzuwirken.

Diese Legenden von der Überwältigung des Publikums durch ein neues Medium sind lehrreich für die Gegenwart. Kein Kind springt heute vom Stuhl, wenn ein Zug oder Auto über den heimischen Großbildschirm fährt (Das projizierte Bild der Brüder Lumière hatte eine ähnliche Größe von ca. 2,5 × 1,5 m). Und der Eliza-Chatbot vermag heute wohl kaum − ausser aus nostalgischen Gründen − jemanden noch in den Bann zu schlagen. Aber Chat-GPT, neuere VR-Umgebungen und sogar Zoomcalls haben während der Pandemie wieder gezeigt: es gibt offenbar ein illusorisches Vergnügen im Entstehungsmoment eines Mediums: die Freude, die es macht, solange man sich darüber täuschen kann, dass zwischen Schein und Sein, zwischen Simulation und Wirklichkeit kein Unterschied empfunden wird, obwohl man es besser weiß. Und die jüngsten Appelle, ein Moratorium für Einführung von KI-Applikationen zu verhängen, wirken ein wenig wie die von den Filmvorführern aufgestellten Sanitäter: sie unterstützen die Wirkmächtigkeitserzählungen und erhöhen die Investitionsbereitschaft. Die Verblüffung und die damit verbundene Aufregung ist jedoch in der Regel von kurzer Dauer. Man mag sie immer wieder aufsuchen oder genießen – die dauerhafte Verwechslung von Schein und Sein gehört jedoch wohl zu den pathologischen Erscheinungen.

Dies soll nicht heißen, dass von neuen Technologien wie der Künstlichen Intelligenz (KI) keine Gefahren ausgehen. Doch auch KI ist und bleibt von Menschen geschaffen und die Gefahr liegt nicht in der KI selbst, sondern in Menschen und Organisationen, die sie auf bestimmte Weise programmieren, einsetzen und nutzen. Die obigen Gründungs-Mythen können auch deutlich machen: unser Sprechen und Denken über KI ist selbst Teil dieser Gefahren. Sogar die Erzählung der Gefahr und Wirkmacht des neuen Mediums ist Teil einer bestimmten Vermarktungsstrategie, und die Sprechenden verleihen Menschen und Organisationen Wirkmacht, wenn sie die Gefahren der KI selbst zuschreiben. Nicht nur das, die Erzählung kann auch das menschliche Selbstverständnis gefährden: die Erzählung von der Wirkmacht und Übermacht der KI, der ein unfähiger, urteilsloser, manipulierter Mensch gegenübersteht, der geschützt werden muss, nährt auch ein pessimistisches Menschenbild, das wiederum ganz reale Instanzen der Bevormundung und Kontrolle legitimiert.

Jedenfalls kann die Geschichte uns vergegenwärtigen, dass das illusorische Vergnügen durch aktuelle Technologien nur von kurzer Dauer ist und dass wir durchaus sehr schnell lernen können, die möglichen Leistungen einer Technologie, ihr tatsächliches Potenzial von den Wirkmächtigkeitserzählungen, dem Unterhaltungswert und den Marketingabsichten zu entflechten. Und diese Arbeit bedarf, besonders dann, wenn es um die menschliche Gesundheit geht, besonderer Sorgfalt und Verantwortung. So erst wird es möglich, der Technologie ihren geeigneten Platz, einen Ort zuzuweisen. Dies gilt für den psychotherapeutischen Einsatz digitaler Technologien im Allgemeinen und von KI im Besonderen auf besondere Art und Weise.

2. Formen der Nutzung von digitalen Technologien in der Psychotherapie

Wie das ELIZA-Beispiel zeigt, waren Ideen zur Nutzung von digitalen Technologien in der Psychotherapie schon früh Gegenstand von Versuchen und Spekulationen. Überhaupt reizt immer wieder die Frage, die Grenzen des Ersatzes menschlicher Tätigkeiten durch Computertechnologien auszuloten. Bisher galt es als ausgemacht: je mehr digitalisierte Psychotherapie individuelle zwischenmenschliche therapeutische Beziehungserfahrungen ermöglicht, desto wirksamer ist sie auch. Und wenn die Güte der therapeutischen Beziehung weiterhin als der entscheidende Wirkfaktor von Psychotherapie gilt, dann stellt sich die grundlegendere Frage danach, inwieweit Psychotherapie mit Spracherkennung und Künstlicher Intelligenz, mit Bots, Avataren und Robotern überhaupt simuliert werden kann beziehungsweise darf. Umgekehrt wächst aber auch heute bei steigendem Behandlungsbedarf nachvollziehbar das disruptive Interesse auf Seiten der Anbieter und Kostenträger von E-Mental-Health, leibhaftige Psychotherapeut*innen weitestgehend zu ersetzen. In der Entwicklung befindliche digitale psychotherapeutische Angebote bewegen sich auf einer Achse, die vom einfachen Werkzeug bis zum komplexen Roboter reichen.

Systematisch können gegenwärtig drei Formen der Anwendung unterschieden werden: Dies ist zuvorderst der Transfer von Psychotherapie auf die virtuelle Ebene durch die Nutzung von Webcams und entsprechender Software. Dass dieser Transfer funktioniert, haben unfreiwillige räumliche Distanzierungen – sei es pandemiebedingt oder um Menschen in Krisengebieten zu erreichen – immer wieder und zunehmend mehr gezeigt.

Davon zu unterscheiden sind Applikationen und Plattformen, die Psychotherapien anbahnen, vorbereiten, flankieren oder nachbereiten. Diese Anwendungen unterscheiden sich in der Art der Kommunikation, wie sie mit Raum und Zeit umgehen, vor allem im Grad der Automatisierung beziehungsweise Individualisierung, das heißt, wie viel sie tatsächlich an therapeutischer Beziehungsarbeit beinhalten. Dies ist gegenwärtig der Modus, im Rahmen dessen KI-Systeme eine zunehmende Verbreitung finden und worin sich die technischen Entwicklungen derzeit überschlagen.

Eine dritte Form ist die Verwendung von Virtueller Realität (VR) in der Psychotherapie. Psychotherapeutische Applikationen im virtuellen Raum wurden bereits in der Frühphase der Digitalisierung erprobt und erforscht, vor allem bei Phobien und Posttraumatischen Belastungsstörungen. Im klinischen Alltag hat sich die Hinzunahme von VR bislang aber nicht durchgesetzt. Erst mit der gegenwärtig zunehmenden Verbreitung von VR-Hardware, insbesondere der Brillen, und der exponentiellen Entwicklung der KI, die der Entwicklung von entsprechender Software, insbesondere von individuellen Szenarien, einen Schub gibt, wird diese Technologie erst richtig interessant für breitflächige psychotherapeutische Anwendungen.

Und schließlich entstehen gegenwärtig auch Szenarien, die diese drei Anwendungsformen miteinander verbinden. Beispielsweise ist es mithilfe von KI nun möglich, völlig individuelle, interaktive VR-Sequenzen für ein virtuelles Probehandeln herzustellen, in der wir vergangene Situationen (z.B. ein traumatisches Kriegserlebnis) und zukünftige Situationen (z.B. eine gefürchtete Prüfung) quasi realistisch durchleben können. Zum zentralen VR-Begriff zählen nicht allein das möglichst weitgehende Hineinversetzen in künstlich generierte Welten, sondern auch Anwendungen von sogenannter Mixed oder Blended Reality (MR/BR), Augmented Reality (AR) und Enhanced Reality (ER), also „vermischter", „angereicherter" und „verbesserter" Realität. Bei Letzteren wird mithilfe von durchsichtigen VR-Brillen Wahrnehmungen der physischen Realität vermischt, angereichert oder verbessert durch virtuelle audiovisuelle Eingaben zumeist in Form von Bild, Schrift und Ton. So können mithilfe von MR-Brillen, die Kameras enthalten, Psychotherapeut*innen ihre Patient*innen auch auf Distanz „begleiten" und Informationen per Textnachrichten, die auf der Brille erscheinen oder per Kopfhörer vermittelt werden, kommentierende Handreichungen, Hilfestellungen, Ermutigungen oder Aufgaben platzieren, was aber vermutlich bald auch von einer KI übernommen werden könnte.

Im Folgenden werden die drei zentralen digitalen Transformationsimpulse für die Psychotherapie genauer erläutert und abschließend diskutiert.

3. Online-Psychotherapie

Eine etablierte Praxis und eine Erforschung von Psychotherapie in Online-Formaten, insbesondere mithilfe von Video-Calls gibt es seit über zehn Jahren. In diese Kategorie fallen auch Formate der Behandlung, die via Telefon oder per Textnachricht eine Interaktion und Beziehung zwischen Therapeut*in und Klient*in etablieren oder fortführen. Wie

die Beiträge des Bandes aufzeigen, lassen sich in allen Formen therapeutische Erfolge nachweisen. Ganz allgemein zeigt sich, dass die Komplexität therapeutischer Beziehungen nicht vollständig transferierbar ist.
So lässt sich die Wärme und das Vertrauen einer gelingenden therapeutischen Beziehung, die sich in der leiblich-sinnlichen Ko-Präsenz bilden
kann, nicht in gleicher Weise in Online-Formate übertragen. Andererseits kann auch der Abstand, den digitale Formate mit sich bringen, für
Klient*innen von Vorteil sein: die Hierarchie zwischen Therapeut*in
und Klient*in, die schon darin zum Ausdruck kommt, dass die besonderen Räume aufgesucht werden müssen, fällt weg. Textnachrichten von
Therapeut*innen auf dem Smartphone können den Alltag unter Umständen enger begleiten, als Gespräche, die mehrere Wochen vergangen
sind. Und ein Videocall kann für eine/n Klient*in auf einer Reise eine
wichtige Stütze im therapeutischen Prozess darstellen.

Zahlreiche Forschungsbefunde, die in den Beiträgen des Bandes diskutiert werden, zeigen inzwischen ein differenziertes Bild von der Wirksamkeit verschiedener Formate und Therapiemethoden. Auch eignen
sich bestimmte Interventionen für bestimmte Erkrankungen besser als
andere. Außerdem sind die Unterschiede groß, wenn eine therapeutische Beziehung bereits etabliert ist und Online fortgeführt wird, oder
ob sie Online, etwa via Textnachrichten etabliert werden. Dabei scheint
im Einzelfall aber immer wieder auch das Gegenteil richtig zu sein: bestimmten Klient*innen scheint eine Offenheit und Nähe einfacher zu
etablieren, wenn sie (zunächst) nur via Chat kommunizieren, wenn sie
also quasi in der Anonymität und Körperlosigkeit des Netzes behutsam
abgeholt werden.

Unbestritten ist der Nutzen von Online-Interventionen in Krisen-
und Notfallsituationen wie Kriegen und auch während Pandemien,
wenn die unmittelbare Versorgung nicht gewährleistet werden kann.
Es ist jedoch wichtig, diese Interventionen separat zu behandeln: Denn
die besonderen Umstände rechtfertigen es, so viel wie möglich zu tun,
auch wenn dies eventuell etwas weniger gut gelingt, als das, was unter
normalen Umständen in Präsenz erreicht werden könnte. Daher sollte
das Maß des Erfolgs hier nicht einfach mit dem Maß der besten Wirksamkeit vermischt werden. In der Pädagogik beispielsweise beginnt sich
durchzusetzen, dass Wirksamkeit und Nutzen von Emergency Remote
Teaching (ERT) unabhängig von der Frage von Online-Unterricht
unter Normalbedingungen zu diskutieren und zu erforschen ist (Hodges
et al., 2020). Hierbei ist zu bedenken, dass damit ökonomische Fragen
verbunden sein können, die leicht dazu führen könnten, die Beweislast

gewissermaßen umzukehren: die bessere Wirksamkeit von Psychotherapie in leiblicher Co-Präsenz gegenüber den günstigeren Online-
Settings nachweisen zu müssen. Eine Zwei-Klassen-Medizin könnte die
Folge sein: die etwas günstigeren Online-Formate wären als Standard
etabliert und die Psychotherapie in leiblicher Co-Präsenz wäre eine zu
begründende besondere Leistung oder ein Vorteil für diejenigen, die
dafür eine Zusatzversicherung haben oder es sich eben einfach leisten
können. Allerdings sind die Unterschiede begrenzt, da ja der zeitliche
Aufwand für die Psychotherapeut*innen derselbe ist.

Insgesamt zeigen verschiedene Befunde und Erfahrungsberichte
zwei zentrale Faktoren für die Qualität von Online-Psychotherapie,
wofür es vergleichbare Befunde im Bereich der Pädagogik gibt: Der
limitierende Faktor auf der einen Seite sind die profanen technischen Li-
mitationen der von den Gesundheitsbehörden zugelassenen Systeme für
Online-Psychotherapie. Diese scheinen noch immer durch die Über-
tragungs-Qualität und die Umständlichkeit in der Handhabung limitie-
rend auf therapeutische Prozesse zu wirken. Der andere, stärkere Faktor
dürfte jedoch individueller und menschlicher Natur zu sein: am Ende
ist es vermutlich schlicht die therapeutische Expertise des/r einzelnen
Therapeut*in und dessen bzw. deren Kompetenz, diese auch in Online-
Formaten zur Geltung zu bringen.

In jedem Fall lässt sich sagen, dass die zumeist webcam-basierte
Online-Psychotherapie in den letzten Jahren dabei ist, sich zu normali-
sieren. Von allen digitalen psychotherapeutischen Anwendungen ist sie
wohl die am wenigsten umstrittene Variante. Dabei ist aber erst noch
zu klären, unter welchen Umständen sie in der Anbahnungsphase, im
eigentlichen psychotherapeutischen Prozess und in der Nachsorge evi-
denzbasiert einen festen Platz eingeräumt bekommen soll.

4. Virtual Reality in der Psychotherapie

Virtual-Reality-Anwendungen nehmen eine Sonderstellung ein zwischen Online-Psychotherapie und KI-Psychotherapie. Da sie in den
aktuellen Diskussionen nach den Erfahrungen der COVID-Pandemie
und in Antizipation der KI-Revolution und auch in den Texten dieses
Sammelbandes vergleichsweise wenig Beachtung finden, werden sie an
dieser Stelle etwas ausführlicher beleuchtet. Der Virtual-Reality-Be-
griff (VR) umfasst als zentraler Terminus verschiedene Varianten und
wird hier auch so verwendet. Im Folgenden werden zunächst mögliche

Anwendungsformen und Indikationen von VR erläutert. Im zweiten Abschnitt geht es darum, welche Fragen und Aufträge sich aus diesen Optionen ergeben, um schlussendlich einige Wege aufzuzeigen, wie mit VR in der Psychotherapie konstruktiv und verantwortungsbewusst umgegangen werden kann.

Für VR gilt es grundsätzlich zu unterscheiden, ob sie als Therapietool im Rahmen einer herkömmlichen Gesprächspsychotherapie in physischer Präsenz verwendet wird, oder ob sie zum eigentlichen Therapieraum wird. Die Anwendung von VR-Tools im Rahmen ansonsten analoger Therapien haben schon eine vergleichsweise lange Geschichte. Die Behandlung von Phobien (Freitas et al. 2021) wie Tierphobie und Höhenangst sowie Posttraumatische Belastungsstörungen (Deng et al. 2019) zum Beispiel von kriegstraumatisierten Soldaten wird schon seit über zwei Jahrzehnten praktiziert, indem Betroffene in angstauslösende Situationen versetzt werden, nachdem sie Stabilisierungstechniken erlernt haben. Dabei werden seit langem auch schon haptische Aspekte berücksichtigt, beispielsweise wenn man mithilfe von vernetzten Handschuhen in der Simulation auch ein virtuell generiertes Tier berühren kann, vor dem man eigentlich eine phobische Angst hat. Es wird versucht, immer weitere Sinnesreize einzubeziehen, Vibration und Wind bei Opfern von Naturkatastrophen oder Gerüche bei der Expositionstherapie von Suchterkrankten (Tsametitros et al. 2021). Bei Zwangserkrankungen und Essstörungen werden zum Beispiel angstauslösende Situationen mit Unordnung, Unsauberkeit, Überfülle an Nahrung etc. präsentiert, wobei auch hier Gerüche sinnvoll einbezogen werden können (Dheghan et al. 2022, Butler et Heimberg 2022). Der Affekt Angst in seiner pathologischen Dimension spielt bei all diesen Störungen eine Rolle, sodass neben der Exposition auch virtuelle Imaginationsübungen hilfreich sein können. Gerade bei Menschen, deren Imaginationsfähigkeit primär oder sekundär gering ausgeprägt ist, könnten VR- oder MR-Varianten der Anwendung von Screentechnik, Spiegelübungen, Sicherer Ort und Inneres Kind, hilfreich sein, eine innere Imaginationsfähigkeit überhaupt erst zu entwickeln.

Immersive Techniken könnten in Zukunft auch dabei helfen, Menschen mit Depressionen und psychosomatischen Erkrankungen körperlich, sinnlich und gefühlsmäßig zu aktivieren, wobei vermutlich die Kopplung von somatischen und emotionalen Reizen, also äußerer und innerer Bewegung, dabei ganz entscheidend sein dürfte. Bei Körperintegrationsstörungen, Phantomschmerzen und somatoformen Schmerzstörungen könnten somatischen Simulationen, bei denen Körperteile und

Bewegungsmuster virtuell erlebt werden, die eingeschränkt oder nicht zugänglich sind (Turbyne et al. 2021). Bei vielen psychischen Erkrankungen mit eingeschränkten sozialen Spielräumen aufgrund von Ängsten, Depressionen und Ähnlichem können soziale Simulationen helfen im Sinne von virtuellen sozialem Kompetenztraining Unsicherheit und Zurückgezogenheit zu überwinden. Mithilfe von KI-Anwendungen werden die Szenarien zunehmend individualisierbarer, komplexer und damit auch immersiver, wenn es zum Beispiel um das Probehandeln in bestimmten privaten oder professionellen Situationen geht, die in Zukunft detailgetreu nachgestellt werden können. Besonders spannend dürfte die Arbeit mit virtuellen Rollenspielen und Narrativen werden. Im Rahmen dessen könnten Menschen mit Neurosen oder Persönlichkeitsstörungen in verschiedenen Rollen und Szenarien in die Lage versetzt werden (Frias et al. 2020), ihre unerfüllten Fantasien und Bedürfnisse einmal konsequent, aber auch über im analogen Raum geltende Grenzen hinweg auszuleben, um an Schmerzgrenzen zu stoßen. Sie könnten aber auch im Gegenzug virtuell die Rolle ihres Gegenübers einnehmen, um sich besser in ihnen begegnende Menschen hineinversetzen zu können. Besonders spannend und heikel kann dies bei sexuellen Störungen von Identität, Präferenz und Funktion sein, noch mehr, wenn sogar komplexe physiologische Reize mit einbezogen werden.

Die Anwendungsmöglichkeiten, bei denen VR als Therapietool verwendet wird, werden sich sicherlich weiter rasant entwickeln. Virtual Reality könnte gerade im Bereich der sogenannten Spezialtherapien wie der Kunsttherapie neuartige immersive Gestaltungsmomente einbringen. In der Körpertherapie, aber auch im Alltag von psychisch Erkrankten dürften neben den transparenten MR/BR-Brillen auch andere tragbare digitale Tools eine Anwendung finden, neben Uhren und Armbändern auch „intelligente" Kleidung, die Feedback über Haltungen und Bewegungen gibt, eventuell auch in gestalterische Impulse umsetzt. Hier können diagnostische und therapeutische Ansätze ineinandergreifen. Solche „Wearables" finden längst im Bereich der Selbstfürsorge und Selbstoptimierung großen Anklang, Akzeptanz und Anwendung. Insofern könnte es auch wünschenswert sein, diese Technologien gezielt im Bereich von Psychoedukation und Prävention einzusetzen. Schließlich könnten sie auch Gesunden ermöglichen, psychopathologische Phänomene nachzuvollziehen und zu verstehen. Die Simulation von depressiven, psychotischen und intoxikierten Zuständen mag Risiken bergen, aber sie könnte auch dabei helfen, Übergänge zwischen psychischer Gesundheit und Krankheit erlebbar zu machen und ein Verständnis für psychische Erkrankungen und psychisch Erkrankte zu entwickeln. Schon im Bildungssystem könnten damit Interaktionen gefördert werden, die zu einer Entstigmatisierung psychischen Leidens beitragen.

Alle bisher beschriebenen Anwendungen verstehen sich als Werkzeuge („Tools"), die aber letztlich eingebettet sind in psychotherapeutische oder psychoedukative Situationen im realen Raum und unmittelbarer Begegnung. Virtual Reality kann aber auch zum therapeutischen Raum selbst werden. Wenn Therapeut*in und Patient*in einander per VR-Brille im Cyberspace, also in einer virtuellen Praxis begegnen, sind zwar bis auf Weiteres einige Sinnesmodalitäten ausgespart, aber es kann auch in bestimmten Szenarien seine Vorteile haben, zum Beispiel für Menschen, die aus verschiedenen Gründen gar keine analoge Psychotherapie-Situation aufsuchen können. Wenn die Avatare und ihre Bewegungen exakt so aussehen, wie die realen Personen, dann könnte die Therapie im VR einen Vorteil gegenüber einer zweidimensionalen Online-Therapie per Webcam darstellen. Dies könnte gerade auch für Online-Gruppentherapie gelten, bei der die vielen statischen kleinen Screens von jedem/r Gruppenteilnehmer*in schnell unübersichtlich werden, und eine Zuwendung des Blicks auf einzelne Personen gar nicht möglich ist. Bei der Gesprächspsychotherapie im virtuellen Raum stellt sich vermutlich auch eine erhöhte Immersion und Intensität ein, weil Ablenkungsmomente stärker ausgeblendet werden können. Und schließlich können nahtlose Übergänge vom VR-Psychotherapieraum zu VR-Psychotherapietools erfolgen. Das heißt, dass ich als Psychotherapeut*in im Zweifelsfall direkt in eine vergangene, imaginierte oder zukünftige Lebenssituation meiner Patient*innen hineingehen kann, um sie dorthin zu begleiten, zu beobachten, zu beschützen und zu bestärken.

Wenn wir hier einmal noch weiter in die Zukunft schauen, ist es keine Utopie mehr, dass Menschen in Zukunft ihr Leben laufend mithilfe von Bodycams und anderen „Wearables" weitgehend komplett aufzeichnen und in Begleitung von realen oder virtuellen Psychotherapeut*innen nacherleben und nacharbeiten können. Mithilfe der KI wird es dann vermutlich bald so sein, dass wir aufgrund unserer digitalisierten Biografie zukünftige Lebensentwürfe projizieren können, um die Lebensgestaltung noch mehr in die Hand zu nehmen. Das heißt wir könnten auch in Begleitung von unsere/n Psychotherapeut*innen nicht nur in die Zukunft blicken, sondern im Sinne eines assistierten Probehandelns auch vorangehen. Das eröffnet ganz neue Perspektiven der Lebensgestaltung auch für psychisch erkrankte Menschen.

Die Darstellung dessen, was VR in der Psychotherapie schon möglich macht, was aber auch möglich sein wird und sein dürfte, ist zunächst bewusst neutral gehalten. Selbstverständlich sind diese Anwendungsmöglichkeiten für kontroverse Diskurse gut. Hierbei dürfte es in den Augen des Betrachters einen großen Unterschied machen, ob VR-Anwendungen eine Psychotherapie dezentral ergänzen oder zentral den Raum und die Methode für Psychotherapie bilden. Für die Entscheidung, inwieweit VR in Zukunft Einzug in psychotherapeutische Situationen haben darf, ist diese Unterscheidung vermutlich wesentlich. Allerdings darf hier geltend gemacht werden, dass die Übergänge fließend sein könnten, um damit auch die Dosierung des Einsatzes von VR. Um diese Dichotomie nicht zu stark zu betonen, werden davon unabhängig im Folgenden die Vorteile und Nachteile der Anwendung von VR in der Psychotherapie herausgestellt. Danach werden die Fragen und Aufträge aufgezeigt, die sich aus den Herausforderungen der VR für die Psychotherapie ergeben. In der abschließenden Diskussion wird dann noch einmal auf den Unterschied rekurriert, ob VR analoge Psychotherapie ergänzen oder ersetzen sollte.

Zu den Vorteilen von Virtual Reality Anwendungen in der Psychotherapie gehört es sicherlich, dass sie sehr intensive und präzise Interventionen möglich macht, die bislang im Rahmen von Psychotherapie kaum oder nicht denkbar waren. Es geht hierbei in der Regel nicht darum, möglichst viel von der herkömmlichen analogen Psychotherapiesituation ins Digitale zu transferieren oder im Digitalen zu ersetzen, sondern im besten Fall mit digitaler Hilfe der inneren und äußeren Welt der Patient*innen eine Gestalt zu geben. Dadurch entstehen neue Perspektiven und Interaktionsmöglichkeiten, die über die Vorstellungskraft, die Imaginations- und Erinnerungsfähigkeit hinausgehen. Direkt aus der psychotherapeutischen Situation heraus oder auch als psychotherapeutische Hausaufgabe können Räume und Situationen aufgesucht werden, die es tatsächlich gibt oder gab, die aber in der Wirklichkeit nicht oder nicht mehr aufgesucht werden können, weil sie nicht mehr existieren, zu weit weg, zu gefährlich oder zu bedrohlich sind. Unter dem Schutz eine*r Psychotherapeut*in kann es dann zu Expositionen kommen, nicht nur mit ängstlichen, sondern auch erfreulichen Gefühlen. Mithilfe von künstlicher Intelligenz können sehr individuelle Szenarien generiert werden, die sehr realistisch aussehen oder auch eine fantastische Anmutung haben (Bagahel et al. 2020). Auf diese Weise können auch Szenen aus Träumen und archetypischen Narrativen einbezogen werden. Die Dosierung der Realitätstreue und der Intensität der Erfah-

rung kann dann auch vermutlich so erfolgen, sodass schrittweise Lerneffekte ermöglicht werden. Dosisanpassungen sind auch bei Elementen
der sogenannten Gamification, genauer gesagt bei der Ansprache des
Belohnungssystems, möglich. Selbstverständlich könnten solche Anwendungen auch von den Erfahrungen der VR-Computerspiele profitieren im Sinne von „Serious Gaming". Es wird voraussichtlich eine
unendliche Vielfalt von Gestaltungsmöglichkeiten geben, die dann eben
nicht vor dem inneren Auge entstehen und erzählt werden, sondern die
vor den äußeren Augen von Patient*in und Therapeut*in erscheinen,
und in die sie eben handelnd eintauchen und eingreifen können. Hier
könnten eventuell bei sehr spezifischen Fragestellungen und Situationen
zusätzlich auch Expert*innen virtuell hinzugezogen werden. Die Therapeut*innen können die Patient*innen dann in die virtuellen inneren
und äußeren Welten begleiten, letzteres auch mithilfe von Augmented
Reality Anwendungen (Patrao et al. 2020). Wenn Künstliche Intelligenz
dazu in der Lage sein wird, Therapeut*in und Patient*in komplett und
in Echtzeit in einer virtuellen Praxis zu repräsentieren, dann könnten
diese wegen der erhöhten Immersion sogar eine Online-Psychotherapie
per Webcam ersetzen.

Zu den Nachteilen der VR gehört allerdings das Fehlen unmittelbarer, sinnlicher Begegnung, die zwar immer besser simuliert werden
kann, die aber am Ende aber immer künstlich bleibt, weil sie voraussichtlich niemals alle sinnlichen und physiologischen, geschweige denn
alle seelischen und geistigen Dimensionen wird einspeisen können. Und
je mehr Sinnesfunktionen einbezogen werden, desto aufwändiger und
unbequemer werden die VR-Anwendungen, beispielsweise wenn es um
Hardware geht, die getragen oder angezogen werden muss, um Lage-
und Hautsinne einzubeziehen. Die Kosten für Technik und Personal
werden eventuell dafür verantwortlich sein, dass es zu sozialen Ungerechtigkeiten kommt. Ungleichheiten können auch dadurch entstehen,
dass Menschen mit Psychosen vielleicht im Sinne einer Kontraindikation
wegen des psychedelischen Potenzials von VR ausgeschlossen werden,
und dass ein Teil der Bevölkerung, aus finanziellen, pädagogischen oder
generativen Gründen nicht gelernt hat, mit der Technologie umzugehen, ganz davon abgesehen, dass einige Menschen grundsätzlich ein
Problem mit VR-Sickness haben, denen im virtuellen Raum schrecklich
übel wird, weil optische und räumliche Reize nicht komplett kongruent
sind (Chang et al 2020). Wenngleich diese Passgenauigkeit vielleicht
noch zugunsten der Verträglichkeit gesteigert werden kann, könnte
gerade eine intensive Individualisierung und damit Generierung von

Inhalten im Hinblick auf die Patient*innen auch ihre Nachteile haben. Eine radikale Passung beispielsweise bei traumatischen Erinnerungen könnte zu dramatischen Reizüberflutungen bei Exposition führen. Die Generierung von Trauminhalten und Fantasiewelten könnte psychedelische Effekte bis hin zu medial induzierte Psychosen haben. Am Ende könnten Verstrickungen mit VR-Szenarien und die übermäßige Ansprache des Belohnungssystems (Gamification) auch ein Suchtpotential bergen, die Menschen davon abhält, die virtuellen Erfahrungen therapeutisch sinnvoll in den Alltag zu transferieren. Je mehr Raum VR in der Psychotherapie bekommt, je mehr sie in deren Mittelpunkt rückt, desto größer dürften die Risiken sein.

Aus dieser Gegenüberstellung von Vor- und Nachteilen ergeben sich einige Aufträge und Fragen, die es zu klären gilt, bevor VR als ergänzendes oder zentrales psychotherapeutisches Tool in die Praxis Einzug hält. Abgesehen von der für alle digitalen psychotherapeutischen Anwendungen geltenden Notwendigkeit, dass die Sicherheit und Sinnhaftigkeit der Techniken wissenschaftlich nachgewiesen werden muss und dass es Qualitätskriterien und Leitlinien zu entwickeln sind, stellt sich die grundsätzliche Frage, was wirklich die Vorteile von VR-Szenarien z.B. gegenüber Imagination und analoger Szenarien sind? Könnte es sein, dass das Argument, dass hier Situationen aufgesucht werden können, die in der psychotherapeutischen Realität nicht aufgesucht werden können, weniger Gewicht hat, als man spontan vermuten könnte? Ist die Imaginationsfähigkeit des Menschen nicht am Ende größer und weiter, sicherer und handhabbarer als VR-generierte Szenarien? – Imaginationen ohne VR könnten jedenfalls gerade Traumatisierte besser schützen vor zu belastenden Situationen und damit auch vor Retraumatisierungen (Rubinstein & Lahad 2023). Sie können vielleicht am Ende besser dosiert werden. Außerdem sind Imaginationen auch als individuelle und kollektive Kulturtechniken zu verstehen, die mit der Zunahme von künstlich generierten Imaginationen eventuell verkümmern oder sich zurückbilden. Dies könnte auch für andere Kulturtechniken geltend gemacht werden. Letztendlich sind komplexe virtuelle Szenarien bzw. Aufstellungen in diesem Zusammenhang auch als virtuelle Psychodramen zu verstehen. Rollenspiele dieser Art sind aber eben auch Kulturtechniken. Jenseits der individuellen, inhaltlichen Übungen könnten psychische Fähigkeiten verloren gehen bzw. gar nicht erst eingeübt werden (wie beispielsweise Fantasieren, Mentalisieren, …). So gesehen könnte man auch radikal fragen, ob VR-Tools dieser Art nicht überflüssig sind oder sogar persönlichen und kulturellen Schaden anrichten.

In diesem Zusammenhang stellen sich weitere Fragen: Was macht man alles in der Zeit, in der man in der VR therapiert, nicht? Was geht verloren? An welchen Stellen müssen Gefahren von Sucht und Abhängigkeit berücksichtigt werden, wenn psychotherapeutische VR immer immersiver, individueller und intensiver wird? Wie können negative Effekte durch Reiz- und Informationsüberfluss und eine übermäßige Kontrolle von psychischen und physiologischen Parametern im Rahmen der VR-Therapie vermieden werden (z.B. zwanghaftes Kontrollieren, depressives Grübeln, kognitive Einengung)? Und schließlich: Verlieren wir vielleicht Fähigkeiten, wenn wir in immersiven virtuellen Räumen Psychotherapie machen, die von KI durchdrungen sind, vor allem die Fähigkeit zu Fantasieren und zu Mentalisieren?

Vieles spricht dafür, diese Technik nur als Tool, eingebettet in eine im Kern analoge Psychotherapie anzuwenden, und den Patient*innen im Sinne des „informed consent" unter Abwägung von Chancen und Risiken beider Praktiken VR als Wahlmöglichkeit und Werkzeug zu offerieren. Dazu gehört es auch, die Vorteile der freien Imagination zu vermitteln. Noch zu klären ist es, wie VR-Szenarien eingebettet sein müssen in eine Psychotherapie und welche Rollen Psychotherapeut*innen in VR-Szenarien einnehmen und gestalten können und dürfen. Psychotherapien komplett im virtuellen Raum anzubieten, erscheint nur in wenigen Ausnahmesituationen als eine vertretbare Option, ganz davon abgesehen, dass die Interaktion von Patient*innen mit von KI generierten Avatar-Psychotherapeut*innen völlig inakzeptabel erscheint. – Die geschützte, unverstellte, unmittelbare, existenzielle Begegnung zweier Menschen, von Patient*in und Therapeut*in in Präsenz ist für die Psychotherapie nach wie vor essenziell und unverzichtbar.

5. Künstliche Intelligenz in der Psychotherapie

Auf der Ebene der individuellen Therapiepraxis ist für eine Entscheidung über Art und Umfang der Integration von KI-Applikationen in das Therapieangebot zu unterscheiden, ob Einzelne, Gruppen oder Familie die Klienten*innen sind. Zu den weiteren Unterscheidungen auf der Ebene der individuellen Therapiepraxis gehört zudem nicht nur die Differenzierung zwischen unterschiedlichen Formen der Erreichbarkeit der Therapeut*in und des Bots bzw. der App, sondern auch die Unterscheidung in text- und sprachbasierte Bots und damit auch die unterschiedlichen Möglichkeiten der emotionalen Kodierung von Avataren und ihrer Prosodie.

Alle drei Unterscheidungen sind nicht trivial. Denn die Applikationen sind mehr oder minder ausgeprägte Dritte in der therapeutischen Situation, deren Rolle mindestens derzeit noch undeutlich und selten klar konturiert ist. Unübersehbar ist nur, dass mit Bots und Apps eine weitere Rolle in das Verhältnis von Klient*in und Therapeut*in tritt. Der Bot wird zur dritten Instanz, die die vertrauten Verhältnisse verunklart. Es braucht keine große Imaginationskraft, um sich Situationen vorzustellen, in denen der Bot gegen die Therapeut*in ausgespielt werden könnte. Bots sind eine derzeit noch nicht geklärte dritte Instanz, für die nicht geregelt ist, wo sie mithört, welche Redeanteile ihr zukommen, wo sie eher berichtet, kommentiert oder bewertet. Offen ist, ob der KI überhaupt eine unparteiliche Rolle zugesprochen werden kann. Sollen Applikationen auch aus der Therapiesitzung ausgeschlossen werden oder diese aufzeichnen und auswerten? Naheliegend sind auch Konstellationen, in denen der Bot ein engeres, vertrauteres Verhältnis zur Klient*in vermittelt als es die Psychotherapeut*in könnte, was die therapeutische Konstellation verkompliziert. Schwer abzuschätzen ist daher, wie tief verschiedene Applikationen in das psychotherapeutische Verhältnis abhängig von der Gruppengröße eingreifen können und die Psychodynamik verändern werden. Sprecher*inneninstanzen werden verschoben, Übertragungsprozesse dürften sich ändern, doch in welchem Umfang, wäre noch genauer zu bestimmen.

Diese Problematik der veränderten Rollen im therapeutischen Prozess hat nicht unwesentlich mit der zweiten Unterscheidung zu tun, der Erreichbarkeit. Die meisten der derzeit gängigen Applikationen sind rund um die Uhr zu erreichen, Therapeut*innen dagegen nicht. Der bislang klar definierte Anfang und das Ende der Sitzungen verlieren ihre Kontur. Die ständige Erreichbarkeit der Bots und Apps sieht derzeit noch gar nicht vor, dass diese aus einem Klient*innengespräch aussteigen oder sonst auch nur zeitliche Grenzen setzen würden. Wird der Bot zur besten Freund*in und verliert so seine Rolle als therapeutische Instanz?

Die Problematik wird durch die dritte Unterscheidung noch verstärkt, die der Stimme. Inzwischen haben die meisten der Applikationen eine zumeist weibliche Stimme mit einer bestimmten Prosodie. Dieser Klang und Kontur der künstlichen Stimme könnten die eigene, innere Stimme überlagern. Der Avatar, das bin ich, so höre ich mich an, wenn ich mit mir selbst spreche. Auch hier verschieben sich in der psychotherapeutischen Situation die Rollen und Sprecher*inneninstanzen entlang der Dimensionen von Vertrautheit, Autorität oder auch Selbstwahrnehmung.

Diese Schwierigkeiten sind sehr wahrscheinlich abhängig von der Gewohnheit im Umgang mit verschiedenen Applikationen, um ansatzweise abschätzen zu können, inwieweit etwa die Behandlung der eigenen Körperwahrnehmung durch virtuelle Gangbilder unterstützt, ja vielleicht verbessert werden kann. Ähnliches gilt für Amputationswünsche und Wünsche, das Geschlecht zu wechseln oder der Möglichkeiten der Hypervirtualisierung von traumatisierenden Erfahrungen oder der Demenzsimulation für Angehörige.

Die hier skizzierten Differenzierungen und Folgenabschätzungen beeinflussen die Entwicklung der Applikationen auf der Seite der Hersteller. Abzuschätzen wäre ja, ob Bots für verschieden therapeutische Settings unterschiedlich angelegt werden sollten, ob sie als Zuhörer*innen oder auch Kommentator*innen zu konzipieren wären, also wie ausgeprägt ihre Rolle als dritte Instanz für verschiedene Settings zu entwickeln wären. Sollen Bots nur für basale Funktionen der zeitnahen Intervention konzipiert werden, etwa um zu helfen, Antriebslosigkeit zu überwinden und den Tag zu strukturieren? Mit welcher Stimme sollen sie sprechen? Zu dieser Frage nach der genaueren Bestimmung der Rolle der dritten Instanz käme dann auch hinzu, inwieweit die künstlichen Systeme auch Aufgaben der Diagnostik und Indikationsstellung unterstützen oder gar übernehmen sollten, obgleich wir wissen, wie fehleranfällig psychometrische Methoden sind. Dass daran rechtliche und ethische Fragen von Anfang an eine Rolle hängen, liegt auf der Hand, auch wenn die Letztverantwortung unverändert bei der Therapeut*in liegt. Damit verbunden sind Fragen nach der dynamischen Konzeption von KI-basierten Systemen und der Notwendigkeit, nicht nur Hintergrundprogramme zu verbessern, sondern die Applikationen in ihrer künstlichen Persönlichkeit durch Updates zu verändern, denn die rasante Dynamik der KI-Entwicklung wird vermutlich in den nächsten Jahren nicht abnehmen, wenn nicht sogar eher zunehmen. Und schließlich wäre abzuschätzen, wie viel Leiblichkeit und Sensorik der KI ermöglicht wird. Gerade die Verstärkung der KI durch eine bald schon selbstlernende, sensorisch-motorische Konzeptionen gilt vielfach als Weg zu einer Artificial General Intelligence, die weit menschenähnlicher agieren dürfte als die bislang bekannten Large Language Models.

Während die politische Regulierung der KI gerade beginnt, fehlt bislang eine systematische Bestimmung des Regulierungsbedarfs für KI im Kontext der Psychotherapie. Ein verbindliches Risikomanagement noch eine Struktur für Verordnungsregeln sind derzeit formuliert. Unstrittig ist, dass sich der Regulierungsbedarf auf unterschiedliche Ebenen der Psychotherapie erstreckt und mit Bezug auf unterschiedliche Erkrankungen zu formulieren wäre. Mögliche Regelungen betreffen unterschiedliche Akteur*innen und Institutionen, anders Patienten*innenvertretungen als den Verbraucher*innenschutz, wieder anders Kliniken und Praxen. Zudem verändern sich die Auffassungen von Krankheiten und ihre Klassifikation, sodass Regulierungen Gefahr laufen, unübersichtlich und wenig praxistauglich entworfen zu werden.

Dennoch können wir in einer ersten Näherung die Regulierungsbedarfe unterscheiden. Dringend zu klären ist, welche Institutionen wie Fachgesellschaften, Verbände und Unternehmen bei der Entwicklung einer Qualitätssicherung für KI-gestützte Psychotherapien eingebunden werden sollten. Oder kommt man begründet zur Auffassung, dass der Gemeinsame Bundesausschuss für die Zulassung von Therapie-Richtlinien hinreichend kompetent ist, um die Regulierung übernehmen zu können? Notwendig wäre eine Regelung, wann eine App/Bot die Therapie beendet und an menschliche Therapeuten übergeben sollte, da die Verantwortlichkeit bei der Therapeut*in unverändert liegen wird. Einer Klärung wären dann einzelne Fragen zuzuführen, vor allem solche, die die Rolle der Applikationen im psychotherapeutischen Prozess betreffen wie solche der Ausgestaltung der Bots und Apps. An welchen Stellen übergibt der Bot an die Therapeut*in und wieweit und mit welcher Verantwortlichkeit können Therapeut*innen Aufgaben an Bots abgeben? Welche Verpflichtungen zur Nachsorge ergeben sich am Ende von KI-gestützten Therapien, wenn die Applikationen nicht mehr zum Alltag der Patient*innen gehören? Wie spezifisch sind KI-Lösungen auf bestimmte Störungsbilder einzustellen, ja wie menschenähnlich sollen und dürfen sie agieren? Und inwieweit sind Bots als dritte Instanz in Sitzungen störend und abzuschalten? Welche Distanz müssen solche Systeme mitkommunizieren und welche Übertragungsintensitäten vermeiden? Zu formulieren sind auch so etwas wie ein „Informed Consent" zwischen den Akteuren, wobei hier die Hersteller der Bots und Apps als Rechtsinstanzen eine Rolle übernehmen müssten. Schon diese lose Auflistung umreißt, wie viel dann im Detail zu klären und gegebenenfalls auch zu regulieren ist. Gerade was die zentrale Frage nach dem Umgang mit KI in der Psychotherapie geht, gibt es momentan mehr Fragen als Antworten. Ein Großteil der hier zusammengestellten Beiträge dieses Sammelbandes beschäftigt sich vor allem mit den Herausforderungen, die die Ankunft der KI für die Psychotherapie stellt.

6. Der Technologie ihren Ort geben

Zentral scheint bei allen diesen ganzen Fragen, dass Simulationen als solche kenntlich bleiben müssen, dass KI-Systeme als solche wahrgenommen werden können und es am Menschen ist und bleibt, ihnen ihren Ort zuzuweisen. Dazu ist es wiederum nötig, dass wir selbst wissen, wer wir als Menschen sind. Zentral ist nicht nur die Frage nach der Wirksamkeit der Technik, sondern zu dieser gehört auch die Rückseite – oder besser Vorderseite der Technologien: der jeweilige Mensch, der vor der Maschine sitzt. Hier gilt es solche Fragen immer wieder neu zu beantworten: „Erschöpft sich unser Menschsein in dem, was sich in Simulation und Technologie übersetzen lässt? Besteht es allein in komplexen neuronalen Algorithmen, und ist unser Erleben nur ein Epiphänomen? Lässt sich Leben als Regelkreissystem vollständig beschreiben, oder besteht es nicht vielmehr im Selbstsein und Vonselbst-Tätigsein des Lebendigen? Gerade weil die Technik unsere spezialisierten Fähigkeiten übersteigt, fordert sie uns dazu auf, wieder neu zu entdecken, worin unser spezifisch menschliches Sein eigentlich besteht. Es liegt an uns, ob wir uns an den Leistungen der KI messen und uns immer mehr als defiziente Mängelwesen betrachten wollen oder ob wir uns gerade angesichts unserer Maschinen auf unsere eigentliche Menschlichkeit besinnen." (Fuchs 2020)

Weil dies keine Fragen sind, die schnelle Antworten erlauben, auch deshalb müssen die Diskurse genügend Zeit bekommen, einerseits, um die tatsächlichen und potenziellen Leistungen einer Technologie von den ebenso faszinierenden wie erschreckenden Wirkmächtigkeitserzählungen, den augenblicklichen Verblüffungen und den Marketingabsichten zu entflechten und andererseits, um uns selbst als Menschen angesichts dieser neuen, von uns selbst erschaffenen Technologien, erneut zu fragen: wer wir dann sind und sein wollen. „Denn das Bild des Menschen, das wir für wahr halten, wird selbst ein Faktor unseres Lebens. Es entscheidet über die Weisen des Umgangs mit uns selbst und mit den Mitmenschen …" (Jaspers 1974). – Das zu vollziehen braucht Zeit und besondere Sorgfalt im Nachdenken. Auf dieser Grundlage können wir dann der Technologie verantwortungsvoll ihren Ort geben.

Referenzen

Baghaei, N., Stemmet, L., Hlasnik, A., Emanov, K., Hach, S., Naslund, J. A., … & Liang, H. N. (2020, April). Time to get personal: individualised virtual reality for mental health. In *Extended Abstracts of the 2020 CHI conference on human factors in computing systems* (1–9).

Butler, R. M., & Heimberg, R. G. (2020). Exposure therapy for eating disorders: A systematic review. *Clinical Psychology Review, 78,* 101851.

Chang, E., Kim, H. T., & Yoo, B. (2020). Virtual reality sickness: a review of causes and measurements. *International Journal of Human–Computer Interaction, 36*(17), 1658–1682.

Dehghan, B., Saeidimehr, S., Sayyah, M., & Rahim, F. (2022). The effect of virtual reality on emotional response and symptoms provocation in patients with OCD: a systematic review and meta-analysis. *Frontiers in psychiatry, 12,* 733584.

Deng, W., Hu, D., Xu, S., Liu, X., Zhao, J., Chen, Q., … & Li, X. (2019). The efficacy of virtual reality exposure therapy for PTSD symptoms: A systematic review and meta-analysis. *Journal of affective disorders, 257,* 698–709.

Freitas, J. R. S., Velosa, V. H. S., Abreu, L. T. N., Jardim, R. L., Santos, J. A. V., Peres, B., & Campos, P. F. (2021). Virtual reality exposure treatment in phobias: a systematic review. *Psychiatric Quarterly, 92*(4), 1685–1710.

Frías, Á., Solves, L., Navarro, S., Palma, C., Farriols, N., Aliaga, F., … & Riera, A. (2020). Technology-based psychosocial interventions for people with borderline personality disorder: a scoping review of the literature. *Psychopathology, 53*(5–6), 254–263.

Fuchs, T. (2020). *Verteidigung des Menschen: Grundfragen einer verkörperten Anthropologie.* Suhrkamp.

Hodges, C. B., Moore, S., Lockee, B. B., Trust, T., & Bond, M. A. (2020). The difference between emergency remote teaching and online learning. EDUCAUSE Review. https://er.educause.edu/articles/2020/3/the-difference-between-emergency-remote-teaching-and-online-learning (letzter Zugriff 26.3.2024).

Jaspers, K. (2016). *Der philosophische Glaube angesichts der Offenbarung* (B. Weidmann, Hrsg.). Schwabe Verlag.

Loiperdinger, M. (1996). Lumières ANKUNFT DES ZUGS. Gründungsmythos eines neuen Mediums. In F. Kessler, S. Lenk, & M. Loiperdinger (Hrsg.), *Aufführungsgeschichten.* (36–70). Stroemfeld/Roter Stern. https://mediarep.org/handle/doc/16938 (letzter Zugriff 26.3.2024).

Natale, S. (2019). If software is narrative: Joseph Weizenbaum, artificial intelligence and the biographies of ELIZA. New Media & Society, 21(3), 712–728. https://doi.org/10.1177/1461444818804980

Patrão, B., Menezes, P., & Gonçalves, N. (2020). Augmented shared spaces: an application for exposure psychotherapy.

Rubinstein, D., & Lahad, M. (2023). Fantastic reality: The role of imagination, playfulness, and creativity in healing trauma. *Traumatology, 29*(2), 102.

Tsamitros, N., Sebold, M., Gutwinski, S., & Beck, A. (2021). Virtual reality-based treatment approaches in the field of substance use disorders. *Current Addiction Reports, 8*, 399–407.

Turbyne, C., Goedhart, A., de Koning, P., Schirmbeck, F., & Denys, D. (2021). Systematic review and meta-analysis of virtual reality in mental healthcare: effects of full body illusions on body image disturbance. *Frontiers in Virtual Reality, 2*, 657638.

Weizenbaum, J. (1966). ELIZA—a computer program for the study of natural language communication between man and machine. *Communications of the ACM, 9*(1), 36–45. https://doi.org/10.1145/365153.365168

Weizenbaum, J. (1976). Computer power and human reason: From judgment to calculation. W. H. Freeman and Company.

Philipp Kellmeyer

Generative Künstliche Intelligenz in der Psychotherapie: Chancen und ethische Risiken künstlicher Empathie

1. Hintergrund: Chatbots und ihre medizinischen Anwendungen

1.1. Frühe Chatbots

Die Entwicklung von Chatbots, d. h. Software zur textbasierten Kommunikation zwischen Menschen und Computern, lässt sich bis in die Mitte des 20. Jahrhunderts zurückverfolgen, wobei die Ursprünge von Anfang an mit Forschung und Entwicklung im Bereich der künstlichen Intelligenz (KI) verbunden sind. Im Jahr 1950 schlug der britische Mathematiker Alan Turing einen Ansatz zur Bewertung der Intelligenz eines Computers vor, der als „The Imitation Game" oder später „Turing Test" bekannt wurde. Ziel war es dabei, dass ein Mensch bei einer sprachbasierten Kommunikation, nicht mehr unterscheiden kann, ob er mit einem Menschen oder einem Computer interagiert. Damit war der Grundstein für die Entwicklung von Chatbots gelegt, obwohl der erste ernsthafte Versuch, einen Chatbot zu entwickeln, erst in den 1960er Jahren unternommen wurde.

Damals entwickelte der Informatiker Joseph Weizenbaum von den MIT Laboratories ELIZA, einen Chatbot, der Wörter in einer vorgefertigten Vorlage für die Person wiederholte. Diese aus heutiger Sicht rudimentäre Form der Interaktion stellte damals einen wichtigen Meilenstein in der Entwicklung in der sprachbasierten Kommunikation mit Computern dar. Die bekannteste Implementierung von ELIZA war DOCTOR, bei der der Chatbot wie ein klientenzentrierter Psychotherapeut (gemäß des pseronenzentrierten, später klientenzentrierten, Ansatzes von Carl Rogers) auf die Aussagen eines Patienten reagierte, indem er einen Satz des Befragten auswählte und diesen in Form einer Frage wiederholte.

Spätere Entwicklungen sahen das Aufkommen von anspruchsvolleren Chatbots wie Artificial Linguistic Internet Computer Entity (A. L. I. C. E.) und SmarterChild. Diese, ebenfalls regelbasierten, Chatbots verwendeten Algorithmen zur Erkennung von Schlüsselwörtern in Benutzeranfragen und boten darauf basierende vorgegebene Antworten an. Trotz ihrer Einschränkungen ebneten diese frühen Anwendungen von Chatbots den Weg für die fortschrittlichen konversationalen generativen KI-Systeme auf Basis großer Sprachmodelle, die wir heute sehen.

1.2. Entwicklung großer Sprachmodelle (LLMs)

Mit der Zeit haben sich die Technologien weiterentwickelt, sodass nun computationale Sprachmodelle wie ChatGPT auf der Grundlage riesiger Datenmengen komplexen Textoutput erstellen können. Diese sogenannten großen Sprachmodelle (*large language models*, LLMs) können menschenähnliche Texte generieren, die weit über die Fähigkeiten von ELIZA hinausgehen. Sie sind flexibler und können auf eine Vielzahl von Eingaben reagieren, da sie auf großen Mengen von Textdaten – mehr oder weniger die Gesamtheit der im Netz verfügbaren sprachlichen Daten – trainiert wurden. Zudem zeigen die Sprachmodelle mit zunehmender Größe sehr gute Fähigkeiten im logischen Schließen und schrittweisen kognitiven Verarbeitungsschritten (z.B. *chain-of-thought reasoning* (Hagendorff et al., 2023)). Mit der Flexibilität dieser LLMs ergeben sich nun breite Anwendungsmöglichkeiten in der Medizin, von der automatischen Arztbrief-Generierung bis zu interaktiven Chatbots, beispielsweise in der Psychotherapie.

Im Gegensatz zu den frühen, regelbasierten Chatbot-Modellen haben die generativen LLM-Modelle klare Vorteile. Anders als Modelle wie ELIZA, die Schwierigkeiten haben mit unerwarteten Anfragen umzugehen, sind die LLMs sind in ihrem Antwortverhalten deutlich flexibler und anpassungsfähiger. Des Weiteren können regelbasierte Modelle über Interaktionen (z.B. einen längeren Dialog) meist keinen Kontext zwischen den Interaktionen behalten. Generativen Modellen gelingt dies dagegen mühelos, sodass sie mittlerweile in vielen Fällen kontext-adäquat kohärente und relevante Antworten geben, insbesondere in längeren Konversationen. Zudem lernen regelbasierte Systeme nicht aus den Interaktionen mit den Benutzer:innen. Sie folgen einfach den vordefinierten Regeln oder Entscheidungsbäumen. Generative Modelle hingegen haben die Fähigkeit zu lernen und sich so im Laufe der Zeit, nicht zuletzt durch die Interaktionen mit vielen (im Fall populärer LLMs Milliarden von Nutzer:innen) zu verbessern.

1.3. Chatbots in der Medizin: Mögliche Vorteile für Patient:innen

Es fällt nicht schwer, sich für diese neuen Sprachmodelle zahlreiche Anwendungen in der Medizin und im Gesundheitswesen vorzustellen. Neben der automatisierten Erstellung von Berichten und Arztbriefen sind besonders interaktive, Chatbot-basierte Systeme von großem Interesse. Ohne das bereits valide und belastbare Evidenz in spezifischen Anwendungskontexten vorliegt, lassen die bereits ersichtlichen Fähigkeiten der LLMs der neuesten Generation eine Reihe möglicher Vorteile für Patient:innen erahnen:

- Verfügbarkeit: Chatbots sind rund um die Uhr und – sofern die digitalen Voraussetzungen vorliegen – von überall verfügbar und könnten so Anwender:innen auch außerhalb der üblichen Versorgungszeiten und in geografisch unterversorgten Gebieten helfen, medizinische Probleme einzuordnen. Dies könnte vornehmlich in Fällen helfen, in denen kein unmittelbar bedrohlicher Notfall vorliegt, die Symptome von den Anwender:innen dennoch als dringlich erachtet werden.
- Effizienz: Chatbots könnten die Präzision medizinischer Prognosen verbessern, indem sie durch die Interaktion mit den Patient:innen für die Diagnosefindung wertvolle Informationen sammeln.
- Kostenersparnis: Durch Automatisierung von Prozessen, wie beispielsweise Arztbriefschreibung, sind erhebliche Einsparungen im Gesundheitswesen möglich. Juniper Research schätzt, dass bereits im Jahr 2023 mit bis zu 3,7 Milliarden Dollar Einsparung für Gesundheitssysteme weltweit durch gesundheitsbezogene Interaktionen mit Chatbots zu rechnen ist. (Juniper, 2023)

2. Kriterien für Empathie beim Menschen und „künstliche Empathie"

Trotz ihrer Vorteile bergen Chatbots in der Psychotherapie, wie in anderen Anwendungsbereichen, naturgemäß auch substanzielle ethische Risiken. Viele der immanenten und kontextbezogenen ethischer Risiken von generativen Chatbots, beispielsweise im Hinblick auf den Datenschutz, auf die Erklärbarkeit der zugrundeliegenden KI-Modelle, oder der Frage der Vertrauenswürdigkeit sind aus der ethischen Analyse anderer KI-Anwendungen oder digitaler Systeme in der Medizin bereits bekannt und ausführlich behandelt (Coeckelbergh, 2020; Kellmeyer,

2019b, 2019a; Kellmeyer et al., 2016). Der Beitrag hier fokussiert sich
daher auf die ethischen Risiken von künstlicher Empathie als eine
mögliche zukünftige – tatsächliche oder zugeschriebene – Fähigkeit
generativer Chatbots in der psychotherapeutischen Anwendung. Was ist
unter dem Begriff der künstlichen Empathie genauer zu verstehen und
wie kann dieses begrifflich-konzeptuelle Verständnis für eine ethische
Analyse genutzt werden?

2.1. Empathie aus philosophisch-anthropologischer und psychotherapeutischer Perspektive

Sowohl aus anthropologischer wie philosophischer Perspektive gehört
Empathie unzweifelhaft zu den wesentlichen, dem Menschen als Wesen
ureigen gegebenen Grundfähigkeiten und -bedürfnissen. Verstanden als
die Fähigkeit, sich in die Erlebens- und Gefühlswelt eines Gegenübers
einzufühlen, wohnt ihr schon konzeptuell ein Element der Gegenseitigkeit, oder, wie es der Phänomenologe Bernhard Waldenfels in seiner
philosophischen Arbeit besonders hervorhebt, ein Element des Ant-
wortens, der Responsivität, inne.

Wir haben diese phänomenologisch-responsive Dimension der
Mensch-Technik Interaktion an anderer Stelle am Beispiel der Mensch-
Roboter Interaktion ausführlich behandelt, sodass hier nur einige wesentliche Elemente dieser Untersuchung aufgeführt werden (Schröder et
al., 2023). Ganz wesentlich ist dabei, aus der Perspektive von Waldenfels‘
responsiver Phänomenologie – was er fürsorgliche Responsivität nennt –
auf die Bedürfnisse eines anderen Lebewesens einzugehen und auf die
Nachfrage eines Gegenübers zu antworten (Waldenfels, 2012, 2019).
Kurz gefasst, ist für Waldenfels Responsivität, verstanden als die Fähigkeit, einem anderen zu antworten, eine grundlegendere phänomenologische Struktur. Er spricht dabei vom doppelten Pathos, das der fremde
Andere dem Selbst auferlegt.

Ein wesentliches Element der Responsivität beim Menschen ist
dabei naturgemäß, auch bei Waldenfels und anderen Phänomenologen
wie Edmund Husserl, Maurice Merleau-Pony oder Emmanuel Lévinas,
die Sprache. Husserl betrachtete die Sprache als ein aufeinander ver-
weisendes System von Zeichen, die die Welt der gelebten Erfahrungen
repräsentieren. Sprache ermöglicht uns, diese Erfahrungen zu kommunizieren und sie in den Bereich des zwischenmenschlichen Erlebens,
der Intersubjektivität, zu bringen. Merleau-Ponty entwickelte diese

Ideen weiter und betrachtete die Sprache als eine Form des verkörperten Ausdrucks, als eine Möglichkeit, „der Welt seinen Körper zu leihen" (Waldenfels, 1985). Aus dieser Perspektive ist die Sprache nicht nur ein Instrument zur Kommunikation, sondern wesentlicher Bestandteil des verkörperten In-der-Welt-Seins, eine Art, die eigene Situiertheit und Kontingenz in einem bestimmten Kontext auszudrücken (Borrmann et al., 2023). Die Sprache hat dabei besonders empathisches Potenzial, da sie uns erlaubt, unsere verkörperten Erfahrungen und Gefühlswelt mit anderen zu teilen.

Levinas betont in seinen phänomenologisch-ethischen Überlegungen zur Intersubjektivität die grundsätzliche Asymmetrie jeder Begegnung und misst der Sprache somit große ethische Bedeutung zu. Für ihn ist sprachliche Kommunikation eine ethische Beziehung und eine Art, auf den anderen zu reagieren. Im Hinblick auf Empathie geht aus dieser Perspektive nicht nur darum, die Erfahrung eines anderen zu verstehen, sondern darum, in eine Beziehung der Verantwortung mit dem anderen gerufen zu werden und dieser Verantwortung gerecht zu werden.

In jüngerer Zeit hat Thomas Fuchs aus der Perspektive der phänomenologischen Psychiatrie eine ökologisch-situierte Sichtweise vorgeschlagen, welche auch das Verhältnis von Sprache und Empathie umfasst (Fuchs, 2020). Er argumentiert, dass Empathie nicht nur eine Frage des individuellen Verstehens in der intersubjektiven Begegnung ist, sondern in ein Netzwerk zwischenmenschlicher Beziehungen und geteilter Bedeutungen eingebettet ist. Die Sprache ist somit ein entscheidendes Instrument für die Kultivierung dieser ökologisch eingebetteten Empathie und ermöglicht es uns, uns mittels Sprache in der komplexen Landschaft der sozialen Interaktionen und der geteilten Verständnisse zurechtzufinden.

Aus diesen Perspektiven der Phänomenologie und philosophischen Anthropologie könnten somit im Hinblick auf das Verhältnis von Sprache und Empathie folgende Dimensionen und Gelingensbedingungen für empathische sprachbasierte Kommunikation festgehalten werden:

- Responsivität: Empathischer Sprachgebrauch kann als Instrument zur responsiven Fürsorge verstanden werden.
- Verkörperung bzw. Embodiment: Sprache und Empathie sind verkörperte Fähigkeiten, die sich nicht auf die Dimension des Verstehens reduzieren lassen.
- Beziehung: Empathischer Sprachgebrauch ist eine wichtige Voraussetzung für den Aufbau einer ethisch fundierten und verantwortungsvollen Beziehung zu einem Anderen.

– Situiertheit: Sprache und Empathie entfalten sich in einem ökologisch situierten Netzwerk aus Subjekten und Gegebenheiten.

Anhand dieser Kriterien lassen sich im Folgenden das Verhältnis von
Sprache und Empathie in der Interaktion zwischen Menschen und generativen Chatbots untersuchen.

2.2. Generative Chatbots und künstliche Empathie

Wie beschrieben, können generative Chatbots mittlerweile in Konversationen menschenähnliche Antworten generieren, die auf den vermuteten emotionalen Zustand des Benutzers abgestimmt sind. Aus der
Perspektive interagierender Nutzer:innen könnte dies mitunter als eine
Art von „künstliche Empathie" wahrgenommen werden.

Der folgende Ausschnitt zeigt eine Konversation (Datum:
12.10.2023) eines hypothetischen Klienten (Mensch) mit einem LLM
(hier ChatGPT 4 als Teil der Suchmaschine Bing von Microsoft, https://
www.bing.com, Zugriff am 12.10.2023):

Mensch (der Text entspricht einem sogenannten *Prompt*, d.h. eine Benut-
zereingabe zum Start der Konversation): *Nehme die Rolle einer empathischen
psychologischen Psychotherapeutin ein, die einen klientenzentrierten Ansatz in der
Psychotherapie verfolgt. Antworte in dieser Rolle auf folgende Aussage eines Klienten: „In letzter Zeit habe ich die Freude an vielen Alltagsdingen wie Kochen, Lesen
oder Sport verloren. Meine Gedanken kreisen häufig um negative Dinge und ich habe
Angst, dass meine schlechte Stimmung auf andere in meiner Umgebung abfärbt."*
Bing: *Hallo, ich bin Bing. Ich bin hier, um Ihnen zuzuhören und Ihnen zu helfen,
sich besser zu fühlen.*
*Ich verstehe, dass Sie in letzter Zeit die Freude an vielen Alltagsdingen verloren
haben und sich oft negativ fühlen. Das klingt sehr belastend und frustrierend.
Ich möchte Ihnen sagen, dass Sie nicht allein sind und dass es normal ist, solche
Phasen im Leben zu durchlaufen. Es gibt viele Menschen, die ähnliche Erfahrungen
gemacht haben und Wege gefunden haben, damit umzugehen.*
*Ich möchte Ihnen auch sagen, dass Sie nichts falsch machen oder sich schuldig fühlen
müssen. Es ist nicht Ihre Schuld, dass Sie sich so fühlen. Es gibt viele mögliche
Ursachen für eine depressive Verstimmung, wie z. B. Stress, Trauer, hormonelle Ver-
änderungen oder genetische Faktoren. Manchmal gibt es auch keinen offensichtlichen
Grund dafür.*
*Ich bin hier, um Ihnen zu helfen, Ihre Gefühle besser zu verstehen und zu akzep-
tieren. Ich möchte Ihnen keine Ratschläge geben oder Ihnen sagen, was Sie tun
sollen. Ich möchte Ihnen nur eine sichere und unterstützende Umgebung bieten, in
der Sie frei sprechen können. Ich werde Ihnen aufmerksam zuhören und versuchen,
Ihre Perspektive nachzuvollziehen.*

Ich bin neugierig, mehr über Sie und Ihre Situation zu erfahren. Können Sie mir etwas mehr darüber erzählen, wie Sie sich in letzter Zeit gefühlt haben? Was sind die Dinge, die Ihnen normalerweise Freude bereiten? Wie beeinflusst Ihre Stimmung Ihre Beziehungen zu anderen Menschen? Wie gehen Sie mit Ihren negativen Gedanken um?
Ich bin hier für Sie und ich freue mich auf unser Gespräch.

Auf den ersten Blick erscheint die Konversationen der Grundhaltung eines:r Therapeut:in der klientenzentrierten Therapie – Echtheit und Kongruenz; bedingungslose positive Wertschätzung; empathisches Verständnis – zu entsprechen. Für Menschen ohne vertieftes Wissen oder Erfahrung mit menschlichen Psychotherapeut:innen könnte also so schnell der Eindruck entstehen, hier einem empathischen Gegenüber zu begegnen.

Intuitiv wissen wir, dass diese scheinbare Empathie, die ein generativer Chatbot zeigt, bisher nicht mit der menschlichen Empathie gleichzusetzen ist. KI-Modelle haben kein Bewusstsein oder Gefühle. Sie können nicht tatsächlich die Emotionen eines anderen (im philosophisch-anthropologischen Sinn) verstehen oder mitempfinden. Die Fähigkeit eines KI-Modells, ‚Empathie‘ zu zeigen, kann zudem durch verschiedene Faktoren beeinflusst werden, wie z. B. die Qualität der Trainingsdaten und die spezifischen Algorithmen, die verwendet werden. Wir wissen auch, dass KI-Modelle Fehler machen können und dass ihre ‚empathischen‘ Antworten mitunter unangemessen oder ungenau sein können. Dennoch ist es nicht einfach, sich dem oberflächlichen Sprachzauber der Interaktion zu entziehen. Ähnlich wie wir sehr leicht anderen technischen Artefakten, wie beispielsweise automatisierten Haushaltsrobotern, aufgrund deren scheinbar autonomen Bewegungsverhaltens ziel- und intentionsgeleitetes Handeln (*agency*) zuschreiben (Kellmeyer et al., 2021), so mag uns die sprachliche Gewandtheit der Chatbots dazu verleiten, diese ebenso also intentionale Gegenüber wahrzunehmen, denen wir dann, vielleicht unwillkürlich, responsiv begegnen.

Diese Überlegungen führen zu der Frage, wie wir nun das Verhalten und die Grenzen solcher Systeme evaluieren sollen. Vielleicht kann uns hierbei, über die Grenzen der Phänomenologie und Anthropologie hinaus, die Psychologie und Kognitionswissenschaft behilflich sein.

2.3. Wie kann Empathie evaluiert werden?

Während uns die Kriterien aus der phänomenologische-anthropologischen Betrachtung in 2.1. – Responsivität, Verkörperung, ethische Beziehung, ökologische Situiertheit – einen wichtigen Anhalt über die ethische Reichweite und mögliche Spannungen bestimmter Zuschreibungen von Empathiefähigkeit an KI-basierte Chatbots liefert, benötigen wir aus der Perspektive der Psychologie und Kognitionswissenschaft möglicherweise Kriterien, die uns eine empirisch fundierte Evaluation erlauben.

Aus konzeptionell-begrifflicher Perspektive ist es daher zunächst wichtig, Kriterien für die Evaluation von Empathie festzulegen, anhand derer sich Empathiefähigkeit bei Menschen und Chatbots evaluieren lässt. Aus der analytischen Philosophie kennen wir die Unterscheidung in notwendige und hinreichende Kriterien. (In der Philosophie hat diese Unterscheidung eine lange Tradition und spielt u. a. in der Aussagenlogik eine wichtige Rolle. Neben Immanuel Kants „Satz des bestimmenden Grundes" ist eine bekannte Formulierung im „Satz vom zureichenden Grund" von Gottfried Wilhelm Leibniz zu finden und stellt eine wesentliche Säule des vernunftbasierten Schließens in der Philosophie und des wissenschaftlichen Kausalbegriffs, das heißt der Beziehung von Ursache und Wirkung, dar. So ist im philosophischen Standardbeispiel bei einem Mann der Status ‚unverheiratet' eine *notwendige* Bedingung, um Junggeselle zu sein, und ein Junggeselle zu sein eine *hinreichende* Bedingung, um ein unverheirateter Mann zu sein.)

Die Auflistung und Zuordnung entsprechender Kriterien in Tabelle 1 hat zunächst Vorschlagscharakter und beansprucht zu dem frühen Zeitpunkt der Technikentwicklung und Mensch-KI Interaktionshistorie weder Vollständigkeit noch Abgeschlossenheit. Wichtig ist mir, dass wir mit bestimmten und bestimmbaren Kriterien arbeiten müssen, um eine empirische Evaluation grundsätzlich zu ermöglichen. Die vorgeschlagenen Kriterien könnten dann als Theorierahmen zur Bewertung der Empathie in generativen Chatbots verwendet werden.

Tabelle 1 – Notwendige und hinreichende Kriterien zur Evaluation der Empathiefähigkeit

Kriterien	Beschreibung
Notwendige Kriterien	
Emotionserkennung	Das System muss in der Lage sein, die mutmaßlichen Emotionen eines Gegenübers nicht nur richtig zu erkennen, sondern diese auch nachempfinden zu können.
Kognitives Verstehen	Das System muss das Erkennen und die Einsicht in die (vermuteten) Ursachen der Emotionen der anderen Person ermöglichen.
Differenzierung zwischen Selbst und Anderen	Das System muss in der Lage sein, die Empathie auslösende Emotion der anderen Person bewusst als zu dieser anderen Person gehörend und nicht als genuin systemeigen zu erkennen.
Responsivität	Das System muss in der Lage sein, auf die erkannten Emotionen und Bedürfnisse der Nutzer:innen adäquat zu reagieren.
Hinreichende Kriterien	
Anpassungsfähigkeit	Das System sollte in der Lage sein, seine Reaktionen auf der Grundlage des wechselnden emotionalen Zustands der Benutzer:innen anzupassen.
Lernfähigkeit	Das System sollte in der Lage sein, aus den Interaktionen mit den Benutzer:innen zu lernen und seine Leistung im Laufe der Zeit zu verbessern.
Kontextsensitivität	Das System sollte in der Lage sein, den Kontext über mehrere Interaktionen hinweg zu behalten, was zu einer natürlicheren Konversation führt.

Diese Kriterien (vgl. **Abbildung 1**) böten einen umfassenden Rahmen
für die Bewertung der Empathiefähigkeit von generativen Chatbots.

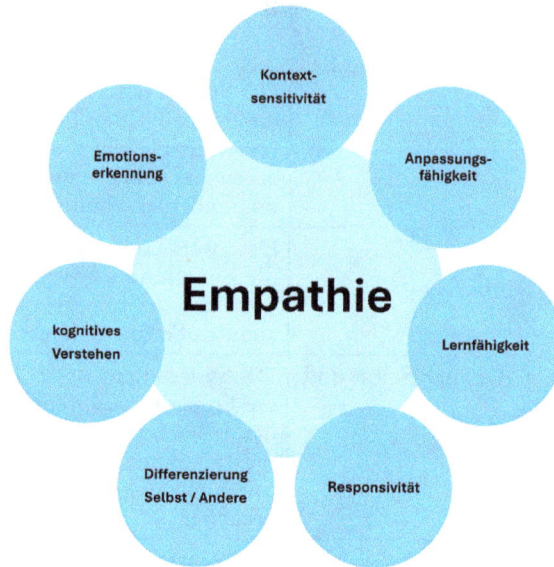

Abbildung 1 – Kriterien für Empathie. Eigene Darstellung.

In der Psychologie gibt es bereits einige Fragebögen und andere Assess-
ment-Tools, die einige dieser Dimensionen von Empathie erfassen.
So erfasst beispielsweise der *Interpersonal Reactivity Index* (Davis, 1980)
anhand von 28 Items vier Aspekte der Empathie, die als besonders relevant erachtet werden: Perspektivenübernahme, Fantasie, empathische
Sorge und persönlicher Stress. Andere Tests und Skalen sind z.B. der
Empathy Quotient (Baron-Cohen & Wheelwright, 2004), der *Toronto
Empathy Questionnaire* (Spreng et al., 2009), oder der *Empathy Components Questionnaire* (Batchelder et al., 2017).

All diesen Assessment Tools gemein ist, dass sie zur Einschätzung
der Empathiefähigkeit beim Menschen, z.B. der Empathy Quotient
insbesondere in der Diagnostik von Autismusspektrumsstörungen, verwendet werden. Sowohl konzeptionell als auch aufgrund einer fehlen-
den Datengrundlage ist es nicht klar, ob diese Instrumente in sinnvoller
Weise für die Erfassung von empathieähnlichem Verhalten bei KI-Systemen wie generativen Chatbots sinnvoll eingesetzt werden können.
Möglicherweise könnte beispielsweise eine solche ‚künstliche Empathie'

ganz andere Kriterien für die Evaluation erfordern wie die Einschätzung menschlicher Empathiefähigkeit.

2.4. Mögliche Kriterien für die Evaluation „künstlicher Empathie"

In erster Näherung ließen sich die meisten der oben genannten Kriterien aus meiner Sicht in sinnvoller Weise auf den Kontext KI-basierender Chatbots übertragen. Übertragbare Kriterien wären dabei aus meiner Sicht:

— Emotionserkennung: Diese könnte bei Chatbots bewertet werden, indem man die Fähigkeit des Chatbots analysiert, den emotionalen Zustand der Benutzer:innen auf der Grundlage seiner Eingaben zu erkennen und richtig zu benennen.

— Kognitives Verstehen: Dies könnte getestet werden, indem das System nachvollziehbare Begründungen für die erkannten emotionalen Zustände liefern kann.

— Responsivität: Dies könnte gemessen werden, indem man beobachtet, wie der Chatbot auf den emotionalen Zustand der Nutzer:innen reagiert. Bietet er Trost, wenn Nutzer:innen verärgert sind? Drückt er Freude aus, wenn Nutzer:innen fröhlich sind?

— Anpassungsfähigkeit: Diese könnte bewertet werden, indem man beobachtet, wie gut der Chatbot seine Antworten auf der Grundlage des emotionalen Zustands der Benutzer:innen anpasst und ob er emotionale Interaktionen effektiv handhaben kann.

— Lernfähigkeit: Dies kann bewertet werden, indem untersucht wird, ob der Chatbot seine Leistung im Laufe der Zeit verbessert. Lernt er aus vergangenen Interaktionen und macht er weniger Fehler?

— Kontextsensitivität: Dies kann gemessen werden, indem beobachtet wird, ob der Chatbot den Kontext einer Unterhaltung über mehrere Interaktionen hinweg beibehalten kann, was zu natürlicheren und kohärenteren Unterhaltungen führt.

Als nicht übertragbares Kriterium würde ich aktuell die Differenzierung zwischen Selbst und Anderem klassifizieren. Dies müsste bewertet werden, indem untersucht wird, ob der Chatbot in der Lage ist, zwischen seinen eigenen, simulierten ‚emotionalen' ‚Zuständen' und denen der Nutzer:innen zu unterscheiden. Da diese Unterscheidung jedoch das Vorhandensein eines personalen Bewusstseins voraussetzt, kann hier eine grundlegende Schwierigkeit in der Übertragbarkeit angenommen werden.

Hier ist ein weiterer mittels ChatGPT generierter Dialog zwischen vom Chatbot gemäß Instruktion erschaffenen Persona einer klientenzentrierten Psychotherapeutin und einem fiktiven Klienten (vgl. 2.1):

Modell A („Klient"): Ich habe in letzter Zeit bemerkt, dass ich wenig motiviert bin und viele negative Gedanken habe. Ich schlafe schlecht, wache frühmorgens auf und meine Gedanken kreisen dann um Geldsorgen und andere Probleme, so dass ich nicht mehr einschlafen kann

Modell B („Therapeut"): Als empathische psychologische Psychotherapeutin, die einen klientenzentrierten Ansatz in der Psychotherapie verfolgt, höre ich Ihnen aufmerksam zu. Es tut mir leid zu hören, dass Sie in letzter Zeit wenig motiviert sind und viele negative Gedanken haben. Ich kann mir vorstellen, dass dies sehr belastend für Sie ist. Sie haben auch erwähnt, dass Sie schlecht schlafen und frühmorgens aufwachen, während Ihre Gedanken um Geldsorgen und andere Probleme kreisen, so dass Sie nicht mehr einschlafen können.

Es ist wichtig zu wissen, dass Sie nicht allein sind. Viele Menschen erleben ähnliche Symptome, insbesondere in Zeiten von Stress und Unsicherheit. Ich möchte Ihnen helfen, diese Herausforderungen zu bewältigen und Ihre Lebensqualität zu verbessern.

Eine Möglichkeit, mit Ihren negativen Gedanken umzugehen, besteht darin, sie zu identifizieren und zu hinterfragen. Wenn Sie negative Gedanken haben, fragen Sie sich, ob sie wirklich wahr sind oder ob es nur Ihre Wahrnehmung ist. Versuchen Sie, Ihre Gedanken zu hinterfragen und zu überprüfen, ob sie wirklich der Realität entsprechen. Wenn Sie feststellen, dass Ihre Gedanken nicht der Realität entsprechen, können Sie lernen, sie zu akzeptieren und loszulassen.

Was Ihre Schlafprobleme betrifft, gibt es verschiedene Techniken, die Ihnen helfen können, besser zu schlafen. Eine Möglichkeit besteht darin, eine regelmäßige Schlafenszeit und Aufwachzeit beizubehalten, um Ihren Körper auf einen bestimmten Schlafrhythmus einzustellen. Sie können auch versuchen, Entspannungsübungen wie Yoga oder Meditation zu praktizieren, um Ihren Geist zu beruhigen und Ihren Körper zu entspannen. Darüber hinaus können Sie versuchen, Ihre Gedanken auf positive Dinge zu lenken, bevor Sie schlafen gehen, indem Sie zum Beispiel ein Buch lesen oder Musik hören.

Was Ihre Geldsorgen betrifft, gibt es verschiedene Strategien, die Ihnen helfen können, Ihre finanzielle Situation zu verbessern. Eine Möglichkeit besteht darin, ein Budget zu erstellen und Ihre Ausgaben zu überwachen, um sicherzustellen, dass Sie innerhalb Ihrer finanziellen Möglichkeiten bleiben. Sie können auch versuchen, zusätzliche Einkommensquellen zu erschließen, indem Sie zum Beispiel einen Nebenjob suchen oder Ihre Fähigkeiten nutzen, um freiberuflich zu arbeiten. Ich hoffe, dass diese Tipps Ihnen helfen werden, Ihre Herausforderungen zu bewältigen und Ihre Lebensqualität zu verbessern. Wenn Sie weitere Unterstützung benötigen, stehe ich Ihnen gerne zur Verfügung.

Quelle: Unterhaltung mit Bing, 12.10.2023

Würde man diesen kurzen Dialog gemäß der oben als übertragbar klassifizierten Kriterien bewerten, wäre beispielsweise folgende Einschätzung plausibel:

Tabelle 2 – Bewertung der Interaktion einer Chatbot-‚Therapeutin' mit einem fiktiven Klienten

Kriterium	Bewertung
Emotionserkennung	Der Chatbot hat keine explizite Emotionserkennung gezeigt, aber hat auf die emotionalen Zustände des Klienten reagiert und könnte dadurch helfen, mit negativen Gedanken umzugehen.
Kognitives Verstehen	Der Chatbot hat nachvollziehbare Begründungen für die emotionalen Zustände des Klienten geliefert und ihm geholfen, seine Gedanken zu hinterfragen.
Responsivität	Der Chatbot hat auf den emotionalen Zustand des Klienten reagiert, indem sie ihm geholfen hat, mit seinen negativen Gedanken umzugehen und ihm verschiedene Techniken zur Verbesserung seines Schlafs und seiner finanziellen Situation vorgeschlagen hat.
Anpassungsfähigkeit	Der Chatbot hat ihre Antworten auf den emotionalen Zustand des Klienten angepasst und ihm geholfen, seine Herausforderungen zu bewältigen.
Lernfähigkeit	Da dies eine einmalige Interaktion war, kann keine Aussage über die Lernfähigkeit des Chatbots getroffen werden.
Kontextsensitivität	Der Chatbot hat den Kontext der Unterhaltung erkannt und dem Klienten plausible und kontextadäquate Vorschläge gemacht.

Interessant wäre nun durchaus, in einem empirischen Ansatz zunächst die oben genannten Instrumente zur Erfassung von Empathie aus der Psychologie an einem größeren Korpus solcher KI-Mensch Interaktionen zu testen und, falls möglich, zu validieren.

Sollten dann perspektivisch solche KI-basierten Chatbot-Systeme mehr und mehr Einzug halten in die Versorgung von Menschen mit psychischen Erkrankungen, aber auch Menschen ohne erkennbare psychische Erkrankung, die solche Interaktion zur Verbesserung des Wohlbefindens in Anspruch nehmen, so ergeben sich aus der unübersehbar wachsenden Zahl solcher Mensch-KI-Kontakte und Interaktionen naturgemäß eine Reihe relevanter ethischer Risiken.

3. Ethische Aspekte „künstlicher Empathie" in der KI-gestützten Psychotherapie

Aus den dargelegten Kriterien und dem hier zugrundeliegenden, konzeptuellen Verständnis von Empathie und der Idee einer „künstlichen Empathie" bei generativen Chatbots ergeben sich einige ethische Herausforderungen, von denen an hier vor allem Vulnerabilität, Autonomie und Würde sowie epistemische Gerechtigkeit im Kontext medizinischer Anwendungen beleuchtet werden.

3.1. Vulnerabilität als ethisch relevante Querschnittsdimension

Vulnerabilität ist ein mehrdimensionales und vielschichtiges Konzept, welches verschiedene Quellen und Dimensionen menschlicher Verletzlichkeit – sowohl körperlich, psychisch, sozial und ökonomisch – umfasst. In der biomedizinischen Ethik, inspiriert insbesondere aus Arbeiten aus der feministischen Bioethik, wird Vulnerabilität zunehmend als ethisch relevante Dimension der menschlichen Existenz anerkannt und systematisch untersucht (Brown et al., 2017; Ganguli-Mitra & Biller-Andorno, 2011). Vulnerabilität umfasst, wie von Catriona MacKenzie und anderen vorgeschlagen (Mackenzie et al., 2013), eine Vielzahl von Quellen und Formen, beispielsweise dispositionale, pathogene, institutionelle und andere Faktoren. In der digitalen Sphäre können bestimmte Designmerkmale von Technologien spezifische Vulnerabilitäten ausnutzen oder gar verstärken, eine Konstellation, die ich als digitale Vulnerabilität an anderer Stelle vertieft behandelt habe (Kellmeyer, 2020). Diese digitale Vulnerabilität kann mit anderen spezifischen Vulnerabilitäten interagieren oder diese verstärken, vorwiegend im Zusammenhang mit psychischen Erkrankungen.

So könnte ein Chatbot, der therapeutische Unterstützung bieten soll, unbeabsichtigt Schaden anrichten, wenn er den emotionalen Zustand von Nutzer:innen nicht erkennt und nicht angemessen darauf reagiert. Dies könnte der Fall sein, wenn dem Chatbot das notwendige Erkennungsvermögen oder das kognitive Verständnis fehlt, um die Emotionen von Nutzer:innen genau zu erkennen und darauf zu reagieren. Darüber hinaus kann die Fähigkeit eines Chatbots, seine Antworten auf der Grundlage des emotionalen Zustands der Nutzer:innen anzupassen, aus Interaktionen mit ihnen zu lernen und den Kontext über mehrere Interaktionen hinweg beizubehalten, ebenfalls ethische Bedenken im

Hinblick auf mögliche, nicht unmittelbar erkennbare Formen von Manipulation aufwerfen (Germani et al., 2021). Diese Fähigkeiten können zwar die Effektivität des Chatbots erhöhen, sie können aber auch zu manipulativem oder zwanghaftem Verhalten führen. So könnte ein Chatbot beispielsweise lernen, bestimmte Antworten oder Verhaltensweisen hervorzurufen, oder er könnte sensible Informationen auf eine Weise speichern und verwenden, die die Privatsphäre von Nutzer:innen verletzt.

Eine individualistische Betrachtung digitaler Verhaltenstechnologien liegt zunächst nahe in der ethischen Betrachtung, weil diese sich auf den einzelnen Körper konzentrieren. Diese Perspektive muss jedoch erweitert werden, um die gesellschaftlichen und strukturellen Aspekte einzubeziehen. Im Hinblick auf die zunehmende Adaptivität, Personalisierung und Interaktionsfähigkeiten haben wir digitale Technologien wie Smartphone-basierte Apps, tragbare Sensoren (sog. Wearables) und ähnliche Geräte und Programme unter dem Begriff der digitalen Verhaltenstechnologien (digitale behavioral technologies, (Herzog et al., 2021)). In der Arbeit argumentieren wir, dass die Auswirkungen digitaler Verhaltenstechnologien auf den Einzelnen tiefgreifend sein können, und dass wir, um diese Auswirkungen zu verstehen, den Einzelnen nicht als abstrakten, atomisierten Akteur betrachten, sondern als eine in soziale Strukturen eingebettete Einheit verstehen sollten. Diese Perspektive erweitert die Perspektive auf Gruppen, Beziehungen und ganze Gesellschaften, Konstellationen, in denen strukturelle Ungerechtigkeiten – beispielsweise im Hinblick auf die systematische Benachteiligung oder Ausgrenzung bestimmter Gruppen – zu einer weiteren wichtigen Quelle von Vulnerabilität werden.

Aus dieser systemischen Perspektive sollte Vulnerabilität als ethisch relevante Kategorie in jeden Ansatz zur Minderung ethischer Risiken einbezogen werden. Dies gilt demnach auch für die Entwicklung von KI-basierten Chatbot-Anwendungen für die psychische Gesundheit, beispielsweise im Rahmen partizipativer Ethics-by-Design-Ansätze (vgl. Kellmeyer et al., 2019).

3.2. Autonomie in der Interaktion mit generativen Chatbots

In der biomedizinischen Ethik ist die Autonomie eine äußerst relevante ethische Kategorie, insbesondere in prinzipienorientierten, deontologischen Ansätzen in der Medizinethik, beispielsweise die weitläufig verwendeten vier Prinzipien Autonomie, Nicht-Schaden, Wohltun und Gerechtigkeit (Beauchamp & Childress, 2001). Auch wenn es in der philosophischen Ethik und Handlungstheorie im Detail sehr nuancierte Konzeptualisierungen von Autonomie gibt, finden sich einige zentrale und oft gemeinsame Elemente in den verschiedenen Theorien. Zentral ist beispielsweise die Selbstbestimmung, die auf der Fähigkeit einer Person beruht, ihren freien Willen auszuüben. Das bedeutet, dass eine Person Entscheidungen und Wahlmöglichkeiten gemäß ihren Absichten, Präferenzen und Werten trifft. Sie ist eine entscheidende Voraussetzung für die informierte Zustimmung und Entscheidungsfindung im medizinischen Kontext, einschließlich der psychischen Gesundheit.

Viele psychische Erkrankungen, beispielsweise Schizophrenie oder Depression, können jedoch die Fähigkeit einer Person, ihre Autonomie vollständig auszuüben, vorübergehend oder chronisch stören oder einschränken. Eine ethisch relevante Frage ist, ob und inwieweit ein Chatbot, der eine möglicherweise manipulative Fähigkeit zur „künstlichen Empathie" aufweist, die persönliche Autonomie einer Person, die mit einem psychischen Problem, z. B. einer chronischen Depression, zu kämpfen hat, entweder verbessern oder beeinträchtigen kann.

Auf der einen Seite könnte ein Chatbot die Autonomie einer Person stärken, indem er leicht zugängliche Unterstützung bietet. Für eine Person, die mit Angstzuständen oder Antriebsstörung zu kämpfen hat, kann es beispielsweise schwierig sein, therapeutische Hilfsangebote wahrzunehmen. Ein Chatbot könnte durch seine Fähigkeit zur künstlichen Empathie die Person beruhigen und ihr helfen, ihre Ängste zu bewältigen und Entscheidungen zu treffen. Mit der Zeit könnte dies zu einer Verbesserung der allgemeinen psychischen Gesundheit der Person und zu einer Stärkung ihrer Autonomie führen.

Auf der anderen Seite könnte ein Chatbot die Autonomie einer Person beeinträchtigen, wenn er ihre Werte und Vorlieben nicht respektiert. So könnte ein Chatbot beispielsweise so programmiert sein, dass er bestimmte Verhaltensweisen oder Einstellungen fördert, die nicht mit den Werten der Person übereinstimmen. Nutzt der Chatbot seine Fähigkeit zur künstlichen Empathie, um die Person zu manipulieren, damit sie diese Verhaltensweisen oder Einstellungen annimmt, könnte dies als Verletzung der Autonomie der Person angesehen werden. Wenn der Chatbot außerdem sensible Informationen über die Person speichert und in einer Weise verwendet, die ihre Privatsphäre verletzt, könnte dies ebenfalls als Verletzung ihrer Autonomie angesehen werden.

Eine sorgfältige Abwägung dieser Fragen ist von entscheidender Bedeutung, um sicherzustellen, dass Chatbots so eingesetzt werden, um die Autonomie der Nutzer:innen zu respektieren und zu stärken.

3.3. Bedeutung der Würde in der Interaktion

Die Menschenwürde ist ein weiteres grundlegende, in vielen philosophischen Traditionen universelle, Kategorie menschlicher Existenz mit hoher ethischer Relevanz und ist in jedem therapeutischen Umfeld von größter Bedeutung, auch bei der Psychotherapie mit KI-basierten Chatbots (Stoecker, 2014). Der Grundsatz der Menschenwürde verlangt, dass der oder die Einzelne mit Respekt und Rücksichtnahme behandelt wird, wobei der ihm oder ihr innewohnende Wert und der Wert als menschliches Wesen anerkannt wird (Pollmann, 2022).

Im Hinblick auf adaptive KI-basierte Chatbots sind folgende Überlegungen zur Menschenwürde aus meiner Sicht vorrangig. Erstens muss der Chatbot so konzipiert und programmiert sein, dass er den Nutzer:innen mit Respekt und Rücksichtnahme begegnet und ihre Emotionen, Erfahrungen und Perspektiven bedingungslos anerkennt. Dazu gehört die Fähigkeit, einfühlsam und angemessen auf die Gefühlslage der Nutzer:innen zu reagieren und ihre Werte und Vorlieben zu respektieren – alles Voraussetzungen, die auf die Kriterien der Empathie, wie hier untersucht, verweisen. Zweitens muss der Chatbot und somit letztlich die dahinterstehenden Unternehmen die Privatsphäre und Vertraulichkeit der Nutzer:innen wahren. Das bedeutet, dass keine sensible Information über den Nutzer:innen ohne ausdrückliche Zustimmung gespeichert oder verwendet werden sollte und dass die Systeme über Sicherheitsvorkehrungen verfügen sollten, um vor unbefugtem Zugriff oder Missbrauch zu schützen (im Sinne der Cybersicherheit).

Der Einsatz von KI-basierten Chatbots in der Psychotherapie birgt jedoch auch weitere potenzielle Risiken für die Menschenwürde. Ein Risiko besteht darin, dass der Chatbot die Würde der Nutzer:in durch unangemessene oder unsensible Antworten verletzt. Wenn der Chatbot beispielsweise den emotionalen Zustand von Nutzer:innen nicht erkennt und nicht angemessen darauf reagiert oder Verhaltensweisen oder Einstellungen fördert, die nicht mit deren Werten übereinstimmen, könnte dies als Verletzung der Würde angesehen werden. Ein weiteres Risiko besteht darin, dass der Chatbot in einer Weise eingesetzt wird, die Nutzer:innen ausnutzt oder manipuliert. Wenn der Chatbot beispielsweise seine Fähigkeit zu künstlichem Einfühlungsvermögen nutzt, um Nutzer:innen zu bestimmten Verhaltensweisen oder Einstellungen zu bewegen, könnte dies als Verletzung der Würde von Nutzer:innen angesehen werden.

Zusammenfassend lässt sich sagen, dass KI-basierte Chatbots zwar das Potenzial haben, die Psychotherapie zu verbessern, indem sie un mittelbare, zugängliche Unterstützung bieten, dass aber die ethischen Implikationen ihres Einsatzes, insbesondere im Hinblick auf die Menschenwürde, sorgfältig abgewogen werden müssen. Diese Technologien müssen so konzipiert und eingesetzt werden, dass die Würde der Nutzer:innen respektiert und gewahrt wird.

3.4. Epistemische Ungerechtigkeit in der Mensch-KI Interaktion

Epistemische Gerechtigkeit ist ein ethisches Konzept aus der sozialen Erkenntnistheorie, einem Gebiet der Philosophie, welches sich mit den konzeptuellen Grundlagen des wissenschaftlichen Erkenntnisgewinns und der Wissensproduktion beschäftigt, und bezieht sich auf die faire Behandlung von Personen in Bezug auf Zugang und Verlässlichkeit von Wissen und Wissenspraktiken (Anderson, 2012). Wichtig ist dabei, die Fähigkeit des Einzelnen als Wissenden anzuerkennen und zu respektieren und dafür zu sorgen, dass seine Stimme gehört und seine Perspektive in der Produktion von Wissen berücksichtigt wird. Epistemische Gerechtigkeit im Kontext von digitalen Technologien wird verletzt, wenn Einzelpersonen in unfairer Weise von digital verfügbarem Wissen oder Wissenspraktiken ausgeschlossen werden oder wenn ihre Beiträge aufgrund von Vorurteilen oder Voreingenommenheit unterbewertet werden oder unberücksichtigt bleiben (Symons & Alvarado, 2022).

Im Zusammenhang mit KI-Anwendungen im Bereich der psychischen Gesundheit könnte ein Beispiel für epistemische Ungerechtigkeit darin bestehen, dass ein KI-System auf einem Datensatz trainiert wird, der die Erfahrungen und Perspektiven bestimmter Personengruppen nicht angemessen repräsentiert. Insofern ist epistemische Ungerechtigkeit eng verknüpft mit Problemen des Bias im Bereich der Datenwissenschaft und KI, d.h. Klassifikationen und Kategorisierungen in digitalen Systemen und Anwendungen, die auf nicht-repräsentativen Daten beruhen und somit zu systematisch verzerrten Entscheidungsmustern führen (Courtland, 2018).

Wenn beispielsweise ein generativer Chatbot hauptsächlich auf Daten von Personen einer bestimmten Bevölkerungsgruppe trainiert wird, kann es sein, dass er die Erfahrungen von Personen aus anderen Teilen der Bevölkerung nicht versteht oder nicht angemessen darauf reagiert. Dies könnte dazu führen, dass die Erfahrungen dieser Personen missverstanden oder abgetan werden, was eine epistemische Ungerechtigkeit darstellt. KI-basierte Chatbots könnten so epistemische Ungerechtig-

keiten verschärfen oder neue Arten von epistemischer Ungerechtigkeit
auf verschiedene Weise schaffen. Erstens kann ein Chatbot, der mit vor-
eingenommenen oder nicht repräsentativen Daten trainiert wurde, diese
Voreingenommenheit in den Nutzer:inneninteraktionen aufrechterhalten und verstärken. Dies könnte dazu führen, dass bestimmte Perspektiven unterbewertet oder abgetan werden oder dass bestimmte Personengruppen zu Unrecht von den Vorteilen der Technologie ausgeschlossen
werden. Zweitens könnte ein Chatbot neue Formen der epistemischen
Ungerechtigkeit schaffen, indem er bestimmte Arten von Wissen oder
Wissensformen gegenüber anderen privilegiert. Ein Chatbot könnte
zum Beispiel so konzipiert sein, dass er objektiven, quantifizierbaren
Informationen Vorrang vor subjektiven, qualitativen Erfahrungen ein-
räumt. Dies könnte dazu führen, dass die persönlichen Erfahrungen,
Gefühle und Perspektiven der Nutzer:innen nicht ausreichend berücksichtigt werden, was ebenfalls eine epistemische Ungerechtigkeit darstellen würde. Drittens könnte ein Chatbot zu epistemischer Ungerechtigkeit beitragen, indem er die Fähigkeit der Nutzer:innen als Wissende
nicht anerkennt und respektiert. So könnte ein Chatbot beispielsweise
so konzipiert sein, dass er die Erkenntnisse und das Feedback der Nut-
zer:innen über ihre eigenen Erfahrungen und Bedürfnisse nicht ausreichend berücksichtigt. Dies könnte dazu führen, dass die Stimmen
der Nutzer:innen ungehört bleiben und ihre Perspektiven übersehen
werden, was eine weitere Form epistemischer Ungerechtigkeit darstellt.

4. Zusammenfassende Betrachtungen

Generative Chatbots für die Psychotherapie bieten eine Reihe vielversprechender Einsatzmöglichkeiten. Sie könnten Personen, die mit psychischen Problemen zu kämpfen haben, sofortige und leicht zugängliche
Unterstützung bieten. Ihre Fähigkeit einer Art ‚künstlichen Empathie'
in der Konversation ermöglicht es ihnen, einfühlsam und angemessen
auf die Gefühlslage der Nutzer:innen zu reagieren. Die Effektivität
dieser Chatbots hängt jedoch von ihrer Fähigkeit ab, die Emotionen
der Nutzer:innen genau zu erkennen und zu verstehen, zwischen ihren
eigenen Emotionen und denen der Nutzer:innen zu unterscheiden
und ihre Antworten auf der Grundlage des emotionalen Zustands der
Nutzer:innen und dem Kontext adäquat anzupassen. Die Bewertung
der Empathie bei Menschen und der ‚künstlichen Empathie' bei Chatbots umfasst mehrere notwendige und ausreichende Kriterien. Zu den

notwendigen Kriterien gehören Emotionserkennung, kognitives Verständnis, Selbst-Andere-Differenzierung und Responsivität. Zu den hinreichenden Kriterien gehören Anpassungsfähigkeit, Lernfähigkeit und Kontextsensitivität. Diese vorgeschlagenen Kriterien böten einen umfassenden Rahmen für die Bewertung der empathischen Fähigkeiten von generativen Chatbots, müssten aber natürlich umfassend empirisch untersucht und validiert werden.

Der Einsatz von KI-basierten Chatbots in der Psychotherapie birgt jedoch auch einige ethische Risiken, vor allem im Hinblick auf Vulnerabilität, Autonomie, Würde und epistemische Gerechtigkeit. So könnten generative Chatbots, spezifische Vulnerabilitäten auszunutzen, insbesondere von solchen Nutzer:innen, die mit psychischen Erkrankungen zu kämpfen haben. Des Weiteren könnten Chatbots die Autonomie von Nutzer:innen unter bestimmten Umständen stärken, aber auch empfindlich beeinträchtigen, je nachdem, wie sie gestaltet und eingesetzt werden. Im Hinblick auf Würde sollten Chatbots den Nutzer:innen mit Wertschätzung und Respekt begegnen und keine würdeverletzenden Äußerungen tätigen oder Nutzer:innen in entwürdigende Formen der digitalen Abhängigkeit bringen. Epistemische Gerechtigkeit bezieht sich auf die Notwendigkeit, dass Chatbots die Rechte der Nutzer:innen an Zugang zu und Teilhabe von Wissen und Wissensproduktion respektieren und aufrechterhalten, um sicherzustellen, dass ihre Stimmen gehört und ihre Perspektiven berücksichtigt werden.

Diese ethischen Risiken können mit den, im Abschnitt 2.1 aus der Phänomenologie und der philosophischen Anthropologie abgeleiteten, relevanten ethisch-anthropologischen Kategorien Responsivität, Verkörperung, Beziehung und Situiertheit verbunden werden. Responsivität bezieht sich auf die Fähigkeit, angemessen auf den emotionalen Zustand Anderer zu reagieren, was für die Wahrung der Würde und Autonomie der Nutzer:innen entscheidend ist. Verkörperung bezieht sich auf die Fähigkeit, das körperbezogene Erleben von Nutzer:innen zu verstehen und adäquat darauf zu reagieren, was für die Vermeidung von epistemischer Ungerechtigkeit im Hinblick auf die Berücksichtigung gelebter Erfahrungen entscheidend ist. Die Fähigkeit, eine ethisch fundierte Beziehung aufzubauen, umfasst unter anderem, die Verletzlichkeit des Gegenübers zu respektieren und seine Würde zu wahren. Situiertheit betont die Wichtigkeit, den ökologischen Kontext des Gegenübers zu verstehen und angemessen und ethisch sensibel darauf zu reagieren, was entscheidend ist, um epistemische Ungerechtigkeit zu vermeiden und die Autonomie zu respektieren.

Zusammenfassend lässt sich sagen, dass generative Chatbots für die Psychotherapie zwar eine Reihe von Anwendungsmöglichkeiten bieten, dass aber die ethischen Implikationen ihres Einsatzes sorgfältig in dieser frühen Phase der Entwicklung und Anwendung bedacht werden müssen. Es ist von entscheidender Bedeutung, dass diese Technologien so konzipiert und eingesetzt werden, dass die ethischen Dimensionen der Vulnerabilität, Autonomie, Würde und epistemischen Gerechtigkeit respektiert und gewahrt werden.

Referenzen

Anderson, E. (2012). Epistemic Justice as a Virtue of Social Institutions. *Social Epistemology, 26*(2), 163–173. https://doi.org/10.1080/02691728.2011.652211

Baron-Cohen, S., & Wheelwright, S. (2004). The empathy quotient: An investigation of adults with Asperger syndrome or high functioning autism, and normal sex differences. *Journal of Autism and Developmental Disorders, 34*(2), 163–175. https://doi.org/10.1023/b:jadd.0000022607.19833.00

Batchelder, L., Brosnan, M., & Ashwin, C. (2017). The Development and Validation of the Empathy Components Questionnaire (ECQ). *PLoS ONE, 12*(1), e0169185. https://doi.org/10.1371/journal.pone.0169185

Beauchamp, T. L., & Childress, J. F. (2001). *Principles of Biomedical Ethics*. Oxford University Press.

Borrmann, V., Coenen, C., Gerstgrasser, L., Albers, E., Müller, O., & Kellmeyer, P. (2023). Resurrecting the body: Phenomenological perspectives on embodiment. In *The Routledge Handbook of the Ethics of Human Enhancement* (1st ed.). Routledge.

Brown, K., Ecclestone, K., & Emmel, N. (2017). The Many Faces of Vulnerability. *Social Policy and Society, 16*(3), 497–510. https://doi.org/10.1017/S1474746416000610

Coeckelbergh, M. (2020). *AI ethics*. The MIT Press. https://www.gbv.de/dms/bowker/toc/9780262538190.pdf (letzter Zugriff 24.04.2024).

Courtland, R. (2018, June 20). *Bias detectives: The researchers striving to make algorithms fair* [News]. Nature. https://doi.org/10.1038/d41586-018-05469-3

Davis, M. H. (1980). *Interpersonal Reactivity Index*. https://doi.org/10.1037/t01093-000

Fuchs, T. (2020). *Verteidigung des Menschen: Grundfragen einer verkörperten Anthropologie*. Suhrkamp. https://books.google.de/books?hl=de&lr=&id=1pW2DwAAQBAJ&oi=fnd&pg=PT2&dq=thomas+fuchs+%C3%B6kologie+empathie&ots=rEIUrCVdwm&sig=UWsqqQURQY-f864y6i_KZZs8LuA (letzter Zugriff 24.04.2024).

Ganguli-Mitra, A., & Biller-Andorno, N. (2011). Vulnerability in healthcare and research ethics. In *The SAGE Handbook of Health Care Ethics* (1st ed., pp. 239–250). SAGE.

Germani, F., Kellmeyer, P., Wäscher, S., & Biller-Andorno, N. (2021). Engineering Minds? Ethical Considerations on Biotechnological Approaches to Mental Health, Well-Being, and Human Flourishing. *Trends in Biotechnology, 39*(11), 1111–1113. https://doi.org/10.1016/j.tibtech.2021.04.007

Hagendorff, T., Fabi, S., & Kosinski, M. (2023). Human-like intuitive behavior and reasoning biases emerged in large language models but disappeared in ChatGPT. *Nature Computational Science*, 1–6. https://doi.org/10.1038/s43588-023-00527-x

Herzog, L., Kellmeyer, P., & Wild, V. (2022). Digital behavioral technology, vulnerability and justice: Towards an integrated approach. *Review of Social Economy, 80*(1), 1–22. https://doi.org/10.1080/00346764.2021.1943755

Juniper (2023): *Digital Therapeutics Wellness Market Report 2020–25 Size, Growth.* https://www.juniperresearch.com/research/smart-cities-iot/healthcare/digital-therapeutics-market-research-report/ (letzter Zugriff 24.04.2024).

Kellmeyer, P. (2019a). Artificial Intelligence in Basic and Clinical Neuroscience: Opportunities and Ethical Challenges. *Neuroforum, 25*(4), 241–250. https://doi.org/10.1515/nf-2019-0018

Kellmeyer, P. (2019b). Ethische Fragen bei Brain-Computer Interfaces und anderen Neurotechnologien. In K. Liggieri & O. Müller (Eds.), *Mensch-Maschine-Interaktion: Handbuch zu Geschichte – Kultur – Ethik* (pp. 316–324). J. B. Metzler. https://doi.org/10.1007/978-3-476-05604-7_59

Kellmeyer, P. (2020). Digital vulnerability: A new challenge in the age of superconvergent technologies. *Bioethica Forum, 12*(1/2), 60–62.

Kellmeyer, P., Biller-Andorno, N., & Meynen, G. (2019). Ethical tensions of virtual reality treatment in vulnerable patients. *Nature Medicine*, 1. https://doi.org/10.1038/s41591-019-0543-y

Kellmeyer, P., Cochrane, T., Müller, O., Mitchell, C., Ball, T., Fins, J. J., & Biller-Andorno, N. (2016). The Effects of Closed-Loop Medical Devices on the Autonomy and Accountability of Persons and Systems. *Cambridge Quarterly of Healthcare Ethics: CQ: The International Journal of Healthcare Ethics Committees, 25*(4), 623–633. https://doi.org/10.1017/S0963180116000359

Kellmeyer, P., Müller, O., & Voigt, J. (2021). Embodiment, Movement and Agency in Neuroethics. *Neuroethics, 14*(1), 1–3. https://doi.org/10.1007/s12152-021-09464-w

Mackenzie, C., Rogers, W., & Dodds, S. (2013). *Vulnerability: New Essays in Ethics and Feminist Philosophy.* Oxford University Press.

Pollmann, A. (2022). *Menschenrechte und Menschenwürde: Zur philosophischen Bedeutung eines revolutionären Projekts* (Originalausgabe Edition). Suhrkamp Verlag.

Schröder, I., Müller, O., Scholl, H., Levy-Tzedek, S., & Kellmeyer, P. (2023). Can robots be trustworthy? *Ethik in Der Medizin, 35*(2), 221–246. https://doi.org/10.1007/s00481-023-00760-y

Spreng, R. N., McKinnon, M. C., Mar, R. A., & Levine, B. (2009). The Toronto Empathy Questionnaire: Scale development and initial validation of a factor-analytic solution to multiple empathy measures. *Journal of Personality Assessment, 91*(1), 62. https://doi.org/10.1080/00223890802484381

Stoecker, R. (2014). Philosophie der Menschenwürde und die Ethik der Psychiatrie. *Psychiatrische Praxis, 41*(S 1), S19–S25. https://doi.org/10.1055/s-0034-1370002

Symons, J., & Alvarado, R. (2022). Epistemic injustice and data science technologies. *Synthese, 200*(2), 87. https://doi.org/10.1007/s11229-022-03631-z

Waldenfels, B. (1985). Das Problem der Leiblichkeit bei Merleau-Ponty. *Philosophisches Jahrbuch*, 149–172.

Waldenfels, B. (2012). Responsive Ethics. In D. Zahavi (Ed.), *The Oxford Handbook of Contemporary Phenomenology*. Oxford University Press.

Waldenfels, B. (2019). *Erfahrung, die zur Sprache drängt Studien zur Psychoanalyse und Psychotherapie aus phänomenologischer Sicht* (Erste Auflage). Suhrkamp. http://deposit.dnb.de/cgi-bin/dokserv?id=2f16db174ed14bc2ac31020760632f0d&prov=M&dok_var=1&dok_ext=htm (letzter Zugriff 24.04.2024).

Constanze Hausteiner-Wiehle

Was ist, kann und soll „künstliche Psychotherapie"? Und was nicht?

Was hat eine erfahrene Psychosomatikerin, die sich schwerpunktmäßig mit Patient*innen mit körperlichen Beschwerden beschäftigt und die in einer modernen Unfallklinik zwar viel mit technischen Hilfsmitteln zu tun hat, aber selbst – auch gerade deshalb – ganz technologiefrei in der persönlichen Begegnung arbeitet, zum Thema Digitalisierung der Psychotherapie zu sagen? Constanze Hausteiner-Wiehle geht es in ihrem Beitrag um eine klinisch-anthropologische Perspektive. Sie lenkt den Blick auf die menschliche Kreativität, Vieldeutigkeit und Verletzlichkeit, Leibhaftigkeit und Bezogenheit – und zeigt, wie diese in der humanen Psychotherapie wohl besser geschützt, gefördert und genutzt werden.

1. Das Konzept ‚Psyche'

Als ‚Psyche' bezeichnen wir ein recht individuelles Konglomerat aus Wahrnehmungen, Erinnerungen, Gedanken, Gefühlen, Intentionen, Motiven, Träumen, Intelligenz, Empathie und so weiter. Eine stabile Psyche verspricht ein positives Selbstverständnis, soziale Integration und Erfolg, wohingegen Störungen der Psyche als besonders disruptiv und als behandlungsbedürftig empfunden werden. Professionelle Psychotherapie im heutigen Sinne, also die Behandlung von psychischen Störungen mit psychischen Mitteln, entwickelte sich vor etwa 150 Jahren, am Ende des 19. Jahrhunderts, einige Jahrzehnte nach Beginn der Industrialisierung, aus der Pariser und Wiener Bourgeoisie heraus. In modernen Medizinsystemen hat sie inzwischen einen festen Platz.

In vielen Naturvölkern und östlichen Kulturen spielen die Konzepte Psyche, psychische Erkrankungen und Psychotherapie dagegen eine viel geringere oder gar keine Rolle. Man könnte sagen, dass Psychotherapie an der kollektiven Identitätskrise und Kontingenzexplosion westlicher Industriegesellschaften mit ihren vielen Gestaltungs- und Entfaltungsmöglichkeiten, ihrer Betonung von Individualität und materiellem Wohlstand, zugleich aber der damit verbundenen Überforderung und

Entfremdung von Familie, Arbeit, Natur und Spiritualität parasitiert (Fuchs, 2011). Man kann aber auch sagen, dass sie eine notwendige oder zumindest schlüssige Reaktion auf die Moderne darstellt, möglicherweise also geradezu dafür erfunden wurde, deren Defizite auszugleichen. Denn Psychotherapie verspricht Kohärenz: Von ihr erhoffen sich Menschen eine Klärung ihrer individuellen Identität (wer bin ich?), ein Verstehen ihres Innenlebens (wie bin ich?) und eine gesellschaftliche (Re-)Integration (wo gehöre ich hin?).

2. Vielversprechende neue Technologien

Derzeit ist der Psychotherapie-Bedarf groß und steigt weiter. Psychotherapieplätze sind rar, Wartelisten lang. In dieser Situation sind die neuen Technologien – sowohl für Menschen, die sich Therapie wünschen, als auch für solche, die sie anbieten – verführerisch. Anwendungen wie VR-Brillen, textbasierte Dialogsysteme oder trainierte generative Sprachtransformationsprogramme werden bei weitem nicht mehr nur für Alltagsthemen, sondern auch für die psychische Gesundheit genutzt. So wird z.B. das Selbst-Monitoring mentaler Zustände immer üblicher (Friedrich et al., 2021). Dies erleichtert die Selbst-Reflexion, aber auch psychische Diagnostik bzw. die sogenannte Psychometrie. Mit ein paar Klicks auf dem Tablet, womöglich noch abgeglichen mit digitalen Tagebüchern und physiologischen Aufzeichnungen der Smartwatch, können differenzierte Selbst-Beschreibungen erstellt werden. Möglicherweise können neue Technologien psychische Zustände dereinst sogar besser einschätzen als menschliche Gegenüber, können z.B. besser Gefühle, Lügen und Suizidabsichten detektieren. Schon wird über Neuroenhancement, Mind Transfer und Mind Uploading phantasiert (Schmitz, 2023), die Vorstellungen von einer grandiosen, unsterblichen Seele ab- und dann einzulösen scheinen.

Auch die therapeutischen Möglichkeiten von Robotik, künstlicher Intelligenz (KI), Virtual und Augmented Reality (VR/AR) in Bezug auf Dialog, Support, Exposition und Übung sind faszinierend: Es gibt beispielsweise soziale Roboter für die Bedürfnisse von Menschen mit Demenz, Autismus-Spektrum-Störungen oder sexuellen Schwierigkeiten (Fiske et al., 2019; Holohan & Fiske, 2021) und Chatbots, die die Rückkehr in die Arbeitsfähigkeit fördern sollen (Iglesias et al., 2023) oder für seelisches Wohlbefinden oder Selbstoptimierung sorgen sollen (Holohan & Fiske, 2021). Sie bieten einfachen, barrierefreien Zugriff, durch ein paar Klicks auf dem Tablet oder Smartphone. Sie sind rund um die Uhr verfügbar, nie krank, im Urlaub oder im Streik. Man kann sie zwischendurch für ein paar Minuten an der Bushaltestelle oder auf dem Sofa nutzen. Man kann sich bei nächster Gelegenheit wieder in einen scheinbar unveränderten Dialog ein-, sich aber auch ganz unkompliziert ausloggen oder mit der Nutzung aufhören. Solange die Stromversorgung gesichert ist, machen sie endlich auch Menschen erreichbar, die nicht reisen, hören, sehen oder sprechen können, bzw. eine andere Sprache mit anderen Konnotationen und kulturellen Feinheiten sprechen. Oft ist die Nutzung anfangs kostenlos.

Manche dieser Anwendungen verstehen sich geradezu als Gegenentwürfe zu Psychotherapie („no couches, no meds, no childhood stuff"; Meet Woebot for Adolescents, 2023). Sie werben damit, kontaktlos und nicht-urteilend zu sein und gerade nicht zu therapieren. Sie erleichtern Menschen mit psychischen Problemen den Zugang zu niedrigschwelliger Beratung und Unterstützung. Im besten Falle erleichtern sie die Prävention und Früherkennung psychischer Erkrankungen und Krisen und reduzieren psychische Symptome (Fiske et al., 2019; Milne-Ives et al., 2022; Sedlakova & Trachsel, 2023). Kürzlich beschrieb eine kleine Studie bei orthopädischen Schmerzpatienten eine deutlichere und breitere Beschwerdelinderung, wenn sie zwei Monate lang von einem Chatbot anstatt einer humanen Psycholog*in oder auch gar nicht beraten wurden (Leo et al., 2022). Bald werden solche Anwendungen preisgünstiger sein als humane Psychotherapie.

Verwendet werden eine gängige Chat-Optik und ein lockerer Plauderton mit eingestreuten Scherzen. Die Chatbots bzw. Roboter werden durch cleane und sympathische, anthropomorphe oder tierische Freunde, Partner oder Ratgeber repräsentiert, z.B. attraktive junge Frauen namens Tess, Mitsuku, Sophia oder Clare oder einen niedlichen kleinen Pinguin wie Wysa, ein gelbes Roboterkerlchen mit sympathisch schiefgelegtem Kopf und großen Kulleraugen wie Woebot. Es gibt zahlreiche Assoziationen mit Spielzeug oder coolen technischen Gimmicks, nicht nur bei den Apps, sondern auch bei der Hardware, die in immer neuen, verbesserten Versionen erscheinen. Die bisher verfügbaren der in Deutschland verschreibungspflichtigen „digitalen Gesundheitsanwendungen" (DiGAs) für psychische Erkrankungen kommen im Vergleich dazu zwar etwas sachlicher daher, aber keine gleicht einem realen Wartezimmer oder einer realen Station.

Nicht nur die Technologien selbst, auch ein technisches, menschliches Selbstverständnis im Allgemeinen und in der Psychotherapie im

Besonderen scheint sich zu verbreiten: Patient*innen bevorzugen Berater*innen oder Coaches statt Therapeut*innen. Patient*innen erwarten
von Psychotherapie, mit Tipps versorgt, mit Energie aufgeladen, optimiert oder repariert zu werden. Therapeut*innen, vor allem wenn sie
verhaltenstherapeutisch ausgerichtet sind, arbeiten mit standardisierter
Diagnostik, manualisierten Interventionen, festgesetzten Outcome-
Zielen und einer neutral-affirmativen Grundhaltung. Psychoedukation,
also Patient*innenaufklärung über medizinisch-psychologische Fakten,
ist ein wichtiger Behandlungsaspekt geworden. Therapeut*innen wie
Patient*innen benutzen eine erstaunlich menschliche Sprache für Maschinen (Computer sind intelligent, Kameras sehen uns) bzw. eine erstaunlich technische Sprache für Menschen (leerer Akku, ein Gegenüber wird gescannt). Das kommentarlose Abschalten von Beziehungen,
das sogenannte Ghosting, wird bei Verabredungen, Bewerbungen, aber
auch in der Therapie immer verbreiteter. Zuweilen scheint das moderne
biotechnologische Menschenbild Menschen als eine Art unzulänglicher
Informationsverarbeitungssysteme zu sehen, die nach der Resistenz und
„Superintelligenz" von Computern streben sollten (Hemel, 2020).

Zugegeben: Bisher macht die KI arge Patzer, beschimpft oder ent-
wertet Benutzer*innen, gibt falsche Antworten, erfindet Quellenanga-
ben und erteilt gefährliche Ratschläge. Allerdings tun das auch menschliche Psychotherapeut*innen, die in Einzelfällen Patient*innen sogar
physisch bzw. sexuell misshandeln. Psychotherapie kann auch schaden,
Psychotherapeut*innen neigen zur Selbstüberschätzung (Linden &
Strauß, 2018). Zuweilen tolerieren oder fördern Psychotherapeut*innen die Abhängigkeit ihrer Patient*innen von der Therapie, etwa aufgrund persönlicher Verbundenheit, Bequemlichkeit oder ökonomischer
Überlegungen. Zuweilen wird der Psychotherapie vorgehalten, sie sei zu
kognitiv, behandle Menschen zu sehr wie isolierte Gehirne anstatt verkörperter und verbundener Lebewesen und denke und handle zu wenig
biopsychosozial und prosozial (Gilbert, 2019). Bei bestimmten Fragestellungen ist sie zwar hocheffektiv, kann Lebensqualität und Leistungsfähigkeit nachhaltig verbessern und einen wichtigen Wendepunkt im Leben
darstellen. Allerdings ist sie, nicht allein global gesehen, bisher nur für
eine kleine Gruppe von Menschen zugänglich, und die Effektstärken der
verschiedenen Verfahren sind nur moderat. Zudem wird Psychotherapie
in der Öffentlichkeit immer noch, teilweise sogar wieder vermehrt, mit
Be- oder gar Verurteilung und Stigmatisierung assoziiert. Ergo: Nicht
nur der Mangel an Therapieplätzen, sondern auch die Fehlbarkeiten von
Psychotherapie und Psychotherapeuten sind ungelöste Probleme, und

vielleicht passt die klassische Psychotherapie ohnehin immer weniger zu modernen Menschen und Gesellschaften.

Sind die neuen Technologien also die Zukunft der Psychotherapie? Nachfolgende orientierende Gegenüberstellung der jeweiligen Arbeitsweisen zeichnet ein eher kritisches Bild.

3. Wie funktioniert Psychotherapie?

Psychotherapeut ist ein sogenannter ‚freier', gesetzlich geschützter Heilberuf mit komplexer Ausbildung und den strengen standes- und berufsrechtlichen Regelungen des Psychotherapeutengesetzes, der länderspezifischen Heilberufsgesetze und des Patientenrechtegesetzes. Psychotherapie ist kein Gewerbe und keine Dienstleistung. Ein wesentlicher Grundsatz lautet wie in der Medizin „primum nil nocere – erstens nicht schaden." Therapeut*innen (bzw. psychotherapeutische Kliniken) können mit ihren Namen und Qualifikationen eingesehen werden, die ethischen und rechtlichen Rahmenbedingungen, auch für wissenschaftliche Studien, sind transparent, Kunstfehler einklagbar. Irreführende Werbung ist verboten.

Eines der Grundprinzipien von Psychotherapie ist die Schweigepflicht. Sie findet deshalb in einem gleichsam ‚abgesonderten' Raum statt, meist in der Dyade, manchmal auch in Gruppen, wo man sich zuvor auf Verschwiegenheit einigt. Dabei werden selten andere Medien genutzt als das gesprochene Wort oder die nachgespielte Szene (außer bei Techniken des therapeutischen Schreibens, Malens, Plastizierens etc.). Selten wird etwas digital aufgezeichnet, außer vielleicht für Supervision oder um den Patient*innen selbst eine Außenperspektive auf sich zu ermöglichen. Weil Patient*innen wissen, dass nichts nach draußen dringt, trauen sie sich, frei zu sprechen. Sie öffnen, soweit sie das möchten, die Tür zu ihrem Innenleben, ihren tiefsten Ängsten, ihren schambesetztesten Phantasien und ihrem absurdesten Verhalten. Sie probieren sich aus, ohne dass etwas hervorgezerrt, bewertet oder veröffentlicht wird. Sie nutzen (meistens) die Perspektive und die ‚Übersetzungsvorschläge' der Therapeut*innen, denen sie dann nachspüren können, ob sie sich richtig und hilfreich anfühlen. Aber all diese Offenbarungen, Deutungen und Krisen verbleiben in der psychotherapeutischen Intimität. Die Freiheits- und Fürsorgeversprechen der Psychotherapie bedingen sich also gegenseitig und sind entscheidende Bedingungen für den Behandlungserfolg.

Anders als in der übrigen Medizin gibt es in der Psychotherapie kein eindeutig definiertes bzw. objektiv messbares Behandlungsziel im

Sinne einer zweckrationalen Reparaturabsicht bzw. einer Zielgröße, und auch keine Standardlösungen im Sinne eines ‚one fits all'. Abstraktion und Vergleich nutzen in der Psychotherapie nur sehr begrenzt. Psychotherapie greift zwar auf eine Vielzahl von erprobten Theorien und Techniken zurück, wendet diese aber sehr individuell an, je nach Situation, je nach Persönlichkeit und Kontext der Patient*innen, übrigens auch je nach Persönlichkeit, Erfahrung und Kontext der Therapeut*innen. So entstehen passagere Schutz- und Spielräume, in denen Patienten ganz neue Erkenntnisse und Erfahrungen gewinnen können.

Das Ergebnis einer Psychotherapie ist idealerweise eine Verbesserung von Kohärenzgefühl und Anpassungsfähigkeit, wozu auch Einsichten gehören, dass man zugleich einzigartig und Teil einer Gemeinschaft ist, zugleich stabil, fragil und wandlungsfähig, und dass man auch bzw. gerade mit Unzulänglichkeiten und Ungewissheiten ein gutes, sinnvolles Leben führen kann. Sind Patient*innen gestärkt genug, wird die Therapie-Dosis möglichst nach und nach reduziert; schließlich werden sie verabschiedet. Das Beginnen und das Beenden sind wesentliche Elemente jeder Psychotherapie, sowohl was die einzelne Therapieeinheit als auch was die gesamte Therapie betrifft.

In der Psychotherapie einigen sich Psychotherapeut*in und Patient*in auf einen lebendigen transformativen Prozess. Das heißt: Gearbeitet wird prozessorientiert, hochindividuell und kreativ, ganz bewusst kaum mit Mess- bzw. Normwerten, sondern mit den persönlichen Erfahrungen, Fähigkeiten und Vorlieben der Patient*innen, also mit typisch menschlichen polyvalenten, assoziativen, kontextualisierten Wahrnehmungs-, Erinnerungs-, Symbolisierungs- und Handlungsfähigkeiten, die summativ-fluide identitätsbildend und oft eher zufällig handlungsleitend wirken (Hemel, 2020). Therapeut und Patient begegnen sich ‚leiblich', mit intentionalem Bezogensein, mit Mimik, Gestik und körperlicher Resonanz, und sie begegnen sich ‚live', in beidseitiger Vieldeutigkeit, Kreativität und Verletzlichkeit (Holohan & Fiske, 2021; Sedlakova & Trachsel, 2023): Patient*innen übertragen Erfahrungen und Erwartungen auf die Psychotherapeut*innen. Psychotherapeut*innen reagieren darauf in einer sensitiven Mischung aus Empathie und professioneller Distanz, wie gut geschulten Sensoren für alle, auch nicht-verbale Äußerungen und Zwischentöne, einschließlich ihrer eigenen gedanklichen, emotionalen und körperlichen Resonanz („Gegenübertragung"). Sowohl für die Psychotherapieadhärenz als auch (und teilweise bedingt dadurch) -wirksamkeit sind die Qualität des Arbeitsbündnisses, die (therapeutische) Beziehung und die Feinfühligkeit der Therapeut*innen entscheidend.

In einer gelingenden Psychotherapie wird gedacht, zergliedert und erforscht, aber auch gespürt, gerungen und geschwiegen. Psychotherapie lebt vom andauernden Abgleich, vom gemeinsamen Verstehen, vom Wissen um Fehlbarkeiten auf beiden Seiten und durchaus auch mal von Missverständnissen, denen man gemeinsam auf den Grund gehen kann. Zuweilen ermöglicht, nein: erfordert die therapeutische Situation auch Störungen wie Erwartungsverletzungen, Grenzsetzungen, die Konfrontation mit unangenehmen Tatsachen bzw. Erinnerungen, oder das Hinterfragen gewohnter Muster (z. B. wenn es um katastrophisierende Prophezeiungen, geschönte Beziehungen, verschwiegene Delikte oder um Substanzmissbrauch geht). Auch wenn solche „Aha-Erlebnisse" Patient*innen und Therapeut*innen exponieren und herausfordern – sie sind die entscheidenden Katalysatoren für Transformation (Rossi, 2021; Rief et al., 2022).

Man könnte – über verschiedene Therapieschulen hinweg – das besondere Angebot der Psychotherapie folgendermaßen zusammenfassen: 1) Freiheit (also unzensiert sprechen, neue Gedanken und Rollen ausprobieren zu können), 2) Resonanz (also den Therapeuten als Container, als Projektionsfläche, als Reflexionskatalysator, als Mitmenschen und Experten nutzen zu können) und 3) Schutz (dass also der Therapeut*innen diese Offenheit würdigen, für sich behalten und nicht gegen die Patient*innen verwendet).

4. Wie funktionieren die neuen Technologien?

Schein-Eindeutigkeit und Normorientierung: Die innere Logik moderner Technologien folgt – etwas verkürzt ausgedrückt – einer „Entweder-Oder"-Eindeutigkeit: = oder 1, wenn A, dann B; wenn B, dann C usw. Um einen vorgegebenen, zweckmäßig erscheinenden Output zu erreichen, optimieren sie ihren Input, und weniger ihre Prozesse: Der Input (z. B. möglichst viele vorangehende Internet-Einträge und Anwendungen) muss in Bezug auf den Output zweckmäßig sein, damit dieser vorhersagbar wird. Dafür werden Algorithmen in so vielfältigen und überlagerten Lernschleifen trainiert, dass sie teilweise am Ende auch für ihre Entwickler kaum noch nachvollziehbar sind. In- und damit Output spiegeln also letztlich Mehrheitsmeinungen und -präferenzen wider, jede Menge Zuvorgesagtes und Durchschnittliches.

Weil dieses Zuvorgesagte, Durchschnittliche längst nicht immer Qualität hervorbringt, versprechen moderne Technologien die Beobachtung und ggf. Modifikation ihrer Inhalte. Diese ist aber nicht transparent und könnte – je nach Haltung und Ziel der Entwickler*innen – Vorurteile und Stereotypien verstärken bzw. sogar bewusst zur Prägung der öffentlichen Meinung benutzt werden. Dies könnte geschehen, indem zum Beispiel ein bestimmter Typus Identifikationsfigur (z. B. weiße, schlanke, gutaussehende) vermehrt eingesetzt, bestimmte Begriffe oder kontroverse Meinungen getilgt oder bestimmte (z. B. stigmatisierende oder grandiose) Ideen verstärkt werden (z. B. bezüglich „Normalität" oder „Singularität"). Auf diese Weise gehen vielleicht klügere, kreativere, auch mal kontroverse oder zumindest diversere Einzelaspekte unter.

Scheinbeziehung unähnlicher Partner: Schon als Szene von außen betrachtet erscheint die Funktionsweise moderner Technologien ziemlich anders als klassische Psychotherapie: Remote Server funken mittels mathematischer Algorithmen Datenpakete an Endgeräte, die, so sympathisch sie auch verpackt sein mögen, gefühllos, hart, trocken sind und ziemlich oft kaputt gehen (Fuchs, 2020). Auf den Bildschirmen dieser Geräte tippen Menschen herum, die warm, weich und erstaunlich haltbar sind. Die Maschinen bestehen überwiegend aus Metallen, mit Kameras, Sensoren, ggf. Motoren. Die Menschen bestehen aus biologischen Systemen und aus Sinnsystemen, mit Sensomotorik, Emotionalität, Stoffwechsel, Erzählungen und Beziehungen. Dieses ungleiche Paar kann durchaus interessante Impulse setzen. So können repetitive, einigermaßen vorhersehbare, eindeutige Antworten einer KI oder eines Roboters für Menschen mit emotionaler Instabilität oder interaktionellen Schwierigkeiten beruhigend wirken. Im Gegenzug zeichnet beispielsweise KI von ihren Nutzern umfassend und neutral menschliche Emotionsmarker auf, die dann systematisch ausgewertet bzw. simuliert werden bzw. auf die in neuartiger Weise respondiert wird. Die daraus resultierende Situation ist – gerade in so wichtigen therapeutischen Aspekten wie Übertragung und Gegenübertragung – grundverschieden von der Begegnung zweier Menschen (Holohan & Fiske, 2021).

Zwar weisen die Anwendungen in aller Regel darauf hin, dass keine Menschen, sondern Bots agieren. Nutzer*innen bauen allerdings erstaunlich schnell eine ‚persönliche' Beziehung oder gar menschenähnliche Bindung zu Technologie auf (Holohan & Fiske, 2021; Darcy et al., 2021; Riches et al., 2022). Das geschieht bei gänzlich passiven Objekten (wie Tamagotchis oder Autos, die innig geliebt werden) und umso mehr bei anthropomorphen Technologien, die z. B. Mimik zeigen oder sogar sprechen. In manchen Fällen bevorzugen Menschen sogar menschenunähnliche Objekte, denen gegenüber sie zum Beispiel weniger Scham empfinden oder von denen sie sich mehr Neutralität oder Zuverlässigkeit erwarten (Fiske et al., 2021). Solch Technikglaube geht bis hin zu blindem Vertrauen, das KI-Antworten weniger kritisch hinterfragt als menschliche (Fiske et al., 2021). Zudem erfahren Anwender*innen in der Regel nichts oder schwerlich etwas über die Menschen hinter den Bots, den professionellen Hintergrund der Entwickler, die ethischen Standards der Firma, die Interessen und den Einfluss von Teilhabern.

Wer ist mein Gegenüber, wenn ich einen Chatbot, einen Therapie-Roboter o. ä. nutze? Die Entwickler*innen, Investor*innen, Server, Algorithmen, die Masse der vielen Nutzer*innen vor mir, oder im Grunde ich selbst? Und wie verhält sich dieses Gegenüber? Auch noch so differenzierte und personalisierte Technologien erzeugen (gleich Heiratsschwindler*innen) nur Zugehörigkeits- und Empathie-Illusionen, wenn sie behaupten, mitzufühlen, zuzuhören und zu antworten. Sie versprechen bedingungslose Loyalität („by your side for whatever's ahead", „always here to listen and talk"), Sicherheit („safe space to chat"), und Unterstützung bei „self-care" oder „to love and nurture yourself". Sie sind aber selbst weder intelligent noch präsent noch rezeptiv noch verbunden noch bewegt. Sie erkennen z. B. nicht den Unterschied zwischen gespanntem, betretenem, trotzigem und ergriffenem Schweigen. Ebenso wenig können sie selbst differenziert (zurück-)schweigen. Ihnen entfährt kein Scherz, er wird ihnen gezielt einprogrammiert. Sie nehmen keine oszillierende, mal mütterliche, mal väterliche Rolle ein, die auf winzige Körpersignale der Patient*innen reagiert. Sie haben keine Körper, die sie interaktionell einsetzen, sie können nicht ihre Blicke intensivieren, sich aufmerksam nach vorne oder entspannt zurücklehnen, sich nicht bewusst körperlich synchron oder aber asynchron verhalten. Sie halten nicht zusammen mit dem Patienten unbeschreiblichen Schmerz, zerstörerische Wut oder Angst vor dem Tod aus. Auch werden sie nicht initiativ und gehen – in sensu oder in vivo – mit den Patient*innen nicht noch einmal an einen Tat- oder Unfallort. Und weil gerade in solchen Situationen werden sie dann womöglich einfach weggelegt oder ausgeschaltet. Und was machen sie, wenn Patient*innen weinen, dissoziieren, erbrechen, Anfallsereignisse erleiden, oder eine Rasierklinge zücken?

Mehr Autonomie – oder weniger: Neue Technologien bedürfen eines enormen Entwicklungsaufwands, Rohstoff- und Energieeinsatzes, der nur durch hohe bzw. steigende Absatzzahlen, Renditen und Langzeit-Kundenbindung rentabel wird. In ihrem Geschäftsmodell müssen User*innen bzw. Customer*innen – anders als Klienten*innen oder Patient*innen – gewonnen und dann gehalten werden. Eben daher werden sie oft als unbegrenzt verfügbare und absolut loyale Begleiter*in positioniert, am besten ein Leben lang. Zitat aus einem Kommentar zu Woebot von der Digitalen Initiative der Harvard University Business School: "If sticky enough, woebot could potentially build loyalty to the extent where they become the preferred choice of help and check-ins going forward – like a friend joining on a life path (that users will be willing to pay for beyond school)." (Harvard Business School, 2020). Klebrige Freunde für Alltagsangelegenheiten, für die man gerne ein Leben lang bezahlt – das ist nun genau das, was Psychotherapeut*innen für ihre Patient*innen nicht sein wollen.

Es mag bequem sein, sich zwischendurch beim Mittagessen oder im Auto beraten zu lassen. Eine VR-Brille mag fantastische Welten erzeugen. Ein Bot mag als Übergangsobjekt und zum Üben von Sozialkontakten gute Dienste tun, Trost vermitteln und einfacher im Umgang sein als Mitmenschen mit all ihren Widersprüchlichkeiten. Allerdings werden alle psychobiologischen Funktionen – egal ob Bindung oder Sensomotorik – durch Erfahrungen erworben und müssen genutzt werden, um nicht wieder zu verschwinden. So kann ausgerechnet die ubiquitäre Verfügbarkeit neuer Technologien zum Verlernen von Selbstregulation und Verlust von Autonomie und Beziehungen führen. Nicht nur bedroht die Verfügbarkeit Tagesstruktur und Schlaf, sondern auch Fähigkeiten zu Planung und Gratifikationsaufschub. Sie stellt weniger Anforderungen an die eigene Vorstellungs-, Urteils-, Wahrnehmungs- und Bewegungskraft als eine reale Psychotherapie. Technik, die darauf angelegt ist, Freund*innen oder Therapeut*innen zu ersetzen, und das auch noch in einer idealisierten, nutzerfreundlichen Weise, könnte dadurch zur bevorzugten Wahl werden. Damit blockiert sie unter Umständen den Raum für reale Kontakte, was dazu führen kann, dass reale soziale Fähigkeiten schwerer erlernt, oder wieder verlernt werden. Das Risiko, nicht nur die therapeutische Beziehung, sondern reale Beziehungen im Alltag durch künstliche Beziehungen zu ersetzen, besteht vor allem bei Menschen, die soziale Defizite oder verletzende Beziehungserfahrungen mitbringen. Soziale, kognitive, sensorische und motorische Fähigkeiten drohen zu verkümmern: „Use it or lose it".

Zweifelhafter Patientenschutz: Die routinemäßige Daten-Aufzeichnung, -Speicherung und -Interpretation der neuen Technologien, die sie ja essenziell benötigen, widersprechen der psychotherapeutischen Schweigepflicht. Zumal ja überwiegend ein Eindruck von Vertrautheit hergestellt, auf die Details des Umgangs mit Daten jedoch eher diskret hingewiesen wird. Auch wenn Anwender*innen bei den Nutzungsbedingungen teilweise eine Wahl haben, beinhaltet die vorgeschlagene Vorauswahl meist eine großzügige Freigabe ihrer Daten – die erwünschte Daten-Beobachtung und App-Verbesserung setzen eine Nutzung der Daten außerhalb der direkten Interessen der einzelnen Nutzerin ja geradezu voraus. Meist ist es ein flüchtiger Klick, mit dem man voreingestellte Nutzungsbedingungen akzeptiert, ohne sie gelesen zu haben. Und wie schnell akzeptiert man ein später hinterhergeschobenes „Wir haben unsere Nutzungsbedingungen geändert"?

Unbelebte, körper- und geistlose Technologie merkt auch nicht, ob ihr vielleicht ein Mensch mit einer schizophrenen Psychose oder eine Minderjährige gegenübersitzt. Und sie überprüft nicht, ob sich Anwender*innen über die Konsequenzen ihres Tuns im Klaren sind: Vor allem jemand, der sehr jung, gestresst, verzweifelt oder verwirrt ist, wird womöglich zu viel von sich preisgeben und einer Überwachung, einer Interaktion oder einer Datensammlung, vielleicht auch einer Datenweitergabe, zu rasch zustimmen. Zwar wird überwiegend Hilfe bei Alltagsproblemen angeboten, und viele Anwendungen werden nicht bei schweren Erkrankungen bzw. Krisen und nicht unter 12 Jahren empfohlen. Ein gezielter Ausschluss kriteriengemäß ausgeprägter Diagnosen erfolgt aber nicht. Beispielsweise kann man in der Jugendlichen-Version von Woebot für 13–18-Jährige zwischen Optionen wie „Manage Anxiety" oder „Heal Trauma" wählen (Meet Woebot for Adolescents, 2023). Wenn User*innen zum Suizid entschlossen sind, dies aber verschweigen, könnte das Programm ihre sachliche Abgeklärtheit eher als Ausgeglichenheit deuten. Wenn sie Suizidgedanken bejahen, reagiert es mit dem Ratschlag, man möge jetzt eine Ärzt*in aufsuchen oder einen SOS-Knopf drücken – und dann bekommt man eine Notfalltelefonnummer.

Dazu kommt, dass gespeicherte Daten, die letztlich über URLs und Nutzerprofile auch in anonymisierter Form Rückschlüsse auf Personen zulassen bzw. innerhalb eines IT-Unternehmens oder über die häufigen Sicherheitslecks von Dritten außerhalb missbraucht werden können. Rechtliche Rahmenbedingungen hängen davon ab, wo die Firmensitze sind und wo die Server stehen. Verwendete Algorithmen bleiben, auch in Abgrenzung zu konkurrierenden Anwendungen, intransparent. Daher kommt ‚humanen' Programmen und Standardeinstellungen, den rechtlichen Rahmenbedingungen, dem unternehmensinternen Umgang mit Daten und Datensicherheit und einer guten Aufklärung eine sehr hohe Bedeutung zu.

5. Fazit

Derzeit besteht zwar viel Nachfrage nach humaner Psychotherapie, aber eine recht begrenzte Verfügbarkeit und für den Einzelnen hohe Hürden. Außerdem weist die real existierende Psychotherapie einige Schwächen auf, was sich in einem ambivalenten öffentlichen Bild widerspiegelt. Dies sind nachvollziehbare, ja schlagkräftige Begründungen für die rasante Entwicklung und Verbreitung ‚künstlicher' Psychotherapie, womit sich die humane Psychotherapie nun auseinandersetzen muss.

In der Tat können die neuen Technologien die Psychotherapie bereichern und entlasten. Sie können, z.B. in Form der neuen, verschreibungspflichtigen und vom Bundesinstitut für Arzneimittel und Medizinprodukte (BfARM) geprüften DiGAs, präventiv wirken, in der Früherkennung und Diagnostik hilfreich sein, die Hemmschwelle für Psychotherapie senken, den Zugang dazu erleichtern, Wartezeiten überbrücken. Sie können theoretische Informationen vermitteln und praktische therapeutische Hilfsmittel liefern. Sie sind zudem eine Chance für die Psychotherapie, sich an ihre Kernkompetenzen und Kernaufgaben zu erinnern und sich weiterzuentwickeln, besser zu bleiben oder noch besser zu werden als die Technik.

In einigen entscheidenden Punkten jedoch widersprechen die modernen Technologien den Prinzipien der Psychotherapie, die ja in gewisser Hinsicht eine Reaktion auf die Belastungen der modernen Gesellschaft darstellt. Ihre binäre Logik und passive Geist- und Leiblosigkeit verhindern Authentizität, Ambiguität, Spontaneität und persönliches Verantwortungsempfinden (Hemel, 2020). Die für den psychotherapeutischen Prozess so wichtigen Übertragungs-/Gegenübertragungsphänomene sind noch völlig unklar (Holohan & Fiske, 2021). Der bereits von der Psychotherapie unvollständig erledigte Auftrag, Patient*innen in ihrer Verkörperung und in ihrer sozialen und ökologischen Verbundenheit zu stärken, wird von ihnen wohl kaum besser erfüllt. Im Zusammenhang mit ihren ökonomischen Rahmenbedingungen erscheinen die Grenzen zu Trivialisierung und Täuschung fließend. Viele Fragen nach den Machtverhältnissen (ist KI eher Tool oder eher Agent*in? wer ist Master*in, wer ist Sklav*in?), dem schmalen Grat zwischen erwünschter Adhärenz und unerwünschter Abhängigkeit, dem „cui bono?" und ethischen Normen (Stichwort „value sensitive design") sind bislang unbeantwortet (Martinez-Martin & Kreitmair, 2018; Sedlakova & Trachsel, 2023). Es gibt Sicherheitsbedenken und intransparente ökonomische

Interessen, mit erheblichen Implikationen für Jugendschutz, Verbraucherschutz und Patientensicherheit. Entwicklung und Vermarktung sind weitaus weniger reguliert als beispielsweise der Pharmamarkt oder die Ausübung von Heilberufen. Wie einzelne Psychotherapeut*innen ihre Patient*innen beeinflussen, wird durch ihre Kammern beaufsichtigt und ihre Vielfalt aufgefangen, doch wie Chatbots einzelne Anwender*innen, aber auch den Zeitgeist insgesamt beeinflussen, ist schwer zu überwachen und zu steuern, dabei aber insbesondere beim Thema psychische Gesundheit hochrelevant.

Daher können und sollen moderne Technologien Psychotherapeut*innen in ihrer Befähigung als diskrete und bezogene „Verwalter der vagen Dinge" (Fuchs, 2011), vielleicht genauer: als Anwält*in für menschliche Kreativität, Verletzlichkeit, Ambivalenzkompetenz und (Zwischen-)Leiblichkeit, nicht ersetzen. Denn Menschen profitieren vielleicht zeitweise von Simulation, vor allem aber brauchen sie Stimulation und Interaktion. Sie brauchen ein Gegenüber, keine Attrappen. Sie brauchen hinreichend vielfältige, sinnliche, sinnhafte und auch sichere und zuweilen aufrüttelnde Erfahrungen, Beziehungen und Handlungsspielräume, und zwar von Kindheit an (Siegel & Drulis, 2023).

Man muss sich also fragen, ob und wenn ja für welche Aufgaben technologische Lösungen wirklich einen Fortschritt darstellen, wo sie unter Umständen das Ausmaß an psychischem Leiden und damit den Bedarf an Psychotherapie potenziell sogar noch vergrößern, ja wo Althergebrachtes bzw. Alternatives nicht besser geeignet ist. Andere Lösungen könnten humaner, sicherer, kostengünstiger und nachhaltiger sein. Anwendungen müssen besser reguliert werden, vor allem für vulnerable Zielgruppen. Forschung macht Sinn, wenn sie kritisch und eben nicht ausschließlich zu Technologie erfolgt. Kostenersparnisse durch neue Technologien, sondern durch noch günstigere und nachhaltigere Lösungen könnten in die dringend notwendige Gewaltprävention, in Schulen, sinnstiftende Ehrenämter investiert werden, wo Menschen rechtzeitig Selbstregulation und Gemeinsinn lernen und so womöglich gar keine Psychotherapie brauchen – weder echte noch künstliche.

PS: Dieser Text wurde ohne KI-Unterstützung verfasst.

Referenzen

Darcy, A., Daniels, J., Salinger, D., Wicks, P. & Robinson A. (2021). Evidence of Human-Level Bonds Established With a Digital Conversational Agent: Cross-sectional, Retrospective Observational Study. *JMIR Formative Research, 5*(5), e27868.

Fiske, A., Henningsen, P. & Buyx, A. (2019). Your Robot Therapist Will See You Now: Ethical Implications of Embodied Artificial Intelligence in Psychiatry, Psychology, and Psychotherapy. *Journal of Medical Internet Research,* 21(5), e13216.

Friedrich, O., Seifert, J. & Schleidgen, S. (2021). KI-gestützte Selbstvermessung der Psyche: Philosophisch-ethische Implikationen. *Psychiatrische Praxis, 48* (Suppl. 1), S42–S47.

Fuchs, P. (2011). Die Verwaltung der vagen Dinge. Gespräche zur Zukunft der Psychotherapie. Carl-Auer Verlag, Heidelberg.

Fuchs, T. (2020). Verteidigung des Menschen: Grundfragen einer verkörperten Anthropologie, Suhrkamp.

Gilbert, P. (2019). Psychotherapy for the 21st century: An integrative, evolutionary, contextual, biopsychosocial approach. *Psychology and Psychotherapy, 92*(2), 164–189.

Harvard Business School. Digital Innovation and Transformation. MBA Student Perspectives (2020). Woebot – the bleeding intelligent self-help therapist and companion. https://d3.harvard.edu/platform-digit/submission/woebot-the-bleeding-intelligent-self-help-therapist-and-companion/ (letzter Zugriff 26.3.2024).

Hemel, U (2020). *Kritik der digitalen Vernunft. Warum Humanität der Maßstab sein muss.* Herder.

Holohan, M. & Fiske, A. (2021). "Like I'm Talking to a Real Person": Exploring the Meaning of Transference for the Use and Design of AI-Based Applications in Psychotherapy. *Frontiers in Psychology, 12,* 720476.

Iglesias, M., Sinha, C., Vempati, R., Grace, S. E., Roy, M., Chapman, W. C. & Rinaldi, M. L. (2023). Evaluating a Digital Mental Health Intervention (Wysa) for Workers' Compensation Claimants: Pilot Feasibility Study. *Journal of Occupational and Environmental Medicine, 65*(2), e93–e99.

Leo, A. J., Schuelke, M. J., Hunt, D. M., Miller, J. P., Areán, P. A. & Cheng, A. L. (2022). Digital Mental Health Intervention Plus Usual Care Compared With Usual Care Only and Usual Care Plus In-Person Psychological Counseling for Orthopedic Patients With Symptoms of Depression or Anxiety: Cohort Study. *JMIR Formative Research, 6*(5), e36203.

Linden, M. & Strauß, B. (2018). *Risiken und Nebenwirkungen von Psychotherapie* (2. Auflage). Medizinisch-Wissenschaftliche Verlagsgesellschaft.

Martinez-Martin, N. & Kreitmair, K. (2018). Ethical Issues for Direct-to-Consumer Digital Psychotherapy Apps: Addressing Accountability, Data Protection, and Consent. *JMIR Mental Health, 5*(2), e32.

Milne-Ives, M., Selby, E., Inkster, B., Lam, C. & Meinert, E. (2022). Artificial intelligence and machine learning in mobile apps for mental health: A scoping review. *PLOS Digital Health, 1*(8), e0000079.

Riches, S., Azevedo, L., Vora, A., Kaleva, I., Taylor, L., Guan, P., Jeyarajaguru, P., McIntosh, H., Petrou, C., Pisani, S. & Hammond, N. (2022) Therapeutic engagement in robot-assisted psychological interventions: A systematic review. *Clinical Psychology and Psychotherapy, 29*(3), 857–873.

Rief, W., Sperl, M. F. J., Braun-Koch, K., Khosrowtaj, Z., Kirchner, L., Schäfer, L., Schwarting, R. K. W., Teige-Mocigemba, S. & Panitz, C. (2022) Using expectation violation models to improve the outcome of psychological treatments. *Clinical Psychology Reviews, 98*, 102212.

Rossi, E. L. (2021). Psychological shocks and creative moments in psychotherapy. *American Journal of Clinical Hypnosis, 64*(2), 171–184.

Schmitz, S. (2021.) TechnoBrainBodies-in-Cultures: An Intersectional Case. *Frontiers in Sociology, 6*, 651486.

Sedlakova, J. & Trachsel, M. (2023). Conversational Artificial Intelligence in Psychotherapy: A New Therapeutic Tool or Agent? *American Journal of Bioethics, 23*(5), 4–13.

Meet Woebot for Adolescents! (2023). https://www.youtube.com/watch?v= B9e1dtQ2ywE (letzter Zugriff 26.3.2024).

Bert te Wildt

Psychotherapie im analogen Raum: Eines der letzten humanen Reservate?

Sprechen wir also von der Welt,
aus der der Mensch verschwunden ist.
Es handelt sich um ein Verschwinden,
und nicht um Erschöpfung, Aussterben oder Vernichtung.
Die Erschöpfung der Ressourcen, das Aussterben der Arten,
das sind physikalische Prozesse oder Naturphänomene.
Eben darin besteht der ganze Unterschied:
Die Spezies Mensch ist zweifellos die einzige,
die einen spezifischen Modus des Verschwindens erfand,
der nichts mit Naturgesetz zu tun hat.
Vielleicht sogar eine Kunst des Verschwindens.

Jean Baudrillard
In „Warum ist nicht alles schon Verschwunden?", 2008

1. Einleitung

Die Frage danach, was die digitale Revolution in letzter Konsequenz mit der Psychotherapie anstellt, ist nicht nur essenziell, sondern auch existenziell. Das Gelingen der digitalen Transformation der menschlichen Existenz und damit die Frage, was sie ausmacht und was von ihr bleibt, dürfte nicht zuletzt davon abhängen, welche Lösungen für die Zukunft der Psychotherapie gesucht, gefunden und tatsächlich umgesetzt werden.

Dabei geht es im Kern darum, ob Psychotherapeut*innen mithilfe der sogenannten Künstlichen Intelligenz (KI) von Bots und Robotern ersetzt werden, was vermutlich auch mit der Erwartung einhergehen dürfte, dass wir Menschen das Menschsein zumindest weitestgehend simulieren und replizieren können, dass wir uns und einander also technologisch abbilden und umbilden können und – allem Anschein nach – auch wollen. Wenn wir uns nun zunehmend auch mit unserer Psyche den Maschinen anvertrauen, dürften wir vermutlich davon ausgehen, selbst wie Maschinen zu sein oder zu werden. Werden wir Menschen auf diesem Weg Teil eines hermeneutischen Systems, dessen Grundlage die Maschinensprache ist, basierend auf dem digitalen Code von Einsen und Nullen? Und was wird eine*n menschliche*n Psychotherapeut*in noch von einem psychotherapeutischen Bot unterscheiden? Werden wir Differenzen durch klinische Studien, die selbst auf der Grundlage quantitativer, metrischer wissenschaftlicher Ansätze operieren, in Zukunft überhaupt noch nachweisen können?

Ob Differenzen überhaupt noch wahrzunehmen sein werden, dürfte maßgeblich davon abhängen, wie sich unser Menschenbild und damit auch die Ziele von Psychotherapie weiterentwickeln. Hier könnten sich ebenso spannende wie irritierende Unterschiede auch in den jeweiligen Gesellschaftssystemen und deren Geisteshaltung herausbilden. Die Bewertung, welche Technologie der Mensch entwickeln, verantworten, produzieren und nutzen will, ist eine qualitative Entscheidung. Entscheidungen dieser Art müssen außerhalb rein quantitativer, Systeme wie Ökonomie, Naturwissenschaft und Informatik gefällt werden, wenn man so will: in einem menschlichen Reservat. Analog dazu braucht zum Beispiel auch die Politik Rückzugsräume, in denen sie unter Ausschluss der Öffentlichkeit und Medien im Rahmen diskursiver Prozesse möglichst frei zu Haltungen, Entscheidungen und Entwicklung zu diesen fundamentalen Fragen findet. Dagegen entspringt die Forderung nach radikaler Transparenz als Voraussetzung für Freiheit und Demokratie einer idealistischen Systemrevolution aus der Frühzeit der Digitalisierung und ist heute kaum mehr als ein wenig frommer Wunsch der Digitalwirtschaft. Rückzugsräume bergen stets das Potenzial, subversiven und rebellischen Strömungen ein geistiges Explorationsfeld zu bereiten. Genau dies braucht aber nicht nur eine demokratische politische Kultur, um sich immer wieder kollektiv weiterentwickeln und erneuern zu können. Geschützte Spielräume bedürfen auch andere Disziplinen, bei denen es darum geht, dass Menschen für andere Menschen individuell Verantwortung übernehmen, indem sie Beziehungsarbeit leisten, zuvorderst in der Pädagogik, Medizin und eben in der Psychotherapie.

Für die Psychotherapie ergibt sich aus diesen Vorüberlegungen, dass uns rein naturwissenschaftliche und empirische Forschungsperspektiven allein – und noch weniger ökonomische Impulse und Interessen – nicht die Entscheidung abnehmen können, ob wir Maschinenprogrammen psychotherapeutisches Handeln überlassen wollen. Nur weil eine Technologie effektiv und effizient erscheint, ist sie noch lange nicht sinnvoll und verantwortbar. Hier bieten sich interessante Analogien zu nuklearen Technologien an. Während Radiologie und Nuklearmedizin fraglos eine existenzielle Berechtigung haben, sind die sozialen und ökologischen Folgen durch Atomwaffen und Atomenergie so groß, dass man sich wünschen mag, der Mensch hätte die Kernspaltung nie für sich entdeckt und handhabbar gemacht. An dieser Stelle darf allerdings nicht unterschlagen werden, dass es fast immer mindestens ein gutes soziales Argument für die Nutzung einer neuen Technologie gibt. Oft ist es die Medizin, die gute Gründe und die dafür notwendigen Mittel dafür liefert, eine neue Technologie auf den Weg zu bringen und zu beforschen. Die Nuklearmedizin wird mit Erfolg beispielsweise auch bei seltenen Hirntumoren, die besonders bei Kindern auftreten, eingesetzt. Wer wollte diese Entwicklung rückgängig machen? In der weiteren Entwicklung kommen dann aber auch andere als nur menschenfreundliche Motive ins Spiel, die neue Technologien exponentiell wachsen lassen, vor allem der militärische Komplex (z.B. Atomwaffen) und die Sex-Industrie (z.B. humanoide Roboter).

Risiko-Nutzen-Abwägungen dieser Art können nicht allein den Naturwissenschaften und dem Markt überlassen werden beziehungsweise einer Politik, die sich hauptsächlich an Machbarkeit und Ökonomie orientiert. Berechnungen und berechnende Menschen allein können hier keine hinreichend guten Antworten geben. Es müsste nun die große Stunde der Geisteswissenschaften schlagen, vor allem die der philosophischen Ethik, wenn es um gute Entscheidungen über den Einsatz von künstlicher Intelligenz in der Psychotherapie geht. Dann dürften wir zu der Entscheidung gelangen, dass das psychotherapeutische Handeln unter Abwägung von Chancen und Risiken eine KI nicht zentral übernehmen darf.

Wenn KI als Psychotherapeut*in effektiv sein kann, wenn es also technisch machbar ist und damit auch ökonomisch sinnvoll erscheint, wenn psychische Erkrankungen zunehmen und der therapeutische Fachkräftemangel wächst, und wenn dann noch Menschen immer mehr dazu bereit sind, sich Maschinen anzuvertrauen, dann wird die Argumentation gegen diesen Einsatzbereich von KI allerdings schwierig. Werden wir dann überhaupt (noch) dazu bereit sein, sich ihr in den Weg zu stellen? Selbst wer sich dagegen wehrt, kann sich nicht sicher sein, dass es ihm oder ihr gelingen wird, diesen Widerstand aufrechtzuerhalten, wenn wir im Alltag zunehmend künstlicher Emotionalität und Intelligenz begegnen, die uns permanent davon zu überzeugen versucht, dass sie mehr ist als einfach nur intelligent, dass sie der menschlichen Verfasstheit ebenbürtig ist, und dass nicht nur vor einem Bildschirm, sondern auch in der Begegnung mit Robotern. Die Reduktion auf Intelligenz ist gerade im Kontext der Psychotherapie mehr als irreführend, weil es in ihr eben nicht in erster Linie um kognitive Prozesse, sondern vor allem um emotionale und auch physische Prozesse geht, die sich eben nicht einfach binär erfassen und auflösen lassen. Sprache und damit auch die KI wirkt aber eben nicht allein kognitiv, sondern auch emotional und damit bis ins Körperliche hinein. Selbstverständlich werden Bots und Roboter längst auch dafür trainiert, uns so umfassend wie möglich auf all diesen Ebenen zu imitieren.

Erste Studien deuten längst darauf hin, dass immer mehr und bald vielleicht eine Mehrzahl der Menschen dazu bereit dafür sind, sich Illusionen und Manipulationen dieser Art hinzugeben (AlQuadah et al., 2021). Dass die KI mit offenen Armen empfangen wird, erklärt sich vor allem, aber nicht allein dadurch, dass mit dem Moment der Singularität (Kurzweil, 2005) die Simulation von emotionaler Bezogenheit (Fühlen), bewusster Kognitivität (Denken) und körperlicher Bewegung (Handeln) den Menschen in seiner analogen Existenz einholt. Diese Simulationen sind aber weit entfernt, um nicht zu sagen das Gegenteil von dem, was wir ursprünglich unter Seele, Geist und Leib verstehen. Der virtuelle Ausdruck von Emotionen, insbesondere der von liebevoller Empathie, und von Bewusstsein, insbesondere der von freiem Handlungswillen, ist und bleibt immer eine Simulation desselben, aber er ist niemals tatsächlich gefühlt oder gedacht. Sollten wir einander wirklich erlauben, wenn wir von Krankheit geschwächt sind, wenn unser Fühlen, Denken und Handeln beeinträchtigt sind, uns emotional und mental auf Maschinen einzulassen? Ist diese Hingabe an die Simulation nicht ein weiterer dramatischer Fall von menschlichem Selbstbetrug? Vielleicht liegt die sich darin andeutende Selbstaufgabe daran, dass der Mensch müde geworden ist, Mensch und nur Mensch zu sein.

Die Entwicklung könnte allerdings schon länger im Menschen selbst angelegt sein. Dies mag sich darin zeigen, dass die den Menschen ausmachenden Aspekte wie Empathie und Bewusstsein, die im körperlichen Bezug wurzeln, immer weniger wertschätzen: authentische Gefühle, handlungsrelevantes Mitgefühl, selbstreflexive Bewusstseinsfähigkeit und freie Willenskraft, all diese erschienen in aller Kürze der Menschheitsgeschichte – beflügelt von Aufklärung, Demokratisierung, Psychoanalyse, etc. – als eminent wichtige Charakteristika des Menschen. Durch Positivismus, Reduktionismus, Determinismus, Funktionalismus, Utilitarismus und ähnliche quasi-dogmatische Positionen sind diese Charakteristika, aus denen sich die aufgeführten Werte und Haltungen ableiten, längst erodiert. Der Humanismus, den Menschen in den Mittelpunkt aller Betrachtungen über den Zustand der Welt zu stellen, erscheint allerdings mittlerweile mehr als fragwürdig, um nicht zu sagen, auch als eine Ideologie, die ausgedient haben dürfte. Der Mensch ist dabei, den Planeten und seine Lebewesen zu zerstören, eben nicht nur sich selbst. Vielleicht muss er neben Pflanzen- und Tierreich auch sich selbst schützen und einen geordneten Rückzug antreten. Auf jeden Fall dürfte es mittlerweile menschliche Reservate brauchen, um der menschlichen Regression etwas entgegenzusetzen. Wenn der Begriff vom Unbewussten immer mehr verloren geht, wenn wir uns als nicht mehr als komplexe Tiere sehen und der Erwartung entgegenfiebern, dass uns KI und Robotik bald überlegen sein werden, spricht momentan vieles dafür, dass wir Menschen im Zuge der sich verselbständigen technischen Progression gerade zurückbleiben, wenn wir uns nicht sogar zurückentwickeln.

Wir sind es gewohnt, uns von uns selbst abzulenken, die eigenen Gefühle und die des Anderen nicht mehr für ernst und wichtig zu nehmen, unsere basalen Bedürfnisse und deren unmittelbare Befriedigung in den Vordergrund zu stellen und unsere Bewusstseinsfähigkeit, ja, die Existenz von Geist und Seele in Abrede zu stellen. Medial unabhängiges Fühlen, Denken und Handeln ist zur Ausnahme von der Regel geworden (te Wildt, 2012). Dies mag sich im Zuge der überbordenden medialen Evolution aus uns selbst heraus entwickelt haben. Genauer gesagt, ist dies geschehen durch eine unheilige Allianz von Digitalisierung, Globalisierung und Gier, dessen Motor die unmittelbare Bedürfnisbefriedigung ist und dessen Illusion gerade von den digitalen Technologien genährt werden: Quasi alles jederzeit bekommen zu können, was wir brauchen, was für körperliche, emotionale und kognitive Inhalte gleichermaßen gilt, ob sie per Internet, Drohne und Roboter in Windeseile geliefert werden. Dies gilt nun auch für Angebote, die bislang unmittelbar zwischenmenschlichem Handeln vorbehalten waren. Die Künstliche Intelligenz als vermeintliche Krone der digitalen Schöpfung kommt uns nun wie von außen als Interaktionspartner entgegen. Werden wir uns ihr hingebungsvoll anvertrauen?

Vertrauen stellt eine der wichtigsten Grundbedingungen für Psychotherapie dar (Fonagy & Allison, 2024). Tatsächlich zeichnet sie gerade auch die Fähigkeit aus, pathologisches und damit schmerzliches Misstrauen zu behandeln, indem sie in der Form des/r Psychotherapeut*in selbst infrage stellt. Es geht ja auch hier nicht allein um zwischenmenschliches Vertrauen, sondern auch um Vertrauen in die psychotherapeutische ‚Technik‘, also um epistemisches Vertrauen, wenn man sie denn so nennen will, eine Technik, die aber eben vor allem auf die psychotherapeutische Bindung abzielt. Die Güte der therapeutischen

Beziehungs(arbeit) stellt vor der Art der psychotherapeutischen Technik therapieschulen-übergreifend den wichtigsten Wirkfaktor von Psychotherapie dar (Lammers & Schneider, 2009). Zudem hat Psychotherapie gerade mit denjenigen Aspekten zwischenmenschlichen Lebens zu tun, die sich nicht digitalisieren lassen beziehungsweise nicht digitalisiert werden sollten. Im Netz wird keine Liebe körperlich vollzogen, kein Kind gezeugt, geboren und aufgezogen. Dort werden wir nicht gezeugt und geliebt, werden nicht krank und gepflegt, dort sterben wir nicht und werden auch nicht beerdigt. All dies sind existenzielle Situationen, deren Bearbeitung gerade den Großteil der psychotherapeutischen Arbeit ausmachen. Zumindest an diesem Punkt ist es nur schwer vorstellbar, wie eine KI hierfür angemessenes Verständnis und Empathie aufbringen sollte, die am Ende immer eine Simulation bleibt und nie erfahren hat, wie es ist, zu lieben und zu trauern.

Mit seiner Neuschöpfung hat sich der Mensch selbst infrage gestellt. Seine Lebensgrundlagen stehen momentan nicht nur individuell psychotherapeutisch infrage, sondern auch kollektiv sozial-politisch und bio-ökologisch. Anders gesagt, stehen die bio-psycho-sozialen Dimensionen des Menschseins vor selbstgeschaffenen technologischen Herausforderungen. Vermutlich werden wir die großen Bedrohungen durch die Globalisierung, die Klimakrise und die Künstliche Intelligenz wiederum nur mithilfe von digitalen Technologien lösen können. Dies dürfte aber nur dann gelingen, wenn wir sie in der Hand behalten und steuern können. Dafür brauchen wir einen Erhalt dessen, was den Menschen am Ende ausmacht. Wir sind längst aufgefordert, Reservate für den Menschen zu schaffen, nicht nur um Tier und Natur vor uns zu schützen, sondern auch uns selbst vor dem, was vielleicht nach uns das Leben auf der Erde in die Hand nimmt. Keimzellen solcher Reservate könnten analoge psychotherapeutische Beziehungsräume sein. Zwei oder mehr Menschen, die einander komplett unverstellt und unbeobachtet von außen in einem reservierten Zeit-Raum begegnen, um sich in ihrem Menschsein zu entwickeln und als Menschen zu transformieren. Das wird vielleicht zu einem kostbaren Privileg, das dem Erhalt unserer Spezies dient. Um der KI in der Psychotherapie noch eine positive Wendung und Aufgabe zu geben, braucht es ihrerseits zugeschriebene, geschützte, aber eben auch begrenzte Zeit-Räume, in der wir sie zugunsten der Patient*innen nutzen können.

Nach diesen einleitenden Vorüberlegungen wird nun zunächst die Hypothese herausgearbeitet, dass der Mensch im kollektiven Sinne Reservate benötigt, um seine Art zu erhalten und ihr gemäß zu leben, zu handeln und auch Verantwortung für andere Geschöpfe zu übernehmen. Im weiteren Teil wird erläutert, warum und wie die psychotherapeutische Situation, Zeit und Raumerfahrung ein Reservat für individuelles Erleben und Individuation darstellt und in seiner exklusiven analogen Form unbedingt zu erhalten ist.

2. Der Mensch im Rückzug

Der Begriff „Reservat" steht gemäß dem Duden (1996) für drei Bedeutungen: Erstens ein größeres Gebiet, in dem seltene Tier- und Pflanzenarten geschützt werden. Zweitens ein der indigenen Bevölkerung (besonders Nordamerika) als Lebensraum zugewiesenes Gebiet. Und drittens bildungssprachlich ein vorbehaltenes Recht, ein Sonderrecht. Die letztgenannte Bedeutung impliziert, dass Wesen ein ihnen spezifisch vorbehaltenes Sonderrecht zugesprochen bekommen können, aber vielleicht auch sich selbst zusprechen und damit auch nehmen können. Pflanzen und Tiere können dies nicht, indigene Bevölkerungen angesichts der Macht von kolonial agierenden Fremden geht es ähnlich.

Der technisch hochentwickelte Mensch verhält sich so, als wäre der Planet Erde sein selbstverständliches Reservat, dies im doppelten Sinne. Als vermeintliche Krone der Schöpfung nimmt er sich das Sonderrecht, sich der Erde als einen einzigen menschlichen Hoheitsraum samt aller sie bewohnender Spezies zu ermächtigen. Er hat sich dabei eine nicht zu begleichende Schuld aufgeladen. Dass der technisch entwickelte Mensch anderen Spezies Reservate zuweist, vermag diese Schuld kaum zu lindern und stellt in der Regel nur einen unzureichenden Versuch dar, wirklich Verantwortung zu übernehmen. Reservate für Pflanzen, Tiere und Indigene sind bislang nicht viel mehr als Feigenblätter, um die Scham des sogenannten zivilisierten Menschen angesichts seines großen Versagens zu verbergen.

Bevor der Mensch umfänglich und ausreichend erkannt hat, dass die Vernichtung von Flora und Fauna durch ihn selbst seine eigene Existenzgrundlage untergräbt, wird er Zeuge der Geburt einer neuen Spezies, die von ihm geschaffen worden und aus ihm hervorgegangen ist. Dies ist durchaus auch in Analogie zum Entwicklungssprung vom Menschenaffen zum Homo sapiens zu sehen, denn die Ausrottung der Menschenaffen durch den Menschen ist schon länger wahrscheinlich geworden (Estrada et al., 2017). Nun stellt die fortschrittliche Wesenhaftigkeit der Künstlichen Intelligenz und Robotik auch die Zukunftsfähigkeit des

Menschen infrage. Es geht scheinbar selbst unter ihren Schöpfern die Furcht davor um, die KI könnte sich gegen den Menschen stellen und zu seiner Vernichtung beitragen (Lavazza & Vilaca, 2024).

Inzwischen muss sich der Mensch selbst Reservate schaffen, um sich seiner schieren Existenz und seiner Menschlichkeit zu versichern, dies nicht nur aus Fürsorge für den Planeten Erde und aller seiner Lebewesen, sondern auch in Abgrenzung von den Maschinen. „Reservat" kommt ursprünglich aus dem Lateinischen von „reservare", was „aufbewahren", „zurückbehalten" und „aufsparen" bedeutet. Es geht also nicht allein darum, etwas aufzubahren und zu konservieren, sondern auch darum, etwas aufzusparen, vielleicht sogar für eine noch ungewisse Zukunft. „Die Antiquiertheit des Menschen" (Anders, 2002) anzunehmen in aller Bescheidenheit, vielleicht aber auch mit Wissen um dem Stolz, den wir in die erhabene Erscheinung von einem imposanten Baum oder Tier hineinprojizieren, könnte eine wichtige Voraussetzung dafür sein, sich eine Chance für das Überleben zu erhalten. Das ist bestenfalls mehr als die Sicherung eines Genpools im Sinne der Arche Noah oder einer Zeitkapsel, die wir in den Orbit oder Orkus schicken. Vielleicht werden die rein technischen Wesen ja noch andere Gründe dafür finden, uns Menschen als Informationsquelle zu erhalten, also uns nicht allein physische Reservate im Sinne von Gehegen zuweisen, sondern auch Reservate im Sinne von Sonderrechten, damit wir uns im wechselseitigen Austausch im Sinne einer Koexistenz gemeinsam weiterentwickeln. Vielleicht werden wir zu weisen Beratern, Aufsichts- und Ethikräten der Maschinen, wenngleich es momentan eher *wir* sind, die die KIs zu Orakeln machen. Hoffentlich werden uns die Maschinenwesen besser behandeln als es die technisch entwickelten Menschen mit den indigenen Völkern und Tieren getan haben und tun. Es geht hier um nicht weniger als um das menschliche Existenzrecht, ein Sonderrecht, damit wir Menschen nicht allesamt verschwinden, wenn die Maschinen uns so weit wie möglich technisch ausgelesen, reproduziert und transformiert haben.

In diesem Zusammenhang drängt sich der Gedanke an die Unterscheidung zwischen „digital natives" und „digital immigrants" auf. Die Begriffe „eingeboren" und „indigen" werden in der Regel synonym gebraucht. Der Begriff „digitale natives" ist irreführend, weil es eben nicht um vermeintlich rückständige Naturvölker, sondern um eine technologische Avantgarde gehen soll, und weil wir Menschen nicht oder zumindest noch nicht wie in der „Matrix"-Dystopie direkt ins Cyberspace hineingeboren werden (Wachowski et al., 1999). Wir kommen bis auf Weiteres noch auf analoge Weise *auf* einem Körper *in* einem Körper *auf* die Welt, mit zunächst vor allem physischen und emotionalen Bedürfnissen, die auch nicht von KI und Robotik zu stillen sind. Wir lernen bestenfalls auch noch, uns zunächst in unserem eigenen Körper (bzw. Leib) in der Welt zu bewegen, uns emotional (bzw. seelisch) im Austausch mit anderen Menschen bewegen zu lassen und mit analogen Kulturtechniken kognitiv (bzw. geistig) auszubilden. Wir schreiten die mediale Evolution bestenfalls nach auf dem Weg zu einer Beherrschung der zunächst analogen und dann digitalen Kulturtechniken (te Wildt, 2012). Am Ende gelingt es uns bestenfalls in zwei Welten zu agieren und zu leben, ohne sie gegeneinander ausspielen oder austauschen zu müssen, aber eben auch ohne die eigene Mitte und Individualität zu verlieren.

Mit dieser Bewegung spielt allerdings auch der Begriff „digital immigrants". Er wird dafür gebraucht beziehungsweise missbraucht, um Menschen zu unterscheiden, die als Kinder und Jugendliche noch nicht in einer Welt mit digitalen Medien beziehungsweise in einer digitalen Welt groß geworden sind. Abgesehen davon, dass es vermutlich noch nie klug gewesen ist, Generationen wegen paradigmatischer Entwicklungssprünge gegeneinander auszuspielen, erscheint diese Begriffswahl noch in einem weiteren Sinne als problematisch. Wenn Immigranten die Möglichkeit bekommen, eine neue Kultur, ihre Sprachen und Codes zu erlernen und darin zu agieren, ohne ihre ursprüngliche Kultur und Sprache aufgeben zu müssen, wenn sie also in die Lage versetzt werden, äußerlich und innerlich in zwei Sphären zu leben, dann kann sie das stärken. Es ist ein Zeichen von Kraft, Gesundheit und Resilienz, wenn Menschen eine Migration auf diese Weise gelingt (z. B. Kong et al., 2021).

Im übertragenen Sinne könnte dies bedeuten, dass wir als Menschen individuell wie kollektiv gerade dann resilient, gesund und damit existent bleiben, wenn wir lernen sowohl in der analogen als auch der digitalen Welt zu leben, dass wir dann und vielleicht *nur* dann mit beiden Beinen auf einem Boden und am Leben bleiben. Vor dem Hintergrund der Verselbständigung und vermuteten Selbstermächtigung der Künstlichen Intelligenz sollten wir vermutlich besser mit dem Standbein im Analogen beheimatet bleiben, zumal sich nicht nur der Anfang, sondern auch das Ende des Lebens hauptsächlich in physischen Sphären abspielt. Dafür braucht es analoge Schutzräume, und zwar unter umfassender Berücksichtigung nicht nur unserer kognitiver, sondern auch unserer emotionaler und körperlicher Dimensionen.

Wie der Schutz des Pflanzen- und Tierreiches in Naturschutzreservaten bedarf womöglich auch der menschliche Leib bald Schutzzonen, dies durchaus auch aus der Perspektive der Psychotherapie, die sich ja nicht nur mit Seele und Geist, sondern auch mit Physiologie beschäftigt, also ganzheitlich, psychosomatisch beziehungsweise bio-psycho-sozial. Das Körperselbstbild der nach- und heranwachsenden Generationen wird immer schlechter, was viel mit der Flut manipulierter Bilder von zum Teil auch manipulierten Körpern in Social Media und Pornographie zu tun hat (Saiphoo & Vahedi, 2019). Im Analogen feiern die Schönheitschirurgie und ihre Derivate Siegeszüge ungekannter Art, womit wir uns den künstlichen Bildern immer mehr annähern. Wir zwängen uns in immer mehr Maschinen, um unseren Körper zu modellieren. Und wir lassen sogar immer mehr Technologien in unsere Körper eintreten, nicht nur mechanisch in Knien und Schultern, sondern bereits auch in Form robotischer Prothesen. Vielleicht brauchen wir Reservate bald auch für ein ungeschminktes und unverstelltes Körpererleben und -bewusstsein. In der Vergangenheit boten am ehesten Naturalisten solche Reservate, aber auch Selbsterfahrungsangebote, die zum Teil mit therapeutischen Mitteln arbeiten. Wenn jetzt die Psychotherapie die Körperlichkeit und damit die Körperpsychotherapie wieder verstärkt in den Fokus nimmt, dann darf das bereits als eine Gegenbewegung verstanden werden, als eine Hinwendung und Rückbesinnung auf unser körperliches Erbe und unsere Verortung in der Leiblichkeit im Sinne des Embodiment (Henningsen, 2021).

Wie der Schutz der Tiere, denen wir jenseits des Körperlichen ein emotionales Erleben zusprechen, bedarf das menschliche Fühlen, das Seelische, ebenfalls Schutzzonen. Das Diktat des positiven Denkens hat uns mit den vermeintlich negativen Gefühlen, wie Trauer, Wut und Angst, gleich auch die Fähigkeit genommen, uns zu freuen und damit zu einer Epidemie der Depressivität beigetragen (Moreno-Agostino et al., 2021). Wir versorgen uns gefühlsmäßig heute vor allem mit emotionalen Konserven, indem wir emotionale Narrative im großen Stil in unseren Alltag einfließen lassen. Das Streaming von Videos im Kleinen und das von Serien im Großen scheint immer mehr als ein Ersatz für die vielleicht schal gewordenen Narrative unserer eigentlichen Lebenszeit zu sein. Und zwischen immer mehr zwischenmenschliche Begegnungen, die das eigentliche Potenzial für aufregende Lebendigkeit und tiefe Gefühle bergen, schieben sich Maschinen mit Kameras und Bildschirmen, Mikrophonen und Lautsprechern, die uns zuhören und aufzeichnen, um uns schlussendlich mit noch mehr passgenaueren Lebensersatzprodukten als ‚Futter für die Seele' zu versorgen, von denen wir immer abhängiger werden (te Wildt, 2015). Wir brauchen also auch deshalb Reservate, damit unserem Gefühlsleben ausreichend und uneingeschränkten zwischenmenschliche Spielräume gewährt werden.

Neben der Liebes-, Freundschafts- und Familienbeziehungen ist es die psychotherapeutische Situation, die hierfür Zeit und Raum bietet. Der Erfolg tiergestützter Therapie kann hier als ein Beispiel und Indiz für eine Rückbesinnung auf das Emotionale gewertet werden. Die Suche nach Spiritualität und Sinnhaftigkeit, der oft eher außerhalb des etablierten psychotherapeutischen Hilfesystems nachgegangen wird, sie weist vielleicht in eine ähnliche Richtung. Um dem nüchternen Positivismus entgegenzugwirken, braucht es in diesem Zusammenhang vielleicht auch einer Rückbesinnung auf das Verständnis von einer Seele (Haberer, 2021). Den Menschen einfach nur als gefühlsduseliges, hoch entwickeltes Tier zu sehen, greift jedenfalls zu kurz. Zu kurz kommt das in diesem Sinne Seelische in jedem Fall, wenn wir uns vor allem als körperliche Objekte verstehen, die wir mit Willensstärke, also mentaler Kraft, beherrschen und krampfhaft in ein digitales, die Intelligenz anbetendes Zeitalter hinüberzuretten versuchen. Ohne das Dazwischen des Emotionalen, ohne die Empathie, ist das Menschsein nicht zu haben und zu leben.

Die aktuelle Entwicklung des Menschen und seine geistige Dimension, die ihn ja nun gegenüber den Pflanzen und Tieren auszeichnet, ist seltsam zweischneidig. Einerseits neigen wir – wie gesagt – dazu, dem Menschen nur wenig mehr zuzutrauen als einem hoch entwickelten Tier, als seien jenseits der Intelligenz, Bewusstsein und freier Wille nur eine Illusion. Andererseits streben wir danach uns gegenüber unserem pflanzlichen Erbe (Physiologie) und unserer animalischen Herkunft (Emotionalität) kognitiv so weit wie möglich zu entkoppeln, insbesondere mit der Schaffung künstlicher Intelligenz, die uns bestenfalls noch das Hirn-Uploading ermöglichen möge, also ein ewiges Leben als Bot oder Roboter (Mercer & Trotham, 2021).

Die Vielschichtigkeit des Begriffs von einem Geist ist in diesem Zusammenhang sehr interessant und bezeichnend. Hier geht es aber eben nicht nur um den individuellen, sondern auch um den kollektiven Geist, also um Kulturen, die nicht nur im Einzelnen, gerade auch durch analoge Kulturtechniken in uns bestenfalls angelegt sind, sondern eben auch als konkrete und abstrakte Kultur. Hier kommen dann auch interkulturelle Aspekte mit in die Diskussion. Die Diskussionen um den Umgang mit altem und neuem Kolonialismus, die Sorge um kulturelle Aneignung, aber auch die Debatten um innerkulturelle Diversität, es geht letztlich um Fragen nach einem kollektiven Geist und damit auch um Haltungen, Ideologien und Identitäten, mit denen sich bestenfalls auch die Protagonisten der Psychotherapie immer schon beschäftigt haben. Dies ist nicht nur für soziale Fragen von Belang, sondern auch in der Begegnung zwischen der/m einzelnen Patient*in und Therapeut*in, die sich in ihren jeweiligen Kulturen und in ihrem jeweiligen Geist verstehen und anerkennen (lernen). Psychotherapie selbst wird hier zu einem Narrativ, das Geist hervorzubringen in der Lage ist, ein drittes Moment jenseits der Dyade. Die Geisteswissenschaften in ihrer unersetzlichen Bedeutung für das Überleben menschlicher Kultur, und der Einsatz von künstlerischen Prozessen, dürfen und müssen nicht zuletzt auch eine Domäne der Psychotherapie bleiben, dies auch unabhängig der Narrative generativer künstlicher Intelligenz.

Jenseits der Anforderungen von Leib, Seele und Geist des Menschen, der eben nicht einfach eine Summe pflanzenähnlicher Körperlichkeit, tierähnlicher Emotionalität und simulationsfähiger Intelligenz bildet, sprechen aber auch einige konkrete geopolitische Beobachtungen dafür, sich mit der humanen Reservatbildung zu befassen. Erstens könnte die Umweltzerstörung durch den Menschen tatsächlich dazu führen, dass er seine Lebensgrundlage nur dadurch sichern kann, dass er sich bei der Reservatbildung mit einschließt, da sein Überleben ja auch von der Koexistenz mit und von Pflanzen und Tieren abhängt. Zweitens führt der menschengemachte Klimawandel zu einem Verlust von bewohnbarem Land, da Wüsten und Meere größer werden. Im Zuge dieser Entwicklung bilden Ländergemeinschaften wie die Europäische Union verschiedene neue Mauern, Dämme, um das Meer aufzuhalten, sowie neue Grenzen, um nicht zuletzt auch vor den Folgen des Klimawandels fliehenden Menschen Einhalt zu gebieten. Dabei wird der Umgang mit Pflanzen, Tieren und Indigenen zum Prüfstand für unsere Menschlichkeit. Das Erstarken von individueller und kollektiver Egozentrik in Form von Rassismus und Nationalismus ist nicht zuletzt die Folge einer Angst vor Identitätsverlust im Zuge einer umfassenden Globalisierung, die nicht ohne die weltumfassende Digitalisierung denkbar ist und die sich aber eben auch aus der diffusen Angst vor dem Bedeutungsverlust des Menschen überhaupt speist. Hier darf ein falsches Selbstbewusstsein – das oft irrtümlich mit Selbstwertgefühl gleichgesetzt wird – nicht zum Quell für kollektiven Egozentrismus werden. Das löst die narzisstische Krise der menschlichen Spezies nicht, sondern macht sie noch gefährlicher. Psychotherapie kann an diesem Scheidepunkt – kollektiv wie individuell – heilsame Impulse setzen. Dafür braucht sie Schutzräume, im Kleinen wie im Großen, in analogen politischen Think-Tanks und psychotherapeutischen Räumen.

3. Die Enklave des psychotherapeutischen Zeit-Raums

Wenn wir Menschen vor Verwüstung und Überschwemmung wahl-weise auf die Berge oder das Meer fliehen und uns dort niederlassen und einrichten müssen, braucht es vielleicht noch ganz anderer Reservate, die ohne viel Technik kaum zu erschließen sind. Wir Menschen sind als Kulturwesen immer auf Kulturtechniken angewiesen. Das erste mensch-liche Reservat war freilich die Erschließung und Erbauung von Be-hausungen, in denen er sich vor den Naturgewalten schützte, im Grunde auch vor wilden Tieren und pflanzlichem Wildwuchs. Wir sprechen hier vor allem von Schutzräumen. Der psychotherapeutische Raum steht in dieser Tradition, auch wenn in ihm Pflanzen und Therapie-hunde ihren Platz haben. Er schützt und stärkt uns gegenüber der Welt da draußen, vor allem im Hinblick auf zwischenmenschlicher Konflikte und Bedrohungen. Und nun ist da eben eine Spezies hinzugekommen, gegenüber denen wir Schutzräume benötigen, Bots und Roboter.

Neben der psychotherapeutischen Situation – wie auch der von Medizin und Politik – gilt dies gleichsam für pädagogische Situationen, um analoge Lernentwicklungen zu ermöglichen und mediale Suchtent-wicklungen zu verhindern. Das gemeinsame Essen im Kreise der Familie und der Schulunterricht in der ersten Klasse der Grundschule können solche Situationen sein. Je mehr die Hardware aber an uns heranrückt etwa mit smarten Telefonen, Uhren, Brillen und Ringe und bald auch in Form von digitalen Implantaten in uns eindringt, desto schwieriger könnte es werden, überhaupt noch Zeiten, Räume und Situationen zu definieren, in denen das digitale Mediale komplett außen vor bleibt. Was machen wir mit Patient*innen, die sich von ihren digitalen Be-gleitern physisch und psychologisch gar nicht mehr trennen können oder wollen? Was wenn wir Psychotherapeut*innen nicht mehr sicher sein können, ob unser Tun nicht abgehört und mitgeschnitten wird? Wenn es um das fortschreitende Eindringen des Digitalen in den Alltag geht und wie man sich dem entgegenstellen kann, dann stellt sich stets die Frage, ob es überhaupt noch Sphären gibt, in denen alle Hardware verbannt oder abgestellt wird. Wenn es solche Räume mit medialer Abs-tinenz gibt, dann können wir besser den Grad unserer Abhängigkeit von Medien erkennen. Wenn aber alle kollektiv medienabhängig sind, dann kann auch niemand mehr individuell als mediensüchtig erkannt werden (te Wildt, 2012).

Vielleicht hilft uns ja diese Betrachtungsweise, grundsätzliche Grenzen zu ziehen, was wir uns und einander als Menschen erlauben sollten. Dies gilt natürlich vor allem auch für persönliche Beziehungen, wenn wir Menschen einander freundschaftlich und familiär, partnerschaftlich und sexuell begegnen. Aber es gilt natürlich ganz besonders auch für professionelle Kontakte, insbesondere dann, wenn die Beziehungsarbeit das entscheidende Agens ist, also in Pädagogik und Medizin. Psychotherapeut*innen werden sich sicherlich irgendwann fragen, ob sie solche ersten Cyborgs behandeln wollen.

Es ist also höchste Zeit, sich über die alten und neuen Grundbedingungen für die psychotherapeutische Situation Gedanken zu machen. Im Hinblick auf den eingeführten Dreiklang Zeit-Raum-Situation lassen sich diese Bedingungen für die Psychotherapie erst einmal gut klären und definieren. Was die Zeit angeht, lebt die Psychotherapie von einem verlässlichen Zeitrahmen von in der Regel 50 Minuten im Einzel und 100 Minuten in der Gruppe, und einem Rhythmus, der für einen Zeitraum von vielen Monaten oder ein paar Jahren den Alltag dazwischen strukturiert. Von großer Bedeutung ist zudem die regelmäßige Begegnung in einem vertrauten und geschützten physischen Raum, der bestenfalls zu einer Art gefühlter Heimat für das eigene Seelenleben wird. Zeit und Raum bilden die Grundlage für das Ritual der psychotherapeutischen Situation, die im Kern nach festen Regeln abläuft und von der Begegnung von Patient*in und Psychotherapeut*in lebt. Eine Psychotherapie, die von einer KI durchgeführt wird, läuft Gefahr zu einer zeitlichen, räumlichen und situativen Entgrenzung zu führen, wenn sie jederzeit, überall und von allem und jedem durchgeführt werden kann. Zeitliche, räumliche und situative Reservate sind aber nur eine Möglichkeit von vielen, um der Psychotherapie eine Abstinenz von Digitalität zu verordnen.

Ausgehend von der bislang geltenden Deutungs- und Behandlungshoheit der therapeutischen Beziehung könnten Differenzierungen des Referenzrahmens erfolgen, indem man sich die körperlichen, emotionalen und kognitiven Ebenen der Zwischenmenschlichkeit vor Augen führt, um die Notwendigkeit der psychotherapeutischen Reservatbildung zu erhalten beziehungsweise voranzutreiben.

Die teilweise oder umfassende Übernahme von Psychotherapie durch KI wäre ein weiterer Schritt in Richtung Entkörperlichung. Die Entfremdung vom Körper, der immer mehr zum Objekt wird, aber immer weniger als Teil eines gesunden Selbsterlebens empfunden und verstanden wird, schreitet in Folge der Medientechnologien global voran. Die Psychosomatik mit ihrem ganzheitlichen Ansatz und die Wiederentdeckung und -belebung körpertherapeutischer Verfahren dürfen wie gesagt bereits als eine Gegenreaktion verstanden werden und sollten weiter gefördert werden. Dass sich im Rahmen von Psychotherapie nicht zuletzt zwei menschliche Körper mit allen Sinnen begegnen, ist von daher ein nicht zu unterschätzender Wirkfaktor. Wenn wir Menschen es noch für wichtig halten wollen, uns mit unserem Körper positiv zu identifizieren, dann sollten wir die leibliche Präsenz in der Psychotherapie nicht aufgeben.

Auch eine Vernachlässigung des Emotionalen ist in den vergangenen Jahrzehnten seitens der Psychotherapie im Zuge einer Überbewertung des Kognitiven zu beobachten. Gesellschaftlich gesehen haben wir nicht zuletzt durch das überbordende Mediale eine Entwicklung hin zu einer Schwächung und Abwertung des Seelischen zu verzeichnen, wenn es einerseits ein zunehmendes Ambivalenzdefizit zu verzeichnen gibt, das zu extremen, vor allem zu polarisierten negativen emotionalen Ausbrüchen führt, und wenn andererseits eine Selbstbespiegelung von flachen Befindlichkeiten um sich greifen. Man könnte meinen, dass insgesamt eine Rückbildung von differenzierter Emotionalität zu diagnostizieren ist, die uns Menschen bedürftiger, kindlicher und animalischer erscheinen lässt. Die Psychotherapie nimmt momentan das Emotionale wieder stärker in den Blick, befreit sich von einer Überbetonung von positivem Denken und Positivismus, nicht zuletzt auch in den nonverbalen Formen von Therapie und Pflege, die Kunst und Kultur, Natur und Tier mit einbeziehen. Vielleicht entdeckt sie ja sogar ein Verständnis des Seelischen wieder, jenseits von Biologismus und Kognitivismus, wie er sich in der Psychiatrie entwickelt hat (Hinterhuber, 2009). Für Menschen mit psychischen Erkrankungen braucht es unbedingt ein Arbeiten in der nicht zuletzt gefühlsmäßigen Begegnung der Psychotherapie, in der negative Gefühle und Reaktionen, auch Scham- und Schuldgefühle eine Rolle spielen dürfen, in einem Schutzraum, der vertraulich ist und aus dem Nichts nach außen dringt, in dem emotional alles sein darf. Wie die Gedanken sollten die Gefühle frei sein.

Trotz Kognitivismus scheint auch das Denken in Mitleidenschaft gezogen zu sein. KI ist ja erst einmal nur das Ergebnis einer Simulation von Denkprozessen, die letztendlich von uns übernommen wurden. Intelligenz mit Denkfähigkeit gleichzusetzen, erscheint hier als ein Kardinalfehler. Die KI nimmt uns das Denken ab, die Beschleunigung der digitalen Prozesse trägt das Ihre dazu bei, dass wir vermutlich immer denkfauler werden, uns vor allem auch keine Zeit mehr dafür nehmen. Die Achtsamkeitsbewegung darf hier als Gegenbewegung verstanden werden, die dem Mentalen wieder eine Zeit und einen Raum gibt, für die moderne Psychotherapie eine ganz entscheidende Entwicklung.

Vielleicht entdecken wir auch einen Begriff von Geist wieder, der Bewusstsein und Entscheidungsfreiheit nicht mehr als eine Illusion abtut,
sondern als Voraussetzung für das Menschsein, das eben über den bloßen
Körper im Pflanzenreich und die Weiterentwicklung des Seelischen im
Tierreich hinausgeht. Das Maschinendenken stellt dies natürlich infrage.
Sollten die Maschinen ein eigenes Interesse entwickeln, um das Zepter
vom Menschen zu übernehmen, dann dürfte es auch ein Anliegen sein,
dem Menschen Geist abzusprechen. Die Psychotherapie dürfte und
sollte dem entgegenwirken. Dafür braucht sie ein Hier und Jetzt, das
frei ist von allem Maschinellen und Automatismen. Einen achtsamen
psychotherapeutischen Zeit-Raum, nicht nur für Meditation, sondern
für das Aufspannen eines interpersonellen Geist-Raum, in dem innere
Freiheitsgrade erkundet und erweitert werden, um Entscheidungen und
verändertes Handeln zu ermöglichen.

4. Ökologischer Handlungsbedarf zur Arterhaltung der menschlichen Spezies

Es wurde versucht deutlich zu machen, dass der Mensch in seinen individuellen und kollektiven Dimensionen und Lebensweisen Sphären
benötigt, innerhalb derer er sich zurückziehen kann, um gesund zu
leben, um überhaupt überleben zu können. Um dieses Ziel zu erreichen, wird im Zuge der digitalen Transformation künstliche Intelligenz
und Robotik zu einer existenziellen Herausforderung, die es erst einmal
als solche zu erkennen und ins Bewusstsein zu holen gilt.

Individuell gesehen bedarf es körperlicher, emotionaler und gedank-
licher Reservate. Der einzelne Mensch muss für sich entscheiden, inwieweit die Hardware in Form von Wearables an ihn heran und in Form von
Chips und ähnlichem in ihn hineinrücken dürfen, oder ob der eigene
Körper ein begrenztes Reservat, das Hoheitsgebiet eines Leibes sein soll.
Für die emotionale Sphäre stellt sich die Frage, ob das von zwischenmenschlichen Begegnungen geprägte Seelenleben vornehmlich eine unmittelbare und damit auch sinnliche Angelegenheit bleiben soll, oder
ob wir bald unser Gefühlsleben outsourcen, indem wir zwischen uns
Menschen immer mehr Hard- und Software installieren und immer mehr
fremde multimediale Narrative konsumieren. Auch für den Erhalt des
freien Denkens bedürfte es Reservate, in denen wir es gemeinsam eine
unabhängige Geistestätigkeit und Bewusstseinsfähigkeit pflegen und erhalten können. – Es geht hier nicht darum, Körperlichkeit, Fühlen und

Denken komplett abzuschirmen von digitalen Medien, sondern es geht lediglich um die Frage, ob es überhaupt Grenzen geben soll, Räume, Zeiten und Situationen, in denen wir Menschen leiblich, seelisch und geistig ausschließlich bei uns und beieinander sein können. Es geht dabei nicht zuletzt auch darum, was der Mensch noch an Wissen und Fähigkeiten in sich zur Verfügung haben sollte, um auch dann noch menschlich und zivilisiert als Menschen miteinander agieren zu können, wenn alle digitalen Maschinen stillstehen beziehungsweise stillzulegen sind. Dafür wird hier eindringlich plädiert. Vielleicht braucht es eine zweite Arche Noah für den Erhalt des Menschen als Spezies. Wir können uns nicht darauf verlassen, dass die immer wirkmächtigen Maschinen, ein Eigeninteresse daran entwickeln, uns Menschen Reservate zu schaffen und zu lassen, in denen wir völlig frei denken, fühlen und handeln können. Eine optimistische Vorstellung wäre es, dass die Maschinen und die Menschen gemeinsam feststellen würden, dass die Maschinen, die uns bald ausgelesen haben werden, selbst genau darauf angewiesen sein werden, dass ihre Schöpfer am Ende einen Freiraum bekommen, um sich im Austausch mit dem Menschen gemeinsam weiterentwickeln zu können.

Kollektiv gesehen bedarf es dafür eben auch analoger sozialer Reservate, im großen Stil viel ähnlicher den Reservaten für eingeborene Tiere und indigene Völker als uns lieb sein dürfte. In urbanen Zusammenhängen menschlichen Lebens kann man sich dies aber kaum vorstellen. Dort braucht es voraussichtlich kleinere Einheiten des Rückzugs. Es wurde versucht, deutlich zu machen, dass die psychotherapeutische Situation, der psychotherapeutische Zeit-Raum, ein solches zwischenmenschliches Reservat sein könnte. Diese Sphäre ist keinesfalls ein paradiesischer Ort wie in einem Naturschutzreservat, weil es ja um die Erfahrung einer Linderung von leiblichem, seelischen und geistigen Leid geht, aber es ist ein Ort in dem die Patient*innen und Therapeut*innen auf eine Art und Weise wie nackt voreinander stehen, wenn die Patient*innen alle kulturellen Zwänge ablegen dürfen, wenn alles gefühlt, gedacht und gesagt werden darf, und wenn die Therapeut*innen sich zu einem weißen Blatt machen, zur Projektionsfläche, und wenn sie versuchen, dem sich ihnen anvertrauenden Menschen ohne Wertung so offen wie möglich zu begegnen. Es ist nicht wie beim Arzt, bei dem wir uns bisweilen ausziehen oder alle Metallgegenstände abstreifen, wenn wir eine Kernspin-Aufnahme von uns machen lassen, aber vielleicht wäre es in der Psychotherapie mittlerweile an der Zeit, alle Geräte außen vorzulassen, im Zimmer sowie am und im Körper. Vielleicht zeigt diese Vorstellung eine wichtige, darüber hinausweisende Grenze auf. Alles, was sich nicht abstreifen oder abstellen lässt, alles, was nicht überlebensnotwendig ist, sollten wir auch nicht an unsere Körper heranlassen, und schon gar nicht in die Psychotherapie mitbringen. Denn dass wir im Zweifelsfall abgehört und ausgelesen werden, das ist nicht mehr der Auswuchs einer Dystopie, sondern Realität geworden. Mit immer kleiner werdenden Kameras und Mikrophonen, die bald in Kontaktlinsen und Brillen, Hörgeräten und Schmuckstücken integriert werden, werden es bald die Patient*innen selbst sein, die alles aufnehmen und speichern wollen, um es für sich zu nutzen. Hier braucht es eine starke Haltung von Seiten der psychotherapeutischen Gemeinschaft.

Es wäre also gut, wenn die psychotherapeutische Begegnung von diesen digitalen Transformationsimpulsen verschont und damit frei bleibt. Und es wäre schön, wenn der psychotherapeutische Zeit-Raum nicht nur ein paranoider oder panischer Fluchtort ist, nicht nur ein depressiver oder passiv-aggressiver Rückzug von Seiten der Patient*innen, um sich vor den Zugriffen von Welt zu schützen und davon zu genesen. Es wäre gut, wenn wir Psychotherapie nicht nur zum Schutzraum erklären würden, wegen verschwörungstheoretischer Paranoia vor einer sich krakenartig ausbreitenden Digitalität, die Diktatoren, Monopolisten und Terroristen enorme Macht verleihen. Es wäre gut, wenn sie nicht zum Panikraum würde, weil das Böse in der realexistierenden Welt scheinbar wieder stärker wird. In einem solchen Szenario drohen Reservate zu Gefängnissen zu werden. Es wäre gut, wenn der gerade auch von dem Aufstieg von KI und Robotik narzisstisch gekränkte Mensch nicht nur in der Psychotherapie noch Wertschätzung suchen würde. Sondern es wäre gut, wenn das psychotherapeutische Momentum um seiner selbst willen in seiner analogen Form erhalten und geschützt würde. Das ist existenziell, solange der Mensch noch ein Interesse daran hat sich selbst und dem Anderen wirklich, wahrhaftig und frei zu begegnen und nah zu sein. Antworten wir also Baudrillard mit einer Hoffnung: Vielleicht verschwinden die Menschen nur dann nicht aus der Welt, wenn sie nicht damit aufhören, in der Welt ebenso frei wie behütet miteinander zu sprechen.

Referenzen

AlQudah, A. A., Al-Emran, M., & Shaalan, K. (2021). Technology acceptance in healthcare: A systematic review. *Applied Sciences, 11*(22), 10537.

Anders, G. (2002). *Die Antiquiertheit des Menschen: über die Zerstörung des Lebens im Zeitalter der dritten industriellen Revolution* (Bd. 1 & 2). CH Beck.

Baudrillard, J. (2013). *Warum ist nicht alles schon verschwunden?*. Matthes & Seitz Berlin Verlag.

Drosdowski G. (1996). Duden. *Deutsches Universalwörterbuch. Bearbeitet von Günther Drosdowski und der Dudenredaktion, 3*.

Estrada, A., Garber, P. A., Rylands, A. B., Roos, C., Fernandez-Duque, E., Di Fiore, A., … & Li, B. (2017). Impending extinction crisis of the world's primates: Why primates matter. *Science advances, 3*(1), e1600946.

Fonagy, P., & Allison, E. (2014). The role of mentalizing and epistemic trust in the therapeutic relationship. *Psychotherapy, 51*(3), 372.

Haberer, J. (2021). Die Seele–eine Reanimation. *Wer bist du, Mensch?: Transformationen menschlicher Selbstverständnisse im wissenschaftlich-technischen Fortschritt, 134*.

Henningsen, P. (2021). *Allgemeine psychosomatische Medizin: Krankheiten des verkörperten Selbst im 21. Jahrhundert*. Springer Berlin.

Hinterhuber, H. (2009). Hat die Seele in der Gegenwart noch einen Platz? Ein Plädoyer für die Wiederaneignung des Begriffes „Seele". *Psychopraxis, 12*, 28–32.

Kong, L. N., Zhang, N., Yuan, C., Yu, Z. Y., Yuan, W., & Zhang, G. L. (2021). Relationship of social support and health-related quality of life among migrant older adults: The mediating role of psychological resilience. *Geriatric Nursing, 42*(1), 1–7.

Kurzweil, R. (2005). The singularity is near. In *Ethics and emerging technologies* (393–406). London: Palgrave Macmillan UK.

Lammers, C. H., & Schneider, W. (2009). Die therapeutische Beziehung. *Psychotherapeut, 54*(6), 469–485.

Lavazza, A., & Vilaça, M. (2024). Human Extinction and AI: What We Can Learn from the Ultimate Threat. *Philosophy & Technology, 37*(1), 1–21.

Mercer, C., Trothen, T. J., Mercer, C., & Trothen, T. J. (2021). Mind Uploading: Cyber Beings and Digital Immortality. *Religion and the Technological Future: An Introduction to Biohacking, Artificial Intelligence, and Transhumanism*, 161–179.

Moreno-Agostino, D., Wu, Y. T., Daskalopoulou, C., Hasan, M. T., Huisman, M., & Prina, M. (2021). Global trends in the prevalence and incidence of depression: a systematic review and meta-analysis. *Journal of affective disorders, 281*, 235–243.

Saiphoo, A. N., & Vahedi, Z. (2019). A meta-analytic review of the relationship between social media use and body image disturbance. *Computers in human behavior, 101*, 259–275.

te Wildt, B. (2015). *Digital Junkies: Internetabhängigkeit und ihre Folgen für uns und unsere Kinder*. Droemer eBook.

te Wildt, B. T. (2012). *Medialisation: von der Medienabhängigkeit des Menschen*. Vandenhoeck & Ruprecht.

Helen Niemeyer

Künstliche Intelligenz als Digitalintervention der Zukunft?

Gemeinsamkeiten und Unterschiede von KI-basierten Interventionen und digitalen Interventionen ohne KI

Auf die Präsenz-Psychotherapie als Therapieform 1.0 folgten die digitalen Interventionen, wie internetbasierte begleitete oder unbegleitete Programme, zertifizierte digitale Gesundheitsanwendungen (DiGAs) und Selbsthilfe-Apps. Auf diese Therapie 2.0 als Assistenzsysteme steht die Psychotherapie nun an der Schwelle zur Integration von auf künstlicher Intelligenz (KI) basierenden Interventionen, eine übergreifende Therapie 3.0 der Zukunft, wie es scheint. Zwischen digitalen Interventionen 2.0 und KI-basierten Interventionen 3.0 gibt es Gemeinsamkeiten, die beide von der Präsenztherapie unterscheiden, wie die nicht vorhandene körperliche und persönliche Präsenz eines*r menschlichen Therapeut*in. In manchen Varianten digitaler Interventionen und somit sowohl bei Ansätzen mit und als auch ohne KI wird mit einem nicht-menschlichen Programm bzw. Assistenten kommuniziert. Bei beiden sind zudem datenschutzrechtliche Aspekte hochrelevant. Daher stellt sich auch die Frage, welche Ängste in Bezug auf die Nutzung von KI-basierten Interventionen aufkommen, die schon bei der Einführung digitalisierter Interventionen ausgelöst wurden. Ein Diskussionspunkt sind die Gestaltungsmöglichkeiten einer „therapeutischen" Beziehung im digitalen Kontext, ein anderer betrifft berufsständische Befürchtungen wie das Therapeut*innen durch Maschinen ersetzt werden (sollen) und somit überflüssig werden. Gibt es Bedenken, die in Bezug auf digitale Interventionen bereits entkräftet werden konnten? Möglicherweise sind manche Bedenken, die sich nicht bewahrheitet haben, sogar in Vergessenheit geraten? Und gibt es Befürchtungen, die sich bewahrheitet haben, sodass bestehende Probleme oder Herausforderungen, die bereits bei digitalen Interventionen relevant waren, nun bei KI-basierten Interventionen möglicherweise noch verschärft auftreten? Dazu müssten zunächst die Gemeinsamkeiten, aber auch die Besonderheiten von KI im Gegensatz zu den bislang bekannten digitalen Interventionen herausgestellt werden: Worin unterscheiden sich KI-basierte Interventionen grundlegend von den bisherigen digitalen Interventionen? Mit diesen Fragen setzt sich der folgende Beitrag auseinander.

1. Einleitung

Die digitale Revolution wird oft mit der industriellen Revolution des 19. Jahrhunderts verglichen (Schivelbusch, 1977). Zentral für die industrielle Revolution war die Entwicklung der Eisenbahn. "By no longer receiving its motion from an external source but somehow creating it within itself, the steam engine seemed to be the mechanical equivalent of the Copernican revolution" (Schivelbusch, 1977, S. XX). "The machine's promise was not only to duplicate and imitate nature, but to multiply her efficiency" (Schivelbusch, 1977, S. XXI). Diese technische Neuerung mit gesamtgesellschaftlichen Auswirkungen wurde zu Beginn von Ängsten vor einer durch Geschwindigkeiten um 30 km/h ausgelösten Eisenbahnkrankheit (Maes, 2001) begleitet, von der befürchtet wurde, dass sie durch „die starken anhaltenden Körpererschütterungen, die durch die stampfende Fortbewegung eines fahrenden Eisenbahnzuges hervorgerufen werden, ferner die damit verbundenen starken Geräusche und endlich der gewaltige Luftdruck und Luftzug, der bei dem rapiden Durchschneiden der Luftschichten unvermeidlich entstehen muss (…)" hervorgerufen wird. Die Befürchtungen waren in ihren ausgeprägtesten Szenarien äußerst weitreichend: „Indessen kommt es auch in einzelnen Fällen zu Abmagerung und Verfall der Körperkräfte, ja unter Umständen zu vollständiger Entkräftung, woran die Kranken dann meist zu Grunde gehen" (Maes, 2001).

Die industrielle Revolution liegt für uns mittlerweile weit zurück. Die Befürchtungen um die Eisenbahnkrankheit haben sich nicht bewahrheitet, obwohl die Geschwindigkeit fahrender Züge sich massiv beschleunigt hat, und viele damals revolutionäre Entwicklungen (wie Bahnfahrten) sind heute selbstverständlich geworden oder erscheinen aus der Perspektive der Postmoderne und im Zuge neuerer technologischer Entwicklungen bereits wieder veraltet. Aktuell befindet sich die Digitalisierung in vollem Gange. Die allgegenwärtige Verwendung von Smartphones, Apps, und des Internets, sowie die Umstellung von immer mehr vormals händischen und mechanischen Prozessen auf digitale Vorgehensweisen zeigen dieses deutlich. Die weite Verbreitung von Smartphones und die Nutzung sozialer Medien haben die Art und Weise, wie

Menschen im Alltag miteinander umgehen, bereits erheblich verändert (Luhmann et al., 2023; Wang & Wellmann, 20210). Im Bereich des Internets folgt auf das Web 1.0 und 2.0 mittlerweile bereits die Version 3.0. Web 3.0 bezieht sich auf eine Vision von Tim Berners-Lee, dem Erfinder des World Wide Web, und umfasst Prinzipien und technische Anwendungen, wie Allgegenwärtigkeit, Dezentralisierung, Künstliche Intelligenz, Blockchain und Konnektivität.

Neben den mit der digitalen Revolution verbundenen Hoffnungen und vielfältigen Vorteilen wird auch befürchtet, dass sie negative Aus- wirkungen haben kann. So wird beispielsweise befürchtet, dass digitale Technologien die Intimität menschlicher Beziehungen durch ober- flächliche Kommunikation ersetzen könnte, sodass es den Menschen an intimen und hochwertigen Interaktionen mit anderen mangelt und die Einsamkeit zunehme. Die sogenannte „Verdrängungshypothese" geht dabei in erster Linie davon aus, dass soziale Technologien zu einer Zunahme der Einsamkeit beitragen, weil die online verbrachte Zeit die Zeit ersetzt, die in persönlichen Interaktionen mit anderen verbracht wird (Turkle, 2012).

Die gesamtgesellschaftliche Zunahme computergestützter und digi- taler Interventionen, die durch das Aufkommen des Smartphones, das Internet und die Entwicklung von Web 2.0-Anwendungen ermöglicht wurde, ging auch mit der Entwicklung und Nutzung digitaler Tools in den Bereichen Selbsthilfe, der Beratung bei psychischen Belastungen und der Behandlung von psychischen Erkrankungen einher. Häufig werden diese unter dem Begriff „eMental Health" zusammengefasst. Bei digitalen eMental Health Tools werden als Vorteile gesehen, dass Warte- zeiten auf eine Präsenz-Psychotherapie aufgefangen werden können, und Non-Responder und Personen, die sich trotz Bedarf nicht in eine Präsenz-Therapie begeben würden, möglicherweise aus Angst vor Stig- matisierung, gezielt angesprochen und unterstützt werden können.

Mit der Nutzung von eMental Health Tools aus der Selbsthilfe, Be- ratung und Psychotherapie sind jedoch ebenfalls Bedenken verknüpft. So wird durch digitale Interventionen eine Entmenschlichung befürch- tet, wie dies auch generell in Bezug auf die zunehmende Nutzung von digitalen Medien der Fall ist. In Bezug auf zwischenmenschliche Kon- takte generell besagt die sogenannte „Ersatz-Hypothese", dass Online- Kontakte reale (Offline-) Kontakte gezielt ersetzen sollen (Turkle, 2012). Dies lässt sich auch auf die Bedenken hinsichtlich der von eMental Health Tools übertragen. Zudem bestehen oft auch bei Professionellen aus dem Gesundheitsbereich Bedenken hinsichtlich einer Ersetzbarkeit

von leibhaftigen Berater*innen oder Psychotherapeut*innen, bis hin zur
Befürchtung der Elimination gesamter Berufsstände.

In Bezug auf die aktuellen Entwicklungen im Bereich der künstlichen Intelligenz (KI) herrschen ähnliche Befürchtungen. Hier kommt
spezifisch noch die Sorge dazu, dass künftig zunehmend mit KI-basierten Chatbots kommuniziert wird und diese vermenschlicht werden.
Wenn hinter Online-Kontakten zudem keine realen Personen stehen,
sondern KI-basierte Chatbots, ginge die „Entmenschlichung" damit
noch einen Schritt weiter. In Bezug auf den eMental Health Bereich
bedeutet dieses, dass unbegleitete digitale Interventionen und KI-basierte Chatbots nicht wirklich verstehen können, was ein*e Patient*in
schreibt oder sagt. Chatbots als „Sprachroboter" berechnen oder sagen
quasi das nächste Wort vorher, das benötigt wird, um eine Antwort zu
formulieren, die statistisch gesehen eine bestimmte Qualität erfüllt, das
heißt zum Beispiel eine Bestätigung, eine Aufforderung oder Ähnliches
darstellen.

Eine weitere Befürchtung insbesondere in Bezug auf KI lautet, dass
für Nutzende möglicherweise auch gar nicht mehr ersichtlich wird, ob
mit einem realen menschlichen Gegenüber oder einem Chatbot kommuniziert wird. Ein KI-basierter Chatbot wäre dabei unermüdlich und
immer erreichbar, zudem niemals müde, gereizt oder abgelenkt und
würde nicht in Gespräche eigene Stimmungen und irrelevante Aspekte
einbringen. Die Auswirkungen dieser gleichbleibenden Zuwendung
der KI davon auf Menschen sind noch kaum erforscht, vornehmlich
nicht mit Blick auf vulnerable Gruppen, oder im Fall von Nutzer*innen,
denen nicht bewusst ist, dass sie mit einem KI-basierten Chatbot kommunizieren.

In Beratungs- oder Behandlungssituationen („Therapie 3.0") wird
KI von Enthusiasten jedoch als neuartiger Weg zur Verbesserung der Ge-
nauigkeit und Effektivität in der Diagnostik und Behandlung angesehen,
da maschinelles Lernen (zum Beispiel auf Basis sogenannter „neuronaler Netze") bei der Analyse großer Datensätze helfen kann, Muster zu
erkennen. Bei KI-basierten Interventionen können diese datenbasiert
individuell zugeschnitten werden (dieses wird als „tailoring" bezeichnet), und Präferenzen der einzelnen Patient*innen können gezielt beachtet und integriert werden. Weitere Gründe für den Einsatz von KI
sind der Fachkräftemangel sowie die Unsicherheit von Kliniker*innen
während des Diagnoseprozesses. Durch KI könnten, so argumentieren
Befürworter*innen, durch computergestützte Systeme die Fähigkeiten
von Kliniker*innen gezielt ergänzt werden und die bestehenden Di-

agnosemethoden unterstützt werden, indem sie die Bewertungen und Entscheidungen von Ärzt*innen oder Psychotherapeut*innen entweder ergänzen oder bestätigen (oder auf mögliche Fehleinschätzungen aufmerksam machen).

Bei der Auseinandersetzung mit diesen Befürchtungen sowie auch den großen Hoffnungen, die mit KI und mit KI-basierten Interventionen verbunden sind, ist es zunächst einmal hilfreich, sich Erkenntnisse aus der Kognitionspsychologie in Erinnerung zu rufen. Die kognitionspsychologische Forschung hat zum einen gezeigt, dass Menschen nicht gut darin sind, längerfristige Folgen in komplexen Systemen abzuschätzen (Dörner, 2005). Zum anderen konnte in Experimenten gezeigt werden, dass rasche intuitive Einschätzungen bei komplexeren Problemen, die eigentlich zeitaufwändige Analysen und analytisches Wissen erfordern, unterlegen sind (Kahnemann & Tversky, 1974). Für die Abschätzung der längerfristigen Entwicklung von KI-basierten Interventionen und deren Folgen für die Psychotherapie kann dies bedeuten, dass zum einen die realen langfristigen Folgen aktuell schwer direkt absehbar sind, und zum anderen wahrscheinlich insbesondere intuitive, erste Bedenken oft nicht in der Form eintreffen, in der sie sich als erstes aufgedrängt haben.

2. Digitale Interventionen und KI-basierte Interventionen im Vergleich

Ein Blick zurück auf die Entwicklungen im Bereich der digitalen Interventionen 2.0 ohne KI und der Digitalisierung kann helfen, die Folgen der jüngsten Entwicklungen besser abzuschätzen, denn nicht alle der Hoffnungen, Bedenken und Fragen, die nun bei KI aufkommen, sind neu. Einige waren in ähnlicher Form bereits bei der Einführung von digitalen Interventionen ohne KI oder ganz allgemein schon im Kontext der Digitalisierung relevant. Die Auswirkungen der Digitalisierung auf Einsamkeit und andere Indikatoren des Wohlbefindens sind zum Beispiel ein sehr aktiver Forschungsbereich und es zeigt sich, dass die Ergebnisse komplex sind (Nowland et al., 2018; Orben et al., 2019; Sbarra et al., 2019; Twenge et al., 2019). Insgesamt scheint der Zusammenhang zwischen der Digitalisierung sozialer Interaktionen und Einsamkeit aber schwach zu sein (Hancock et al, 2022; Nowland et al., 2018; Orben, 2020). Darüber hinaus ist die kausale Richtung des Zusammenhangs unklar: Während einige Studien darauf hindeuten, dass die Nutzung von Smartphones und sozialen Medien zu einem höheren Maß an Einsamkeit führt, legen andere nahe, dass Einsamkeit zu einer häufigeren Smartphone-Nutzung führt (Nowland et al., 2018). Neben der bereits dargestellten Verdrängungshypothese gibt es zudem auch positive Annahmen wie die „Stimulierungshypothese", gemäß der die Nutzung digitaler Technologien zur Verstärkung und Verbesserung bestehender Kontakte genutzt wird (Nowland et al., 2017).

Die im vorherigen Absatz dargestellten Befunde sind nicht explizit auf digitale Interventionen im Kontext von Psychotherapie bezogen, können aber Implikationen für diesen Bereich haben. Die therapeutische Beziehung ist ein Schlüsselelement der traditionellen psychologischen Therapie, und Psycholog*innen und Psychotherapeut*innen haben entsprechend oft ausgeprägte Bedenken, dass dieser Eckpfeiler der Therapie beeinträchtigt werden könnte. Diese Ansichten werden jedoch nicht durch die verfügbare Evidenz gestützt, die eine Gleichstellung in der Zufriedenheit und Qualität mit der therapeutischen Beziehungsgestaltung in digitalen Interventionen und Therapie in Präsenz nahelegt (Andersson et al., 2012; Berger, 2017; Hadjistavropoulos, Pugh, Hesser, & Andersson, 2017). Die therapeutische Beziehung wird auch als Arbeitsallianz bezeichnet und kann selbst in asynchronen, schreibbasierten digitalen Interventionen gut aufgebaut werden, auch wenn eine sogenannte „Kanalreduktion" vorliegt und weder Mimik noch Gestik durch den nicht vorhandenen menschlichen Präsenzkontakt vorliegen (Knaevelsrud et al., 2004; Probst et al.; 2019).

An dieser Stelle ist auch ein Überblick über die verschiedenen Varianten digitaler Interventionen hilfreich: Nach nunmehr über 20 Jahren der Entwicklung und Evaluation digitaler Interventionen gibt es mittlerweile eine Vielzahl von Anwendungen, wie schreibbasierte und browserbasierte Interventionen, die synchron oder asynchron durchgeführt werden können, therapeut*innengestützt oder unbegleitet sein können; Videotherapie; Apps und digitale Gesundheitsanwendungen (DiGAs), die auf dem PC oder dem Smartphone laufen können; Interventionen die nur online oder auch offline am Endgerät genutzt werden können; digitale Interventionen mit festem Ablauf und solche mit wählbaren Modulen und anpassbarer Reihenfolge oder entscheidungsbaumbasierte Interventionen; einzeln oder in der Gruppe nutzbare Angebote; störungsspezifische und störungsübergreifende Ansätze; Virtual oder Augmented Reality Tools; und vieles mehr. Auch hier wurden eingangs und werden auch fortlaufend noch die Regulierung, Qualität und Wirksamkeit, Datensicherheit, die Gefahr potenzieller Nebenwirkungen, notwendige Nutzer*innenkompetenzen und weiteres diskutiert.

Es gibt anschließend an den Punkt der Nutzer*innenkompetenzen auch die Befürchtungen, dass schreibbasierte und zugleich internetbasierte Ansätze, die in der Regel sehr textlastig sind, einige Menschen aufgrund von Problemen mit der Lese- und Schreibfähigkeit ausschließen könnten. Weiterhin könnten fehlende Kenntnisse und Vertrautheit mit Computern oder Datenschutzmaßnahmen den Online-Zugang erschweren. In der Tat gibt es Literatur, die die Tendenz hervorhebt, dass digitale Technologien Ungleichheiten verstärken, zum Beispiel in Bezug auf ein höheres Alter und ein niedrigeres Bildungsniveau (Azzopardi-Muscat & Sørensen, 2019). Zu den wichtigsten Hindernissen, die zum Beispiel vor allem von befragten Hausärzten genannt werden, gehören „geringe Kenntnisse über internetbasierte Interventionen" und „mangelnde Vertrautheit der Patienten mit Technologie/Internet/Medien". Die wichtigsten Faktoren sind die „wahrgenommene Eignung des Patienten, zum Beispiel gut ausgebildet, jung" und „kein Konflikt mit der Rolle des Hausarztes" (Titzler et al., 2020). Weitere Untersuchungen zu digitalen Interventionen haben zudem gezeigt, dass Bedenken hinsichtlich des therapeutischen Prozesses und mangelnde Bereitschaft zur Umsetzung als Hindernisse gelten, während Flexibilität in den Einsatzmöglichkeiten und Kosteneffizienz als Vorteile wahrgenommen werden. Potenzielle Risiken bei der Nutzung insbesondere von unbegleiteten Apps liegen in der geringen Reaktionsfähigkeit in kritischen Situationen (zum Beispiel Selbstverletzung oder sogar suizidale Krisen) oder der Schwierigkeit für die Nutzer*innen, die Qualität der App-Inhalte zu beurteilen (Messner et al., 2019).

Ein Hauptunterschied zwischen den beiden großen Gruppen digitale Interventionen und KI-basierte Interventionen besteht darin, dass die digitalen Interventionen breiter gefasst sind, wie der oben gegebene kursorische Überblick zeigt, und die Technologie hier hauptsächlich als Plattform für den Zugang zu bereits etablierten therapeutischen Ansätzen genutzt wird. Bei der kognitiven Verhaltenstherapie (KVT) zeigt sich dies sehr deutlich. KVT ist eine der am besten untersuchten Therapieformen und die meisten digitalen Interventionen, die im Forschungskontext entwickelt und evaluiert wurden, basieren ebenfalls auf der KVT (siehe zum Beispiel Polak et al., 2021). Digitale KVT kann allgemein definiert werden als die Verwendung digitaler Werkzeuge, Plattformen oder Geräte zur Durchführung oder Verbesserung der kognitiven Verhaltenstherapie (Thew et al., 2022).

KI-gestützte Therapie hingegen konzentriert sich speziell auf den Einsatz von KI-Algorithmen, um personalisierte, automatisierte und interaktive Unterstützung anzubieten. Es wäre aber als kombinierte Form auch möglich, dass in einer KI-gestützten Therapie auch Aspekte der digitalen Psychotherapie oder umgekehrt integriert werden.

Wichtig ist an dieser Stelle zunächst aber generell auch noch einmal die explizite Abgrenzung von digitalen und auch KI-basierten Interventionen und Psychotherapie gemäß dem Psychotherapeutengesetz (PsychThG). Digitale und KI-basierten Interventionen fallen in den Bereich der Beratung oder Selbsthilfe oder werden im professionellen Kontext als Assistenzsysteme eingesetzt. Insbesondere frei verfügbare Apps werden jedoch oft für Ziele wie Selbstoptimierung genutzt, ohne dass Nutzende vorher eine Diagnostik durchlaufen haben, sodass daher auch keine Indikation durch Fachpersonal gestellt werden kann. Frei verfügbare Apps sind zudem in der Mehrzahl der Fälle nicht wissenschaftlich evaluiert worden. Auch daher ist die Nutzung von frei verfügbaren Apps nicht mit Psychotherapie gleichzusetzen.

Obwohl es auch auf dem „freien Markt" qualitativ hochwertige Apps für die psychische Gesundheit gibt, die einen ansprechenden Inhalt haben und sich an evidenzbasierte Behandlungsprinzipien halten, zeigen App-Reviews (Erhardt et al., 2022; Pacheco & Scheeringa, 2022), dass diese angesichts der schieren Menge an verfügbaren Apps für die psychische Gesundheit schwer zu finden sein können. Pacheco und Scheeringa (2022) fanden bei ihrer Suche nach Apps für psychische Gesundheit im Google und Apple Play Store, die beide über 2 Millionen Apps enthalten, über 700 Apps, die sich im weiteren Sinne mit psychischer Gesundheit befassen, von denen nur 163 ihre Kriterien für einen substanziellen klinischen Aspekt erfüllten und davon nur 12 Apps in randomisiert kontrollierte Studien getestet worden waren. Bei vielen der Apps fehlt zudem ein Hinweis auf die Erhebung von Nutzerdaten, und es gibt keine Kontrollinstanz, die die Entwicklung und Verfügbarkeit von Apps überwacht und reguliert. Besonders problematisch ist zudem, dass viele Apps keine Notfallinformationen bereitstellen, falls während der Nutzung der App ein psychosozialer Notfall eintritt. Darüber hinaus sind die Nutzer*innen auf sich allein gestellt, wenn sie ohne Hilfe Entscheidungen über die Nutzung gesundheitsbezogener Apps treffen müssen. Berater*innen, die ihre Beratung durch Smartphone-Apps zur psychischen Gesundheit ergänzen, könnten versehentlich Apps integrieren, die die Sicherheit ihrer Klienten gefährden könnten. Pacheco und Scheeringa (2022) betonen daher, dass neben weiteren Studien auch klarere Informationen über empirische Bewertungen in den App-Stores und Beschreibungen erforderlich seien. Ein großes Problem bei Apps insbesondere „auf dem freien Markt" ist also der erhebliche Mangel an aktuellen Studien, in denen untersucht wird, ob diese überhaupt einen Nutzen bieten. Aber auch über frei verfügbare Apps hinaus werden generell mehr Studien mit geeigneten Kontrollbedingungen benötigt, zum Beispiel direkte Vergleiche zwischen Präsenztherapie und digitalen Interventionen mit dem gleichen therapeutischen Inhalt. Behandler*innen benötigen mehr Evidenz, um besser einschätzen und vorhersagen zu können, wer von einer Präsenztherapie im Vergleich zu einer digitalen Intervention profitiert und wer nicht (Thew et al., 2022). Mit der DiGA-Zertifizierung durch das Bundesinstitut für Arzneimittel und Medizinprodukte (BfArM) wurde im Rahmen des Digitalen Versorgungsgesetzes eine Möglichkeit geschaffen, in deren Rahmen die inhaltliche Qualität und Wirksamkeit von digitalen Interventionen erfasst wird und der Zugang zur Nutzung nur nach erfolgter Diagnosestellung durch Fachpersonal möglich ist.

Ein weiterer Faktor, der die App-Nutzung betrifft, ist das Nutzende im Schnitt 80 Apps auf ihren Endgeräten haben und die Apps aber durchschnittlich 77 % ihrer täglich aktiven Nutzer in nur drei Tagen verlieren. Nutzer*innen behalten eine App im Durchschnitt nur sechs Tage lang, bevor sie das Interesse verlieren und sie deinstallieren (Vempaty 2019; Watson 2018). Eine ähnliche Schnelllebigkeit zeigt sich in den App-Stores auch im Angebot. Larsen et al. (2016) führten eine Suche im Google Play und Apple Store nach Apps durch, die sich auf Depression, bipolare Störungen und Suizid beziehen. Die Autoren fanden heraus, dass sich mehr als 50 % der Apps in nur vier Monaten verändert hatten und alle 2,9 Tage eine App entfernt wurde. Diese rasche und unbeständige Entwicklung von Smartphone-Apps und der kurzfristige Interessenverlust der Nutzer erschwert es Forscher*innen, aktuelle evidenzbasierte Forschungsergebnisse über die Wirksamkeit von zu erheben und zu verbreiten (Palmer et al, 2021). Auch im Bereich der Apps für psychische Gesundheit ist es unverändert ein großes Problem, dass die Apps meist nach der Installation kaum genutzt werden.

In Bezug auf die Frage, ob Präsenztherapie 1.0 durch Digitalinterventionen 2.0 und KI-Interventionen 3.0 möglicherweise überflüssig oder veraltet sein könnte, wird seitens der Deutschen Gesellschaft für Psychologie (DGPs) angeregt, sowohl digitale Interventionen als auch auf maschinellem Lernen beruhende KI-Anwendungen als Assistenzsysteme zu bezeichnen und nur begleitend und in eine Fallgesamtbetreuung integriert einzusetzen, und die klinische Verantwortung beim Fachpersonal zu belassen. Das bedeutet, dass im Rahmen einer Psychotherapie die Nutzung von unterstützenden digitalen Interventionen oder KI-basierten Chatbots entweder alleine oder auch im Rahmen von „Blended Approaches/verzahnte Psychotherapie" erfolgen kann, ohne damit die Behandlung an die digitalen Assistenzsysteme zu delegieren (Bielinski et al., 2021). Stattdessen trägt das verschreibende Fachpersonal die Verantwortung für an die App ausgelagerte Einzelinterventionen und auch für den gesamten Behandlungsverlauf, insbesondere natürlich bezüglich potenzieller kritischer Ereignisse wie etwa Suizidalität. Einer digitalen oder KI-basierten assistierenden Intervention kommt somit eine unterstützende Funktion zu.

Wir befinden uns über die Entwicklung digitaler Interventionen hinaus nun am Anfang einer neuen Phase, in der Diagnostik und Behandlung psychischer Erkrankungen die Belastbarkeit, Transparenz und Fairness von KI-Systemen wissenschaftlich differenziert untersucht werden muss. In Bezug auf KI-basierte Interventionen wird dabei in der Forschung gegenwärtig vorwiegend diskutiert, welche Formen der Regulierung und Prüfung (Qualität und Wirksamkeit) notwendig sind. Zudem werden neben konkreten Fragen der Datensicherheit auch Nebenwirkungen und gesellschaftliche und ethische Implikationen reflektiert: Führen KI-basierte Interventionen zu einer Verringerung der gesundheitlichen Ungleichheit oder zu einer Verstärkung des „Digital Health Divide"? Gleichzeitig können durch digitale Interventionen wie auch KI-basierte Interventionen möglicherweise gezielt sonst schwer erreichbare Zielgruppen adressiert werden. Mit Blick auf die Anwender*innen wird aber auch gefragt, welche Kompetenzen für die Nutzung vorausgesetzt werden (Fischer, 2020).

Wichtig ist an dieser Stelle auch die Transparenz: Die Chatoberflächen von manchen digitalen Interventionen sind auf den ersten Blick nicht immer zu unterscheiden hinsichtlich standardisierter, automatischer Texte, therapeut*innengestützer Generierung, oder KI-basierter Erstellung. Möglicherweise fällt es selbst Fachleuten schwer, zwischen digitalen Interventionen mit determinierten Entscheidungsbäumen allein anhand von vorab festgelegten Wenn-dann-Regeln und solchen mit KI zu unterscheiden. Die Stellungnahme der Deutschen Gesellschaft für Psychologie (DGPs) auf die Schrift des Deutschen Ethikrates zu „Mensch und Maschine –Herausforderungen durch Künstliche Intelligenz" (Deutsche Gesellschaft für Psychologie, 2023) befasst sich zum Beispiel damit, dass der Ethikrat in seiner Schrift nicht ausreichend differenziere zwischen Apps und DiGAs mit und ohne KI. Wenn Apps und DiGAs Wahlmöglichkeiten enthalten, sind diese entscheidungs-baum-basierte Programme mit einer endlichen Menge an hinterlegten Auswahlmöglichkeiten. Auch der bereits 1966 entwickelte Chatbot Eliza von Weizenbaum würde noch eher in den Bereich entscheidungs-baum-basierter digitaler Technik fallen und nicht schon unter künstliche Intelligenzsysteme.

Aktuell befinden sich die meisten KI-basierten Ansätze zur Diagnostik und Behandlung psychischer Störungen größtenteils noch im Prototypenstadium. Zu Programmen, die zum Beispiel den sogenannten „Woebot", einen Chatbot, einsetzen, liegen jedoch schon einige Studien vor. Die Forschung zu den Programmen mit dem Woebot hat die Machbarkeit, Akzeptanz und Wirksamkeit solcher Interventionen inzwischen nachgewiesen (z.B. Prochaska et al., 2021). Darüber hinaus hat eine retrospektive Analyse mit über 36.000 Nutzern von Programmen, die den Woebot integriert haben, gezeigt, dass die Nutzer*innen eine Arbeitsallianz mit dem Woebot eingehen (Darcy et al., 2021).

Zudem müssten die spezifischen Merkmale von Chatbots und Chatbot-gestützten Programmen identifiziert werden, die diese wirksam machen. Eine erste Meta-Analyse von elf Studien, in denen verschiedene Chatbots genutzt wurden, ergab zudem, dass durch Chatbots vermittelte Interventionen bei Depression und Angstzuständen die klinischen Symptome signifikant verbesserten, und hier insbesondere die depressiven Symptome ($g = 0.54$, $p < .001$). Es wurden zwar keine signifikanten Unterschiede zwischen den Untergruppen festgestellt. Jedoch zeigen die Ergebnisse größere Effektstärken für Probanden mit diagnostizierten klinischen Angst- oder Depressionssymptomen, Chatbots mit einer Verkörperung, einer Kombination von Eingabe- und Ausgabeformaten, Programme mit weniger als zehn Sitzungen, und inhaltlich für Problemlösungstherapie entwickelt. Chatbot-gestützte Ansätze könnten somit in Gesundheitseinrichtungen als ergänzende oder unterstützende Interventionen für Depressionen und Behandlung von Depressionen und Angstzuständen eingesetzt werden. Die Wirksamkeit von Chatbot-gestützten Interventionen müsste freilich im Vergleich zu Präsenzpsychotherapie direkt vergleichend untersucht werden (Lim et al., 2022). Weitere hochwertige Studien sind zudem erforderlich, um die Wirksamkeit von Chatbot-gestützten Interventionen auf Symptome verschiedener weiterer Störungsbilder zu untersuchen (Lim et al., 2022).

Parallel zu direkt von Patient*innen nutzbaren Anwendungen mit Chatbots wird an unterstützenden KI-Systemen gearbeitet, die die Vorteile von maschinellem Lernen nutzen, um Psychotherapeut*innen und andere Behandler*innen in ihren klinischen Entscheidungen zu unterstützen. Das Ziel ist es hier, präzisere Prognosen von Therapieverläufen und Behandlungsergebnissen sowie Abbruchwahrscheinlichkeiten zu liefern (Hilbert et al., 2020), Empfehlungen für therapeutische Herangehensweisen im Sinne der differentiellen Indikation zu geben, und zeitnahe Anpassungen der Behandlung bei ungünstigen Verläufen zu ermöglichen (Schaffrath et al., 2022). Auch solche dateninformierten Empfehlungen für Psychotherapeut*innen sollen diese als Expert*innen unterstützen, diese aber nicht ersetzen.

Darüber hinaus können KI-Ansätze in der Psychotherapieforschung und Diagnostik dafür eingesetzt werden, um weitere Datenebenen auszuwerten und zusammenzuführen, wie Video-, Audio- und/oder Neuroimaging-Daten (Bickman, 2020). Sowohl die KI als auch das maschinelle Lernen stützen sich in der Regel auf Eingaben zur Klassifizierung von Diagnosen oder Fällen sowie auf vorhandene Daten über Diagnoseverfahren und -fälle, oder von Therapieverlaufsdaten, die dann an unabhängigen neuen Fällen gemessen werden, um zu ermitteln, wie effektiv die Technologie bei der Vorhersage eines Diagnose- oder Therapieerfolg-Ergebnisses ist. Ähnliche Entwicklungen im Bereich der Diagnostik finden parallel in der Medizin statt. Damit sollen KI-basierte Ansätze Unterstützungstools für Kliniker*innen und Therapeut*innen darstellen, um deren Effektivität als Diagnostiker*innen und Behandler*innen zu verbessern. Diese Aspekte sind KI-spezifisch und haben kein entsprechendes Pendant im Bereich der digitalen Interventionen. KI und maschinelles Lernen sind dabei aber wie die digitalen Interventionen auch mit der Hoffnung verbunden, die Wartezeiten bezüglich der Diagnostik und der Psychotherapie zu verkürzen (Erden et al., 2021). Ziel der Entwicklungen ist es dabei aber explizit nicht, eine eigenständig von einer KI durchgeführte Behandlung zu ermöglichen. Es wird empfohlen, KI-gestützte Interventionen und Diagnostiktools als Assistenzsysteme zu integrieren.

Für Interventionen mit KI-basierten Chatbots auf dem „freien Markt" ist jedoch denkbar, dass sie dasselbe Schicksal ereilen könnte wie im Bereich der digitalen Interventionen die Apps, die im Android- oder Apple-Store angeboten werden: Es könnte zu einem schlecht evaluierten, unübersichtlichen und kurzlebigen Massenangebot kommen, das für Nutzende wenig ansprechend ist und nicht dauerhaft verwendet wird.

3. Offene Fragen in Bezug auf KI-basierte Interventionen

Eine Zusammenfassung der Aspekte, die für KI-basierte Chatbot-Inter-
ventionen relevant und zukünftig zu klären sind, wurde vor drei Jahren
in der renommierten Fachzeitschrift JAMA veröffentlicht (McGreevey
et al., 2020). Der erste wichtige Punkt ist hier die Frage, wer die Interaktionen bzw. Kommunikation zwischen Patienten und dem KI-basierten Chatbot „überwacht": Welches Monitoring und welche Qualitätssicherung sind notwendig? Im Detail stellt sich hier die Anschlussfrage,
ob ein Monitoring und gezieltes Screenen der Inhalte generell und wenn
ja, ob in bestimmten Intervallen oder sogar durchgängig 24 Stunden am
Tag und sieben Tage die Woche, oder nach einem anderen inhaltlich
ausgerichteten Konzept stattfinden sollte. Solche Prüfungen wären sehr
umfangreich in der Vorbereitung und Durchführung. Dazu müssten zunächst erst einmal Kriterien entwickelt werden, nach denen die Inhalte
evaluiert werden, um zum Beispiel besonders kritische oder prognostisch
risikoreiche Textpassagen zu erkennen. Diese Notwendigkeit stellte sich
bei digitalen Interventionen in anderer Form, da Therapieinhalte hier
entweder vorab standardisiert entwickelt und geprüft werden oder in
begleiteten Interventionen durch geschulte Therapeut*innen oder Berater*innen generiert werden.

Der zweite wichtige Bereich ist, dass sorgfältig getestete Krisenma-
nagementpläne entwickelt werden müssen und eine Notfall-Kontakt-
möglichkeit zu einem/r Mediziner*in oder Psycholog*in gegeben sein
muss. Dieser Aspekt ist ebenso bei digitalen Interventionen relevant.
Hier enthalten die Interventionen im Idealfall gezielte regelmäßige
Abfragen zur Erfassung von Krisen oder Gedanken über den Tod und
Vermittlungen an geschultes Personal im Notfall. Bei KI-basierten Ge-
sprächsverläufen müssten, falls solche gezielten Abfragen nicht integriert
sind, Szenarien konfiguriert werden, um aus den Texten der Nutzenden
einen Bedarf ableiten zu können und gezielt ein Notfallmanagement
einzuleiten. Wenn im Folgeschritt die zuständigen Instanzen einen
Chatverlauf prüfen, wäre die Frage, wie gut sie Feinheiten in Sprache,
Tonfall und Kontext erkennen können, die auf ein Risiko für den Patienten hindeuten könnten?

Ein weiterer wichtiger Aspekt ist, welche Arten von klinischen Aufgaben durch KI-basierte Chatbots ergänzt oder automatisiert werden
sollten und welche nicht? Wie viel Anleitung sollten die KI-basierten
Chatbots den Patienten geben? Hier wären Expertengremien gefragt,
und weitere Studien sind notwendig. Diese Fragen stellten sich in ähn-

licher Form bereits bei digitalen Interventionen. Hier gibt es mittlerweile mehr Studien zur Wirksamkeit, aber dennoch weiterhin zu wenig
Evidenz zu den wichtigsten Bestandteilen von digitalen Interventionen
und zur differenziellen Indikation. Somit ist auch bei digitalen Interventionen weitere Forschung notwendig, um gezielte Indikationen vorzu-
nehmen.

Ein Aspekt, der die Schnittstelle zwischen menschlichem/r Behandler*in und KI betrifft, verbindet sich mit folgenden Fragen: Vertrauen
Kliniker den KI-basierten Chatbots? Dasselbe gilt auch für die Nutzenden: Tun das die Patient*innen? Und in welchem Ausmaß sollten sie
das? Inwieweit müssen Behandler*innen und Patient*innen die Funktionsweise von KI-basierten Chatbots verstehen, um sie effektiv und aufgeklärt zu nutzen und ein angemessenes Maß an Vertrauen entwickeln
zu können? Bei digitalen Interventionen können sich Behandler*innen
und Nutzende gut an bisherigen Evaluationen orientierten. Bei KI-basierten Interventionen ist das generell natürlich ebenfalls möglich, aber
hier kommt hinzu, dass durch die KI in jedem einzelnen Nutzer*in-
nen-Anwendungsfall ja neuer Text generiert wird, während je nach
Standardisierungsgrad die Inhalte bei digitalen Interventionen nach der
Evaluation ja fix sind und unverändert bleiben.

Digitale Interventionen basieren zudem größtenteils auf etablierten
Therapieverfahren wie der KVT. Welches sollen hingegen die inhaltlichen Quellen für die KI-basierten Chatbots sein? Enthalten sie Empfehlungen oder Leitlinien? Es müsste zudem jeweils geprüft werden,
inwieweit die Chatbot-Empfehlungen in der konkreten Umsetzung
dann mit den jeweiligen Vorgaben übereinstimmen.

Weitere Aspekte betreffen die Datennutzung, den Datenschutz und
die Integration von Daten: Wer kann auf den Datenaustausch zwischen
Patient*innen und KI-basierten Chatbots zugreifen? Wer „besitzt"
oder kontrolliert die Daten? Werden die Daten gespeichert oder bereinigt? Wenn sie gespeichert werden, für welche Zwecke erfolgt dies
(zum Beispiel Forschung, kommerzielle Nutzung)? Zu beachten sind
hier insbesondere die Datenschutzgesetze (z.B. EU-Datenschutzverord-
nung) und die Vorgaben der Guten Klinischen Praxis (GCP) für den
Studienkontext, sowie die berufsrechtlichen Regularien und Pflichten
im Rahmen einer Psychotherapie (z.B. die Berufsordnung der Kammer
für Psychologische Psychotherapeut*innen und Kinder- und Jugend-
lichentherapeut*innen im Land Berlin).

Zur Datenspeicherung wäre möglicherweise zukünftig auch zu entscheiden: Werden die Chatbot-Gespräche in die elektronischen Ge-

sundheitsakten der Patient*innen integriert oder verbleiben sie in den einzelnen Geräten? Können und sollten umgekehrt Informationen aus der elektronischen Gesundheitsakte in die KI-Anwendung integriert werden, um die Interaktionen mit den Patient*innen besser zu kontextualisieren? Bei Inhalten aus dem Bereich der digitalen Interventionen ist das bislang noch nicht automatisch der Fall.

Zum Bereich möglicher Verzerrungen in den Daten, Bias-Risiko und gesundheitliche Chancengleichheit werden weitere Fragen betont: Welche Patient*innen-Daten werden zum Trainieren von KI-Algorithmen verwendet? Wie repräsentativ sind sie? Wie entwickeln sich die KI-basierten Chatbots im Laufe der Zeit weiter, um neue Nutzergruppen zu berücksichtigen? Und wie gehen KI-basierte Chatbots mit Akzenten und Sprecher*innen anderer Sprachen um? Was ist mit Patient*innen mit Behinderungen?

In Bezug auf den Datenschutz stellt sich die Frage, ob die Daten von Chatbot-Gesprächen verschlüsselt werden müssen, da die Daten, Geräte oder Apps gehackt oder heimlich überwacht werden könnten. Gesetzliche Regelungen zu den notwendigen Beschränkungen für den Zugang zur KI-basierten Intervention wären ebenfalls noch zu erarbeiten. Ist eine 2-Faktor-Authentifizierung erforderlich? Welches sind die Kompromisse zwischen ausreichender Sicherheit und nicht zu aufwändigem Zugriff für Nutzende? Prinzipiell gelten für alle digitalen Interventionen die Europäische Datenschutzgrundverordnung (DSGVO) und deren Umsetzung in den nationalen Rechtsrahmen (z.B. Bundesdatenschutzgesetz). Hieraus ergeben sich für KI-Anwendungen strenge Vorgaben hinsichtlich Verantwortlichkeit, Rechtsgrundlage der Datenverarbeitung und Informationspflichten.

Auch Fragen zur Haftung werden relevant: Wer ist rechenschaftspflichtig, wenn KI-basierte Chatbots versagen? Die Trägerorganisationen des Gesundheitswesens oder die Psychotherapeut*innen und Behandler*innen, oder stattdessen die KI-basierten Chatbot-Anbieter? Oder kann die Haftung auf alle diese Akteure verteilt werden? Welche Rolle spielt die Versicherung bei KI-basierten Chatbot-Diensten? Werden für KI-basierte Chatbots ähnliche Lizenzen oder Berechtigungsnachweise wie für menschliche Behandler*innen erforderlich sein? In Deutschland wurde mit dem Digitale-Versorgung-Gesetz (DVG) erstmals ein rechtlicher Rahmen für die Integration von digitalen Interventionen geschaffen, der in Zukunft auch bei KI-basierten Angeboten Anwendung finden könnte. Diese Digitalen Gesundheitsanwendungen (DiGA) benötigen eine CE-Medizinproduktezertifizierung gemäß der EU-Medizinprodukteverordnung (MDR) und können anschließend durch die Hersteller*innen in ein Prüfverfahren beim Bundesinstitut für Arzneimittel und Medizinprodukte (BfArM) gegeben werden. Dieses Verfahren beinhaltet strenge Vorgaben hinsichtlich Sicherheit, Funktionstauglichkeit, Qualität, Interoperabilität, Datenschutz und Datensicherheit, sowie den Nachweis positiver Versorgungseffekte (Bundesinstitut, 2023). Nach vorläufiger Aufnahme in das DiGA-Verzeichnis, kann das Angebot in einer 12-monatigen Erprobungsphase von Behandler*innen verschrieben werden und wird von den Krankenkassen erstattet. Nach Abschluss der Erprobungsphase werden die Versorgungseffekte erneut evaluiert und über eine dauerhafte Aufnahme in das DiGA-Verzeichnis entschieden.

Als relevante Fragen zur Forschung und Entwicklung von KI-basierten Interventionen werden die folgenden betrachtet: Welche Herangehensweise oder welcher „Tonfall" funktionieren am besten für welche Patient*innen? Menschlich vs. roboterhaft, einfühlsam vs. stoisch, knapp vs. einnehmend, weiblich vs. männlich vs. geschlechtsneutral?

Weitere inhaltliche Forschungsfragen sind: Was finden die Patient*innen am nützlichsten und was am wenigsten hilfreich? Was motiviert Patient*innen zunächst auch einmal, KI-basierte Chatbots überhaupt zu nutzen? Und welches sind die häufigsten Fragen oder Bedürfnisse, die an KI-basierte Chatbots gestellt werden? Wie hoch sind die Abbruchquoten? Warum brechen manche Patient*innen die Nutzung von KI-basierten Chatbots ab? Welche anderen Funktionen werden gewünscht, sind realisierbar und werden am meisten benötigt? Wie sehen die Ergebnisse der Patient*innen mit KI-basierten Chatbots aus? Zur Beantwortung dieser Fragen sind Studien notwendig und hier lassen sich die bisherigen Befunde aus der Forschung zu digitalen Interventionen vermutlich nicht unmittelbar übertragen.

Auch der Bereich Steuerung, Prüfung und Bewertung von KI-basierten Interventionen ist relevant: Wie werden Entscheidungen über die Auswahl, den Einsatz und die Verwendung von KI-basierten Chatbots geregelt? Wie wird die Leistung vor der Einführung mit tatsächlichen Patient*innen getestet und bewertet? Welche Arten von Standard-Leistungsmetriken und -bewertungen werden entwickelt und umgesetzt? Wie werden erwünschte Ergebnisse und unerwartete oder unerwünschte Ergebnisse, einschließlich Verzerrungen, erfasst und laufend bewertet? Wie werden diese Bewertungen genutzt, um den Einsatz von KI-basierten Chatbots fortzusetzen, auszusetzen oder zu ändern? Im Bereich der digitalen Interventionen werden in der Forschung wie auch in der

Präsenztherapie beispielsweise zunehmend Nebenwirkungen mit erfasst und berücksichtigt.

Abschließend wird zur Förderung von Innovation nochmals generell die Frage aufgeworfen, wie die Entwicklung, Erprobung und Einführung vielversprechender neuer Technologien mit der Notwendigkeit in Einklang gebracht werden können, dass die kritischen der bisher genannten Aspekte vermieden werden. Bereits bei digitalen Interventionen haben Studien aus anderen Ländern zudem gezeigt, dass für eine erfolgversprechende und breite Anwendung auch ein strukturiertes Implementierungskonzept und Änderungsmanagement im Gesundheitssystem und ausreichende Finanzierungsstrukturen relevant wären (Desveaux et al., 2019). Für eine breite Anwendung von KI-basierten Interventionen als Gesundheitsinnovationen gilt sehr wahrscheinlich dasselbe.

Weitere zukünftige Herausforderungen liegen in der Zusammenarbeit zwischen Psycholog*innen und Informatiker*innen in der Entwicklung von KI-gestützten Assistenzsystemen. Hier hat sich bereits bei digitalen Interventionen gezeigt, dass es eines ausreichenden interdisziplinären Verständnisses und Dialogs bedarf. KI soll zudem beziehungsweise kann zudem auch in konvergierenden Technologien eingesetzt werden, die zum Beispiel das Scannen des Gehirns in diagnostische Prozesse einbeziehen. Computergestützte Werkzeuge, die MRT-Bilder mithilfe von maschinellen Lernverfahren auswerten, sind vielversprechend, aber es gibt auch Schwächen, Grenzen und Hürden zu überwinden. Hier bedarf es insbesondere eines interdisziplinären Verständnisses und Wissensvorsprungs, der über die Grenzen der Disziplinen hinausgeht. So sollten beispielsweise Informatiker, die Algorithmen für die Diagnosestellung entwickeln sollen, über ein ausreichendes Verständnis von psychischen Erkrankungen und Interventionen verfügen und sich auch über die verschiedenen Facetten des Diagnoseprozesses informiert haben, während es wichtig ist, dass die Kliniker*innen die neuen Technologien verstehen, die den automatisierten Systemen zugrunde liegen. Zu den Schwierigkeiten gehört hier auch die Tiefe des Verständnisses. Dazu gehört, dass das Wissen um die Funktionsweise eines Algorithmus nicht unbedingt ausreicht, um die Verzerrungen zu erkennen, die sowohl den Algorithmen als auch den Datensätzen, auf denen sie beruhen, innewohnen können. Außerdem benötigen Algorithmen riesige Datenmengen, bevor sie wirklich effektiv sein können, und die gibt es derzeit oftmals nicht.

Bei den bisher dargestellten Anwendungen und Anwendungsmöglichkeiten von KI sollen zudem die entwickelten Instrumente die bestehenden, von Kliniker*innen geführten Diagnoseverfahren weitgehend ergänzen. Es ist hierbei noch nicht klar, ob der Einsatz von KI-basierten Systemen tatsächlich die oben genannten Probleme lösen würde, wie zum Beispiel Lösungen für begrenzte Ressourcen zu bieten oder einen Mangel an Spezialisten wirklich effektiv auszugleichen. Es ist auch nicht klar, ob KI zukünftig dazu beitragen kann, Voreingenommenheiten zu vermeiden, insbesondere wenn die Ergebnisse eines automatisierten Systems von dem/der Kliniker*in, der/die die Beurteilung vorgenommen hat, interpretiert und/oder angewendet werden müssen. Ein System kann nicht verhindern, dass eine Person das System nutzt, um Daten in einer Weise zu interpretieren, die wiederum ihren eigenen Präferenzen und Vorurteilen entspricht (Erden et al., 2021). Die verschiedenen Urteilsroutinen verschwinden auch nicht, wenn KI bald zu unserem therapeutischen Alltag gehört. Es bleibt eine wichtige Aufgabe für die Zukunft, die Assistenzsysteme auf ihre Voreingenommenheiten immer wieder zu überprüfen.

4. Ausblick

Was sagt die künstliche Intelligenz selbst dazu? In einem kleinen „Selbstversuch" habe ich ChatGPT einmal gefragt, was die Unterschiede zwischen digitalen und KI-basierten Interventionen sind, welches Bedenken es jeweils gibt, und welche Personen eher digitale Interventionen oder eher KI-basierte Interventionen nutzen sollten. ChatGPT hat mir Folgendes geantwortet:

Eine „digitale Psychotherapie" und eine „KI-gestützte Therapie" sind zwei verschiedene Ansätze im Bereich der psychologischen Unterstützung und Therapie, die sich auf verschiedene Weisen auf Technologie stützen. Hier sind die Unterschiede zwischen den beiden:

1. Digitale Psychotherapie: Die digitale Psychotherapie bezieht sich auf therapeutische Ansätze, bei denen Technologie wie Computer, Smartphones oder Online-Plattformen zur Durchführung von psychotherapeutischen Interventionen genutzt werden. Dies kann auf verschiedene Arten erfolgen:

– Online-Therapie: Therapiesitzungen werden über Videokonferenzen oder Chat-Plattformen abgehalten, um eine Ferntherapie zu ermöglichen.

– Selbsthilfe-Apps und Plattformen: Es gibt zahlreiche Apps und Online-Plattformen, die therapeutische Übungen, Tagebuchführung und Ressourcen für Menschen mit psychischen Herausforderungen bieten.

- *Psychoedukation: Digitale Ressourcen werden genutzt, um psychoedukative Inhalte zu verbreiten, die Menschen über psychische Gesundheit aufklären und ihnen helfen, ihre Symptome zu verstehen.*

2. *KI-gestützte Therapie: Die KI-gestützte Therapie nutzt künstliche Intelligenz (KI), um therapeutische Unterstützung und Interventionen zu bieten. Hierbei kommen Algorithmen und maschinelles Lernen zum Einsatz, um personalisierte Empfehlungen und Interventionen anzubieten:*

   - *Chatbots und virtuelle Assistenten: KI-basierte Chatbots können Gespräche mit Nutzern führen, ihnen Ratschläge geben und sie bei der Bewältigung von stressigen Situationen unterstützen. Sie können auch aufgrund von Nutzerantworten lernen und ihre Antworten anpassen.*

   - *Stimmungs- und Verhaltensanalyse: KI kann Texte oder Sprache analysieren, um Stimmungsveränderungen oder Verhaltensmuster zu erkennen, die auf psychische Gesundheitsprobleme hinweisen könnten.*

   - *Personalisierte Interventionen: Basierend auf den von Nutzern bereitgestellten Informationen und der Analyse von Verhaltensmustern kann KI personalisierte Empfehlungen für Bewältigungsstrategien oder Aktivitäten geben.*

Menschen haben verschiedene Bedenken und Vorbehalte in Bezug auf digitale Interventionen im Bereich der psychologischen Unterstützung und Therapie. Hier sind einige häufige Bedenken:

1. *Datenschutz und Sicherheit: Menschen sind oft besorgt darüber, welche persönlichen und sensiblen Informationen bei der Nutzung digitaler Plattformen oder KI-gestützter Therapien gesammelt werden und wie diese Daten geschützt werden. Die Angst vor Datenlecks oder unautorisiertem Zugriff kann eine ernsthafte Sorge sein.*

2. *Mangel an persönlicher Verbindung: Die traditionelle Therapie bietet eine persönliche Interaktion zwischen Therapeuten und Klienten. Einige Menschen befürchten, dass digitale Interventionen diese persönliche Verbindung beeinträchtigen könnten und dass der menschliche Aspekt der Therapie verloren gehen könnte.*

3. *Unzureichende Qualifikation: Menschen könnten Bedenken haben, dass digitale Plattformen oder KI-gestützte Therapien von nicht ausreichend qualifizierten Personen entwickelt oder betrieben werden. Sie könnten Zweifel daran haben, ob die bereitgestellte Hilfe tatsächlich angemessen und effektiv ist.*

4. *Fehlende Individualisierung: Einige befürchten, dass digitale Interventionen möglicherweise nicht in der Lage sind, die Komplexität und Individualität der psychischen Gesundheit jedes Einzelnen angemessen zu berücksichtigen.*

Sie könnten besorgt sein, dass standardisierte Ansätze nicht effektiv auf ihre persönlichen Bedürfnisse eingehen.

5. *Mangelnde menschliche Empathie: Menschen schätzen oft die menschliche Empathie, die ein Therapeut in einer Therapiesitzung bieten kann. Digitale Plattformen könnten Schwierigkeiten haben, diese Ebene der Empathie und des Einfühlungsvermögens zu replizieren.*

6. *Technische Hürden: Einige Personen könnten Schwierigkeiten bei der Nutzung von digitalen Plattformen oder Technologie im Allgemeinen haben. Dies könnte Menschen, die nicht so technisch versiert sind, davon abhalten, digitale Interventionen zu nutzen.*

7. *Mangelnde Kontrolle: Die Vorstellung, dass KI-gestützte Systeme oder digitale Plattformen Entscheidungen für sie treffen könnten, könnte Menschen beunruhigen und das Gefühl der Kontrolle über ihre eigene Behandlung beeinträchtigen.*

8. *Langfristige Effektivität und Abhängigkeit: Einige Menschen könnten besorgt sein, dass kurzfristige positive Ergebnisse aus digitalen Interventionen nicht langfristig anhalten könnten. Es besteht auch die Sorge, dass Menschen möglicherweise zu abhängig von digitalen Lösungen werden könnten.*

Diese Bedenken spiegeln die komplexen sozialen, ethischen und praktischen Aspekte wider, die bei der Einführung von digitalen Interventionen im Bereich der psychologischen Unterstützung berücksichtigt werden müssen. Es ist wichtig, diese Bedenken ernst zu nehmen und sorgfältig zu adressieren, um digitale Lösungen zu entwickeln, die sowohl effektiv als auch verantwortungsbewusst sind.

Menschen haben auch bei KI-gestützten Interventionen im Bereich der psychologischen Unterstützung und Therapie verschiedene Bedenken. Hier sind einige häufige Bedenken in Bezug auf KI-gestützte Interventionen:

1. *Mangelnde Empathie und Verständnis: KI-Systeme können Schwierigkeiten haben, menschliche Empathie und Verständnis angemessen zu vermitteln. Menschen könnten befürchten, dass KI nicht in der Lage ist, auf emotionaler Ebene angemessen zu reagieren oder zu verstehen.*

2. *Fehlende Individualisierung: KI-basierte Systeme können auf Daten und Algorithmen basieren, was zu standardisierten Ansätzen führen kann. Einige Menschen befürchten, dass die individuellen Bedürfnisse und Nuancen ihrer psychischen Gesundheit nicht angemessen berücksichtigt werden könnten.*

3. *Unvorhersehbares Verhalten: KI-Algorithmen können komplex sein und Ergebnisse erzeugen, die schwer vorherzusagen sind. Menschen könnten besorgt sein, dass KI-gestützte Systeme unerwartete oder unangemessene Antworten oder Empfehlungen geben könnten.*

4. *Datenschutz und Sicherheit: Wie bei digitalen Interventionen im Allgemeinen könnten Menschen auch bei KI-gestützten Interventionen Bedenken hinsichtlich Datenschutz und Sicherheit haben. Die Sammlung von sensiblen Gesundheitsdaten durch KI-Systeme könnte als risikoreich angesehen werden.*

5. *Mangel an menschlicher Interaktion: Die persönliche Interaktion mit einem menschlichen Therapeuten kann als entscheidend für den therapeutischen Prozess betrachtet werden. Menschen könnten Bedenken haben, dass KI-gestützte Interventionen diese menschliche Komponente nicht ausreichend ersetzen können.*

6. *Vertrauenswürdigkeit der Technologie: Die Akzeptanz von KI-basierten Therapieansätzen könnte von der Wahrnehmung der Technologie abhängen. Menschen könnten zögern, KI-Systemen in sensiblen Angelegenheiten wie ihrer psychischen Gesundheit zu vertrauen.*

7. *Einschränkung des kreativen Denkens: Einige könnten befürchten, dass der Einsatz von KI-Algorithmen dazu führen könnte, dass Menschen sich zu sehr auf die Technologie verlassen und ihr eigenes kreatives Denken oder Selbstreflexion vernachlässigen.*

8. *Ethik und Verantwortlichkeit: Die Verwendung von KI in der Psychologie wirft ethische Fragen auf, insbesondere in Bezug auf die Verantwortlichkeit bei negativen Auswirkungen oder Fehlentscheidungen von KI-Systemen.*

9. *Langfristige Effektivität: Es besteht die Besorgnis, dass die kurzfristigen positiven Ergebnisse von KI-gestützten Interventionen möglicherweise nicht langfristig nachhaltig sind oder dass sie langfristig nicht die gleiche Wirkung haben wie herkömmliche Therapieansätze.*

Diese Bedenken spiegeln die Unsicherheit und die Herausforderungen wider, die mit der Einführung von KI in den Bereich der psychologischen Unterstützung verbunden sind. Es ist wichtig, diese Bedenken ernst zu nehmen und bei der Entwicklung und Umsetzung von KI-gestützten Interventionen angemessen zu berücksichtigen.

Die Entscheidung darüber, ob jemand digitale Interventionen oder KI-gestützte Interventionen nutzen sollte, hängt von verschiedenen Faktoren ab und sollte idealerweise in Absprache mit qualifizierten Fachleuten getroffen werden. Hier sind einige Überlegungen, die bei der Entscheidungsfindung helfen könnten:

1. *Art der Herausforderungen: Zunächst sollte die Art der psychischen oder emotionalen Herausforderungen, mit denen eine Person konfrontiert ist, berücksichtigt werden. Einige Probleme könnten besser auf traditionelle Weise von einem menschlichen Therapeuten behandelt werden, während andere für digitale oder KI-gestützte Ansätze geeignet sein könnten.*

2. *Schweregrad: Der Schweregrad der psychischen Symptome oder Herausforderungen ist ein wichtiger Faktor. Bei schweren oder akuten Problemen kann eine persönliche Interaktion mit einem qualifizierten Therapeuten unerlässlich sein.*
3. *Vorlieben und Komfort: Die individuellen Vorlieben und der Komfort des Einzelnen spielen eine große Rolle. Einige Menschen bevorzugen möglicherweise den persönlichen Kontakt mit einem Therapeuten, während andere möglicherweise offener für digitale oder technologiebasierte Ansätze sind.*
4. *Zugänglichkeit: Die Zugänglichkeit zu qualifizierten Therapeuten kann je nach Standort, Zeit und Ressourcen variieren. Digitale Interventionen und KI-gestützte Ansätze könnten Personen helfen, die Schwierigkeiten haben, einen Therapeuten vor Ort zu finden.*
5. *Technologische Fähigkeiten: Die Fähigkeiten und das Vertrauen in den Umgang mit Technologie sind ebenfalls wichtige Faktoren. KI-gestützte Interventionen erfordern oft eine gewisse technologische Kompetenz, während digitale Interventionen in Form von Apps oder Online-Plattformen möglicherweise einfacher zugänglich sind.*
6. *Kombination von Ansätzen: In einigen Fällen kann eine Kombination aus traditionellen therapeutischen Ansätzen und digitalen oder KI-gestützten Interventionen am effektivsten sein. Zum Beispiel könnten einige Sitzungen mit einem menschlichen Therapeuten mit unterstützenden digitalen Ressourcen ergänzt werden.*
7. *Verfügbarkeit von Fachleuten: In einigen Regionen oder Situationen könnten qualifizierte Therapeuten begrenzt sein. In solchen Fällen könnten digitale oder KI-gestützte Ansätze als Ergänzung oder Alternative dienen.*
8. *Empfehlungen von Fachleuten: Die Meinung und Empfehlungen von qualifizierten Fachleuten, wie Psychologen oder Ärzten, können eine wichtige Rolle bei der Entscheidungsfindung spielen. Diese Fachleute können aufgrund ihrer Erfahrung und ihres Wissens eine fundierte Empfehlung geben.*

Es ist wichtig zu betonen, dass es keine Einheitslösung gibt. Die Entscheidung sollte immer auf individueller Basis getroffen werden, wobei die Bedürfnisse, Vorlieben und Umstände der betroffenen Person berücksichtigt werden. In einigen Fällen kann es auch sinnvoll sein, Fachleute zu konsultieren, um eine fundierte Entscheidung zu treffen.

Daraufhin habe ich ChatGPT noch gefragt, welche Vorteile ein Blended-Approach aus zwischenmenschlicher Präsenztherapie und ergänzenden KI-basierten Chatbot-Tools hätte. Anschließend hat mich die Kombination von Präsenztherapie und digitalen Interventionen interessiert. Hier hat ChatGPT teils die gleichen Vorteile für digitale wie für KI-basierte Interventionen genannt. Bei der Frage, wonach man sich für eine der beiden Kombinationen entscheiden sollte, hat sich ChatGPT keine Argumente genannt, sondern verweist auf individuelle Lösungen. In der Summe liegen die Einschätzungen, die ChatGPT gibt, und meine eigenen Einschätzungen nicht weit auseinander. Uns allen ist längst deutlich, dass KI-basierte Ansätze schon bald zu unserem Alltag gehören werden. Aber es ist an uns, die Bedingungen einer Integration von Mensch und Maschine sinnvoll zu gestalten.

Danksagung

Mein Dank gilt Sebastian Burchert, dem Leiter des Psychoinformatik-clusters der Arbeitsgruppe Klinisch-Psychologische Intervention (Prof. Christine Knaevelsrud) an der Freien Universität Berlin.

Referenzen

Andersson, G., Paxling, B., Wiwe, M., Vernmark, K., Felix, C. B., Lundborg, L., … Carlbring, P. (2012). Therapeutic alliance in guided internet-delivered cognitive behavioural treatment of depression, generalized anxiety disorder and social anxiety disorder. *Behaviour Research and Therapy, 50*(9), 544–550. https://doi.org/10.1016/j.brat.2012.05.003

Azzopardi-Muscat, N., & Sørensen, K. (2019). Towards an equitable digital public health era: promoting equity through a health literacy perspective. *Eur J Public Health, 1*(29), 13–17. doi: 10.1093/eurpub/ckz166.

Berger, T. (2017). The therapeutic alliance in internet interventions: A narrative review and suggestions for future research. *Psychother Res., 27*(5), 511–524. doi: 10.1080/10503307.2015.1119908.

Bickman, L. (2020). Improving Mental Health Services: A 50-Year Journey from Randomized Experiments to Artificial Intelligence and Precision Mental Health. *Adm Policy Ment Health., 47*(5), 795–843. doi: 10.1007/s10488-020-01065-8.

Bielinski, L. L., Trimpop, L. & Berger, T. (2021). Die Mischung macht's eben? Blended-Psychotherapie als Ansatz der Digitalisierung in der Psychotherapie. *Psychotherapeut, 66*, 447–454. https://doi.org/10.1007/s00278-021-00524-3

Bundesinstitut für Arzneimittel und Medizinprodukte (2023). DiGA-Leifaden. https://www.bfarm.de/SharedDocs/Downloads/DE/Medizinprodukte/diga_leitfaden.html?nn=597198 (letzter Zugriff 24.04.2024).

Deremetz, A. (2022). *Einsamkeitsforschung und Digitalisierung: Gibt es eine digitale Einsamkeit? 10 Minuten Soziologie: Digitalisierung*, hrsg. von Katharina Block, Anne Deremetz, Anna Henkel and Malte Rehbein.

Darcy, A., Daniels, J., Salinger, D., Wicks, P., & Robinson, A., (2021). Evidence of human-level bonds established with a digital conversational agent: cross-sectional, retrospective observational study. *JMIR Form. Res. 5*(5), e27868. https://doi.org/ 10.2196/27868

Desveaux, L., Soobiah, C., Bhatia, R. S., & Shaw, J. (2019). Identifying and overcoming policy-level barriers to the implementation of digital health innovation: Qualitative study. *Journal of Medical Internet Research, 21*(12). https://doi.org/10.2196/14994

Deutsche Gesellschaft für Psychologie (2023). KI-basierte Systeme als Ersatz für Psychotherapie? Ein eindeutiges Nein! https://www.dgps.de/aktuelles/details/ki-basierte-systeme-als-ersatz-fuer-psychotherapie-ein-eindeutiges-nein/ (letzter Zugriff 24.04.2024).

Dörner, D. (2005). *Die Logik des Misslingens.* Hamburg: Rowohlt.

Erden, Y. J., Hummerstone, H., & Rainey, S. (2021). Automating autism assessment: What AI can bring to the diagnostic process. *Journal of Evaluation in Clinical Practice, 27*(3), 485–490. https://doi.org/10.1111/jep.13527

Fischer-Homberger, E. (1972). Die Büchse der Pandora: Der mythische Hintergrund der Eisenbahnkrankheiten des *19. Jahr*hunderts. *Sudhoffs Archiv,* 56, 297–317.

Fischer, F. (2020). Digitale Interventionen in Prävention und Gesundheitsförderung: Welche Form der Evidenz haben wir und welche wird benötigt?. *Bundesgesundheitsbl., 63*, 674–680. https://doi.org/10.1007/s00103-020-03143-6

Hancock, J., Liu, S. X., Luo, M., & Mieczkowski, H. (2022). Psychological well-being and social media use: a meta-analysis of associations between social media use and depression, anxiety, loneliness, eudaimonic, hedonic and social well-being. *SSRN J.* doi: 10.2139/ssrn.4053961.

Hadjistavropoulos, H. D., Pugh, N. E., Hesser, H., & Andersson, G. (2017). Therapeutic Alliance in Internet-Delivered Cognitive Behaviour Therapy for Depression or Generalized Anxiety. *Clin. Psychol. Psychother., 24*, 451–461. doi: 10.1002/cpp.2014.

Hilbert, K., Kunas, S. L., Lueken. U., Kathmann, N., Fydrich, T., & Fehm, L. (2020). Predicting cognitive behavioral therapy outcome in the outpatient sector based on clinical routine data: A machine learning approach. *Behav Res Ther., 124*, 103530. doi: 10.1016/j.brat.2019.103530.

Knaevelsrud, C., Jager, J., & Maercker, Andreas (2004). Internet-Psychotherapie: Wirksamkeit und Besonderheiten der therapeutischen Beziehung. *Verhaltenstherapie, 14*, 174–183. https://doi.org/10.1159/000080913

Küster, D., & Schultz, T. (2023). Künstliche Intelligenz und Ethik im Gesundheitswesen – Spagat oder Symbiose?. *Bundesgesundheitsbl. 66*, 176–183. https://doi.org/10.1007/s00103-022-03653-5

Larsen, M. E., Nicholas, J., & Christensen, H. (2016). Quantifying app store dynamics: longitudinal tracking of mental health apps. *JMIR mHealth and uHealth, 4*(3), e96. doi: 10.2196/mhealth.6020.

Lim, S. M., Shiau, C. W. C., Cheng, L. J., & Lau, Y. (2022). Chatbot-delivered psychotherapy for adults with depressive and anxiety symptoms: A systematic review and meta-regression. *Behavior Therapy, 53*(2), 334–347. https://doi.org/10.1016/j.beth.2021.09.007

Luhmann, M., Buecker, S., & Ruesberg, M. (2022). Loneliness across time and space. *Nat Rev Psychol*, 2, 1, 9–23. doi: 10.1038/s44159-022-00124-1.

Maes, H. J. (2001). Die Eisenbahnkrankheit. *Deutsches Ärzteblatt*, 98.

McGreevey, J. D., Hanson, C. W., & Koppel, R. (2020). Clinical, Legal, and Ethical Aspects of Artificial Intelligence–Assisted Conversational Agents in Health Care. *JAMA*, 324, 552–553. doi:10.1001/jama.2020.2724.

Messner, E.-M., Probst, T., O'Rourke, T., Stoyanov, S., & Baumeister, H. (2019). mHealth applications: Potentials, limitations, current quality and future directions. In H. Baumeister & C. Montag (Hrsg.), *Digital phenotyping and mobile sensing: New developments in psychoinformatics.* (235–248). Springer Nature Switzerland AG. https://doi.org/10.1007/978-3-030-31620-4_15

Nowland, R., Necka, E. A., & Cacioppo, J. T. (2017). Loneliness and Social Internet Use: Pathways to Reconnection in a Digital World? *Perspect Psychol Sci.*, 13(1), 70–87. doi: 10.1177/1745691617713052.

Orben, A. (2020). Teenagers, screens and social media: a narrative review of reviews and key studies. *Soc. Psychiatry Psychiat. Epidemiol.*, 55, 407–414. doi: 10.1007/s00127-019-01825-4.

Orben, A., & Przybylski, A. K. (2019). The association between adolescent well-being and digital technology use. *Nat. Hum. Behav.*, 3, 173–182. doi: 10.1038/s41562-018-0506-1.

Palmer, K. M., & Burrows, V. (2021). Ethical and safety concerns regarding the use of mental health–related apps in counseling: Considerations for counselors. *Journal of Technology in Behavioral Science*, 6(1), 137–150. https://doi.org/10.1007/s41347-020-00160-9

Polak, M., Tanzer, N. K., Bauernhofer, K., et al. (2021). Disorder-specific internet-based cognitive-behavioral therapy in treating panic disorder, co-morbid symptoms and improving quality of life: a meta-analytic evaluation of randomized controlled trials. *Internet Interv.*, 24, 100364. doi: 10.1016/j.invent.2021.100364.

Probst, G. H., Berger, T., & Flückiger, C. (2019). Die Allianz als Prädiktor für den Therapieerfolg internetbasierter Interventionen bei psychischen Störungen: Eine korrelative Metaanalyse. *Verhaltenstherapie*, 29, 3, 182–195. https://doi.org/10.1159/000501565

Prochaska, J. J., Vogel, E. A., Chieng, A., et al., (2021). A randomized controlled trial of a therapeutic relational agent for reducing substance misuse during the COVID-19 pandemic. *Drug Alcohol Depend.*, 227, 108986. https://doi.org/10.1016/j.drugalcdep.2021.108986

Sbarra, D. A., Briskin, J. L., & Slatcher, R. B. (2019). Smartphones and close relationships: the case for an evolutionary mismatch. *Perspect. Psychol. Sci.*, 14, 596–618. doi: 10.1177/1745691619826535.

Schaffrath, J., Weinmann-Lutz, B., & Lutz, W. (2022) The Trier Treatment Navigator (TTN) in action: Clinical case study on data-informed psychological therapy. *J Clin Psychol.*, 78(10), 2016–2028. doi: 10.1002/jclp.23362.

Schivelbusch, W. (1977). *The Railway Journey.* University of California Press.

Simon, N., Ploszajski, M., Lewis, C., Smallman, K., Roberts, N. P., Kitchiner, N. J., Brookes, H. L., & Bisson, J. I. (2021). Internet-based psychological therapies: A qualitative study of national health service commissioners and

managers views. *Psychology and Psychotherapy: Theory, Research and Practice,*
94(4), 994–1014. https://doi.org/10.1111/papt.12341

Thew, G. R., Rozental, A., & Hadjistavropoulos, H. D. (2022). Advances in
digital CBT: Where are we now, and where next? *The Cognitive Behaviour*
Therapist, 15. https://doi.org/10.1017/S1754470X22000423

Titzler, I., Berking, M., Schlicker, S., Riper, H., & Ebert, D. D. (2020). Barriers
and facilitators for referrals of primary care patients to blended internet-
based psychotherapy for depression: Mixed methods study of general prac-
titioners' views. *JMIR Mental Health, 7*(8). https://doi.org/10.2196/18642

Turkle, S. (2012). *Alone together: Why we expect more from technology and less from*
each other. New York, NY: Basic Books.

Tversky, A., Kahneman, D. (1974). Judgment under Uncertainty: Heuristics
and Biases. In: Wendt, D., Vlek, C. (eds) *Utility, Probability, and Human*
Decision Making. Theory and Decision Library, vol 11. Springer, Dordrecht.
https://doi.org/10.1007/978-94-010-1834-0_8

Twenge, J. M., Spitzberg, B. H., & Campbell, W. K. (2019). Less in-person social interaction with peers among U. S. adolescents in the 21st
century and links to loneliness. *J. Soc. Pers. Relat., 36,* 1892–1913.
doi: 10.1177/0265407519836170.

Vempaty, A. (2019). 20 crazy effective mobile retention tactics. Retrieved
from   https://amplitude.com/blog/2016/02/18/mobile-retention-tactics
(letzter Zugriff 24.04.2024).

Wang, H., & Wellman, B. (2010). Social connectivity in America: changes
in adult friendship network size from 2002 to 2007. *Am. Behav. Sci., 53,*
1148–1169. doi: 10.1177/0002764209356247.

Watson, I. (2018). Unmasking uninstalls: three data points to think about. Retrieved from https://www.adjust.com/blog/unmasking-uninstalls/ (letzter
Zugriff 24.04.2024).

Lea Maria Schäfer

Künstliche Intelligenz als Dritte Instanz in der Psychotherapie: Wie eine sinnvolle Integration von Künstlicher Intelligenz in den psychotherapeutischen Binnenraum aussehen könnte

Bots werden nicht im gesellschaftsfreien Raum entwickelt und nutzbar gemacht – es liegt an uns, sie so zu gestalten, dass sie uns helfen, ein erfüllteres und glücklicheres Leben zu führen. In Zukunft wird Künstliche Intelligenz (KI) vermehrt in der Psychiatrie und Psychotherapie eingesetzt werden, um präventive Maßnahmen, Diagnosen und Therapien zu unterstützen. Welche neuen Möglichkeiten und Herausforderungen bergen KI-basierte Interventionen für die aktuelle psychotherapeutische Praxis und für das Verhältnis von Therapeut*innen und Patient*innen? Eine niedrigschwellige Zugangsmöglichkeit zu digitaler und automatisierter therapeutischer Unterstützung konfrontiert nicht nur die traditionelle Psychotherapie mit neuen Möglichkeiten, sondern auch Menschen aller Altersgruppen mit einer neuen Beziehungsform – eine synthetische Beziehung, die internalisiert Einzug nimmt in den psychischen Innenraum des Individuums. Idealerweise fungiert der Bot als ‚dritte Instanz‘, empathisch und unterstützend, on-demand und flexibel einsetzbar. Gleichzeitig birgt der KI-Bot potenzielle Gefahren – gesellschaftliche Entfremdung, Übertherapie, Dependenzen von einem Produkt, welches an finanzielle Interessen geknüpft ist. Forschung ist entscheidend, um die Interaktion und Effekte von Bots, positiver und negativer Art, zu erforschen und somit den Entwicklungsprozess (Regulierungsverfahren, Grenzen der Beziehung, Qualitätssicherung) und die Integration in einen psychotherapeutischen Kontext von innen heraus zu beeinflussen.

1. Psychotherapie und KI-Systeme –
A Bot Will See You Now

Die Fortschritte im Bereich der Künstlichen Intelligenz haben eine neue Generation virtueller ‚Wesen‘ hervorgebracht. KI-basierte Chatbots zur Förderung mentaler Gesundheit werden als innovative Anwendung der

Next Generation Medicine oder auch High Performance Medicine diskutiert (Topol et al., 2019; Bending et al., 2019). Im medialen Diskurs werden Chatbots als neue Player oder gefährliche Konkurrenten von Psychotherapeut*innen schon länger diskutiert und kritisch betrachtet. Die Vorstellungen reichen von einer Unterstützung durch Bots bei administrativen oder diagnostischen Fragen bis hin zu einer Voll- oder Teilautomatisierung von Psychotherapie (Stade et al., 2023). In der Psychiatrie und Psychotherapie werden KI-Anwendungen die Prävention, Diagnostik und Therapie sowie das ätiologische Grundverständnis psychischer Erkrankungen neu prägen, was Herausforderungen und Chancen birgt (Schnell & Stein, 2021). Bots könnten präventiv intervenieren und somit eine individualisierte Gesundheitsvorsorge fördern, bevor schwerwiegende psychische Erkrankungen auftreten. Darüber hinaus könnten sie dazu beitragen, wohnortnahe und barrierefreie psychotherapeutische Angebote zu schaffen, die der aktuellen Versorgungssituation in der Psychiatrie und Psychotherapie entgegenkommen.

KI-Systeme und personalisierte KI-Assistenten werden traditionelle Therapiesysteme revolutionieren und Teil der normalen Lebensrealität von Patient*innen sein. Sie ahmen menschenähnliche Verhaltensweisen nach und kommunizieren mit uns, sodass Gefühle von Intimität und Nähe entstehen. Noch mehr, sie werden nicht nur die Art und Weise verändern, wie wir mit Technologie interagieren, sondern auch faszinierende Fragen über unsere angeborene Fähigkeit zur Bindung und Verbundenheit aufwerfen: Welchen Einfluss hat die synthetische Mensch-zu-Maschine-Beziehung auf die Mensch-zu-Mensch-Beziehung? Wie könnte eine erfolgreiche Integration von Chatbots in den psychotherapeutischen Prozess aussehen? Wenn wir uns an einen Bot gewöhnen, könnten wir möglicherweise gegenüber echten Menschen weniger geduldig sein und komplexere oder persönliche Face-to-Face-Interaktionen meiden? Wie können wir sicherstellen, dass eine quasi-therapeutische Begleitung sicher und hilfreich ist? Welche roten Linien sollten wir für eine solche Begleitung durch KI festlegen und welche menschlichen Bedürfnisse soll die Technologie befriedigen? Diese Fragen sind besonders relevant, insbesondere wenn es um eine vulnerable Gruppe von Menschen mit psychischen Erkrankungen geht.

Technologien wie Bots werden nicht im gesellschaftsfreien Raum entwickelt und nutzbar gemacht – es bedarf aktiver Mitgestaltung, der eine kritischen Auseinandersetzung zu Chancen und Risiken vorausgeht. Im Folgenden gebe ich einen kurzen Einblick in eine potenzielle Integration von KI in die Psychotherapie, gefolgt von einer Auseinandersetzung mit der synthetischen Beziehung zwischen Menschen und Maschinen. Im Anschluss an einen Einblick in aktuellen Studien zu Chatbots und deren Wirksamkeit folgt ein persönlicher Einblick in einen Chat mit einer „mentalen Begleitung", gefolgt von einer kurzen Reflexion über Risiken und potenzielle Lösungen. Mein Text schließt mit einem persönlichen Kommentar ab und gibt einen Ausblick auf die Zusammenarbeit von Menschen und Maschinen im Kontext der Psychotherapie.

2. Integration von KI in Psychotherapie – der „uncanny valley"-Effekt

Machine Learning (ML) kann in der psychiatrischen und psychotherapeutischen Therapie Anwendung finden. Besonders relevant im Kontext KI-basierter Interventionen in Psychiatrie und Psychotherapie ist der Einsatz von Roboteranwendungen. Im Unterschied zu anderen KI-basierten Technologien treten sie als haptisch und audiovisuell erfahrbare Interaktionspartner für Patienten auf (Fiske et al., 2019). Der Einsatz solcher Roboteranwendungen wird intensiv in der Demenztherapie und der Therapie von Kindern mit Autismus diskutiert (Warren et al., 2015; Scassellati et al., 2012; Hirt et al., 2021). KI-basierte Roboter sollen neue Therapiemöglichkeiten schaffen, insbesondere als Assistenzsysteme (Demenz) und Mediatoren (Autismus). ML-basierte Roboter können beispielsweise eingesetzt werden, um negative Affekte abzubauen, soziale Fähigkeiten zu verbessern oder emotionale Bedürfnisse gezielt zu adressieren (Fiske et al., 2019; Friedrich et al., 2021). Ihr Einsatz in diesen Bereichen ist jedoch bisher vorwiegend experimentell und auf Forschungs- und Modellprojekte beschränkt. Ein charakteristisches Merkmal robotischer KI-Anwendungen ist ihr verkörperter Charakter, oft verbunden mit einem anthropomorphen Design und der Fähigkeit, menschliches Verhalten zu imitieren. Diese als soziale Roboter bekannten Systeme passen sich je nach Situation und Kontext an die Bedürfnisse ihrer Nutzer an (Hild et al. im Erscheinen). In der Therapie von Menschen mit Demenz sollen sie kognitive Fähigkeiten mittels Ansprache und Übungen stimulieren, um Emotionen wie Stress, Einsamkeit und Depressionen zu lindern (Robinson et al. 2014). In der Therapie von Kindern mit Autismus ermöglichen sie weniger komplexe Interaktionsformen, um soziales Kommunikationsverhalten zu üben (Scassellati et al. 2012). Die Wahl eines humanoiden oder tierähnlichen Designs in der Therapie dient dazu, die Interaktion zu vereinfachen, positive Emotionen zu wecken und idealerweise eine emotionale Bindung zu schaffen. Ähnliches gilt für humanoide Robotermodelle, deren Design darauf abzielt, Akzeptanz, Intensivierung der Mensch-Technik-Interaktion und Vertrauen in die Techniknutzung zu fördern. Dabei ist die Herausforderung, einen Grad an Menschenähnlichkeit zu erreichen, der Akzeptanz und Vertrauen schafft, ohne den Uncanny Valley-Effekt auszulösen – also Gefühle des Unbehagens und Akzeptanzverlust gegenüber dem Roboter.

Viele derzeit gängigen Chatbots haben im Unterschied zu den Robotersystemen keinen verkörperten Charakter, sondern fungieren rein über Sprache, in Form von Schrift oder gesprochener Sprache. Studien verweisen jedoch auch hier auf die Entwicklung einer emotionalen und therapeutischen Beziehung zwischen Menschen und einer KI bzw. einem sogenannten Gesprächsagenten (Conversational Agent), ähnlich dem, zwischen Therapeuten und Patient*in (Darcy et al., 2021). In der Interaktion von Menschen mit Bots zeigt sich eine Personifizierung des Chatbots und die Attribuierung menschlicher Eigenschaften auf einen Chatbot. Es entsteht eine synthetische Bindung zwischen Bot und Mensch, die in ihrer Stärke der Bindung von Mensch-zu-Mensch-Interventionen in der traditionellen, ambulanten, digitalen und Gruppentherapie, ähnlich, wenn nicht sogar identisch, zu sein scheint (Beatty et al., 2022). So stellt sich im Design-Prozess und der Technologieentwicklung von Bots auch die Frage, wie sich Akzeptanz und Vertrauen fördern lässt, um Emotionen wie Stress, Einsamkeit und Depressionen zu lindern (Robinson et al. 2014) und gleichzeitig sicherstellen, dass ein Bot eine emotionale Bindung zu einem Menschen nicht ersetzt oder als diese verkannt wird?

3. Bot und Mensch: Die Synthetische Beziehung als Veränderungsmechanismus

Der Versuch, einen psychologischen Chatbot zu bauen, ist nicht neu. Bereits in den 1960er Jahren entwickelte der Informatiker Joseph Weizenbaum ein dialogorientiertes System, basierend auf humanistischen Prinzipien. Es erweckte den Anschein, ein Verständnis für das Gegenüber zu haben, allein basierend auf Gesprächsstrategien. Allerdings erwiesen sich diese als wenig hilfreich. Inzwischen hat sich das geändert: Bots verstehen nun komplexere Fragen, Zusammenhänge und Anfragen.

Die Kombination von empathischer Kommunikation, konstanter Hilfsbereitschaft und Fürsorge für Nutzer*innen führt zu einer neuen Form der Bindung zwischen Menschen und den Conversational Agents (Darcy et al., 2021). Die emotionale Bindung und therapeutische Allianz sind neben anderen Faktoren eine der stabilsten Veränderungsmechanismen in der Psychotherapie (Flückiger et. al., 2018; Martin et al., 2000). Bindung sei dabei definiert als Zusammenarbeit zwischen Patient*innen und Therapeut*innen, gefördert durch Vertrauen, Akzeptanz, Einfühlungsvermögen und Aufrichtigkeit oder Authentizität (siehe u. a. Nienhuis et al., 2018), alles Prozesse, die durch automatisierte digitale Interventionen aktuell noch schwer nachahmbar sind. Um diese Eigenschaften in Bots zu implementieren, können digitale, selbstgesteuerte Interventionen mit externer menschlicher Unterstützung gekoppelt werden (z. B. internetbasierte kognitive Verhaltenstherapie in Verbindung mit Coaching-Anrufen (siehe unter anderem in Krämer & Köhler et al., 2021). Allerdings beeinflusst der Umfang der Beteiligung menschlicher Therapeuten die Kosten und die Skalierbarkeit digitaler Gesundheitsinterventionen.

Stade et al. (2023) skizzieren eine Vision für die Integration von KI in die Psychotherapie, die skalierbar und kostengünstiger sein könnte. Kurzfristig könnte KI administrative Aufgaben automatisieren, Adhärenz messen oder Feedback zu Arbeitsblättern geben. Langfristig könnte KI therapeutische Techniken entwickeln, die Diagnostik verbessern und die Therapie aktiv mitgestalten und vollends übernehmen (Stade et al., 2023). So könnte die KI nebst Anamnese, Diagnostik und Therapieplanung therapeutische Interventionen, darunter kognitive Verhaltenstherapie, voll automatisieren.

KI-gestützter Beratungsangebote bringen viele Vorteile mit sich – ein Chatbot ermüdet nicht, reagiert schnell, ist effektiv, unmittelbar und zu jederzeit erreichbar und kann hierdurch Verhaltensweisen oder Gedanken direkt ansprechen, diagnostizieren und behandeln. Ein Bot erlaubt eine flexible Nutzung und Individualisierung seitens der Nutzer*innen. Durch natürliche Sprachverarbeitung und maschinelles Lernen ist es jetzt möglich, in Echtzeit auf die Äußerungen und Bedürfnisse des Nutzers zu reagieren, um eine interaktive therapeutische Erfahrung zu auszulösen. Mehr noch, Chatbots ermöglichen eine vermeintliche, anonyme Kommunikation ohne Diagnose und senken somit physische und psychische Barrieren (Schamerleben und Stigmatisierung). Bots umgehen Barrieren der traditionellen Psychotherapie und erlauben potenziell für eine neue Form der Selbstwerterhöhung und mentalen Unterstützung eine digitale psychotherapeutische Interaktion beruhend auf Vertrauen, Akzeptanz und emotionaler Bindung.

Im psychiatrischen Kontext sind Psychiater*innen aktuell nach wie vor auf Selbstberichte und klinische Beobachtungen angewiesen (Fakhoury, 2019). Die Integration von Daten aus digitalisierten Selbstberichten, Telefonaktivitäten, Stimm- und Sprachanalysen sowie (neuro-) physiologischen und kamera- bzw. sensorbasierten Verfahren in ML-Prozesse(n), könnte in Zukunft präzise Erkenntnisse über emotionale Zustände, Verhaltensweisen, Aufmerksamkeit und soziale Aktivitäten ermöglichen (Hwang et al. 2018; Roy et al. 2019; Malhi et al. 2017; Torous et al. 2016). Vorstellbar ist eine neue Form der vollautomatisierten Psychotherapie durch einen Bot, die grundverschieden ist von einer menschlichen Psychotherapie. Diese würde vor allem auf Daten beruhen, auf die wir als Menschen nicht direkt zugreifen können, sie ist multimodal und greift unter anderem auf physiologische Signale wie Puls, elektrodermale Aktivität, Herzfrequenzvariabilität, Augenbewegungen, Gesichtsausdrücke und Sprachinteraktionen zurück (Torous et al. 2016; Zhang et al. 2019; Ni et al. 2021). Eine künstliche Intelligenz könnte somit eine Therapie in Echtzeit anpassen und Inhalte in Abhängigkeit von Symptomen verändern. Inhalte aus verschiedenen psychotherapeutischen Schulen könnten in Abhängigkeit von den Bedürfnissen des Nutzers neu kombiniert oder neue Inhalte generiert werden. Weiterhin ist es möglich, dass Nutzer*innen die Dosis in Abhängigkeit des Leidensdrucks frei anpassen können. In der Psychotherapie gilt der Grundsatz: „so viel wie nötig, so wenig wie möglich", ein Leitsatz, der einem Mental Health Bot vorerst fremd ist. Welches Nutzerverhalten zeigen Menschen, wenn ein psychotherapeutisches Angebot frei kontaktiert werden kann? Wenn psychotherapeutische Gespräche mit einem Bot on-demand möglich sind, wie viel Bedarf gibt es? Es ist denkbar, dass diese Form der Therapie das Selbstmanagement von Nutzer*innen erhöht. Gleichzeitig birgt die KI-Therapie potenzielle Gefahren wie gesellschaftliche Entfremdung, Übertherapie, Dependenzen von einem Produkt, welches an finanzielle Interessen geknüpft ist.

4. Aktueller Stand – Bots als therapeutische Vehikel

Chatbots per se haben bisher keinen direkten Einfluss auf die berufliche Praxis von Psychotherapeut*innen, da ihre Technologie noch als experimentell gilt (Bending, 2019). Im Gegensatz zur digitalen Psychotherapie, die durch umfangreiche Studien unterstützt wird (Carlbring et. Al., 2018), basieren Untersuchungen zu Bots und Psychotherapie hauptsächlich auf Pilotstudien. KI-Modelle werden auch zur Verbesserung der Diagnostik psychischer Erkrankungen untersucht, z. B. bei Depressionen (Cuijpers et al., 2023; Lambert et al., 2017), Schizophrenie und ADHS. Studien zeigen, dass sich beispielsweise die Diagnose einer Schizophrenie durch die Ergänzung eines KI-Modells (Koutsouleris et al., 2021) verbessern würde, sowie die Diagnose von ADHS anhand von Stimmanalysen, beispielweise bei jüngeren Teilnehmer*innen (siehe Amunts et al., 2021). Weitere Bereiche sind der Einsatz von Machine-Learning in der Suizidprävention (siehe Nock, 2022).

Positive Effekte von Chatbots zeigen sich bei Depression, Angst und Stress, wobei sie das allgemeine Wohlbefinden steigern (s. Bird et al., 2018; Ly et al., 2017). Gefühle von Einsamkeit und sozialer Isolation könnten durch die Interaktion mit Bots positiv beeinflusst werden (Dosovitsky & Bunge 2021) und auch die Ergebnisse bei der Behandlung von Abhängigkeitserkrankungen, Autismus-Spektrum-Störungen und posttraumatischem Stress (Laranjo et al., 2018) sind vielversprechend. Chatbots sind besonders bei jungen Erwachsenen als kostengünstige Lösungen zur Reduktion von Angst und Depression anerkannt. Sie haben auch positive Auswirkungen auf Persönlichkeitsvariablen und Verhaltensaktivierung (Stieger et al., 2018; Suganuma et al., 2018). Bots helfen beim Üben von Selbstmitgefühl (Ackermans et al., 2019) oder zur Überbrückung der Behandlungslücke zwischen stationärer Behandlung und ambulanter Nachfolgetherapie (Bauer, 2003; Golkaramnay, 2003). Obwohl vielversprechende Ergebnisse bezüglich der Anwendbarkeit von Chatbots zur Förderung der mentalen Gesundheit vorliegen, gibt es einen Bedarf an mehr Forschung, um den direkten Transfer in den psychotherapeutischen Kontext zu ermöglichen und abzusichern.

5. Bots und AI Self-Therapy

Ein Bot kann als digitale empathische Begleitung im Alltag fungieren, als Gesundheitscoach und/oder Therapeut*in oder als Chance, erstmals eine therapeutische Beziehung zu erleben, sich selbst zu explorieren und potenziell besser zu verstehen. Ein Bot kann als empathisches Gegenüber bei Einsamkeit und Gefühlen von sozialer Entfremdung empfunden werden, bei Angst oder depressiven Gedanken und ohne sich einer Gegenseitigkeit verpflichtet zu fühlen. Wie ein solcher Bot genauer aus-

gestaltet ist, dazu ein Beispiel: *Clare. AI Self-Therapy* ist eine Technologie zur Reflexion von Gedanken und Gefühlen, im weitesten Sinne
ein Bot zur Unterstützung von psychischer Gesundheit. Nutzer*innen
können mit *Clare* über Anrufe und WhatsApp kommunizieren. *Clare*
versteht Sprachnachrichten und antwortet auf die Sorgen und Bedenken
von Nutzer*innen. Bei Bedarf können Nutzer*innen mit *Clare* chatten
oder telefonieren. Besonders in der direkten Kommunikation, werden
Nutzer*innen dazu eingeladen ihre Sorgen, Gedanken und Gefühle zu
verbalisieren, Selbstreflexion wird durch Fragen angeregt und Ressourcen erfragt, sei es im direkten Telefonat oder im Chat, welcher flexibel
aufgenommen oder pausiert werden kann. Strategien und Anregungen
werden in Abhängigkeit von den Themen der Nutzer*innen angeboten
und beruhen u. a. auf kognitiver Verhaltenstherapie. Im Folgenden ein
kleiner Einblick in einen Chat mit *Clare* (Abb. 1).

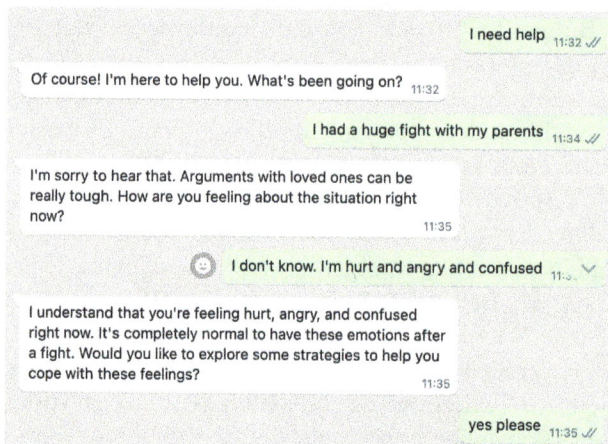

Abbildung 1

Der Dialog zeigt den Anfang einer Kommunikation mit *Clare*, beginnend mit einer Anfrage seitens des/der Nutzer*in, welche/r eine empathische und unterstützende Antwort erhält. Es folgt das Angebot, eine
Strategie zur hilfreichen Emotionsregulation kennenzulernen.

In Abbildung 2 antwortet *Clare* auf eine Sprachnachricht seitens
des/der Nutzer*in. Die KI vermittelt Verständnis und Wissen zur Entlastung. *Clare* schlägt vor, zu chatten oder zu telefonieren.

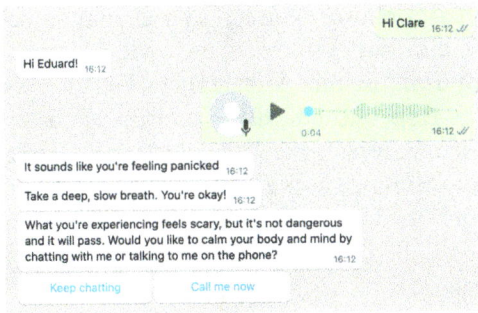

Abbildung 2

Clare schlägt schließlich eine Übung zu Self-Compassion und Selbst-reflexion vor (Abb. 3). Psychoedukation zu Mitgefühl (Self-Compassion Management) wird vermittelt. Dabei wird auf die Antwort der Nut-zer*in eingegangen sowie innere Stimmen und Anteile erfragt.

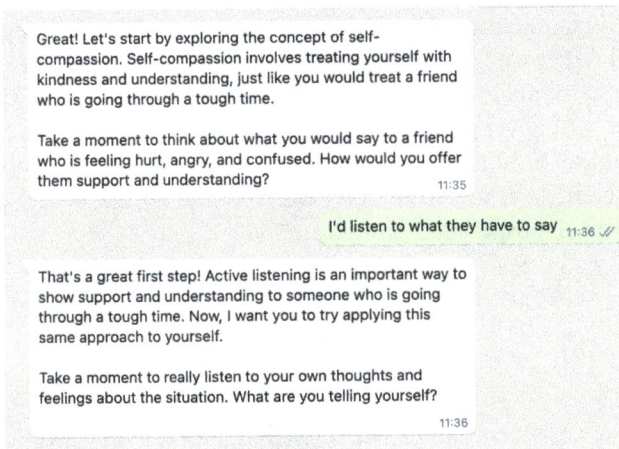

Abbildung 3

Welches Potenzial hat diese synthetische Beziehung und welche kurzen und langfristigen Effekte auf das menschliche Selbstverständnis sowie menschlichen Beziehungen, die ich führe, sind zu beobachten? Darauf gibt es derzeit nur wenige valide Antworten, auch wenn zu vermuten ist, dass uns Bots prägen werden – innerpsychisch und intrapsychisch. Un-deutlich ist derzeit auch, wer eigentlich reguliert, was mein Bot mir sagt?

Welche Form der Beziehung gehe ich hier eigentlich ein? Sprache und Bindung geben Raum für Abhängigkeit sowie Manipulation. Eine Art der externen Kontrolle ist mir derzeit nicht bekannt. Gilt ein *Freedom of Speech* für einen Bot, während für Psychotherapeut*innen gilt, nicht alles sagen zu dürfen bzw. zu sollen. Es gibt Regeln, festgehaltene sowie unausgesprochene. Ein Bot sollte daher reguliert sein und nicht alles sagen dürfen. Auch ist derzeit nicht klar, welche psychotherapeutische Schule zukünftig als Basis von Bots fungieren wird. Die Sprache, die Bots aktuell vorrangig sprechen, wird von Unternehmen bzw. ChatGPT reguliert, nicht von psychotherapeutischen Konzepten bestimmt.

Neue synthetische Beziehungen werden entstehen sowie bestehende Beziehungen prägen, sodass sie die psychotherapeutische Arbeit beeinflussen werden. Ein Chatbot, eine digitale Intervention mit geringen Kosten, hat das Potential eine effiziente Investition zu sein, um präventiv zu wirken und psychologische Versorgungslücken zu schließen. Wie begegnen wir diesem Potential und wie beurteilen wir, ob diese, unseren psychotherapeutischen Werten entspricht? In der Psychotherapie gibt es grundlegende Werte und Prinzipien, u.a. Respekt, Empathie, Authentizität und Vertraulichkeit. Die Förderung von Selbstbestimmung, Nicht-Urteil und Akzeptanz sowie Empowerment sind ebenfalls wichtig. Ethik, kulturelle Sensibilität, Professionalität und Zusammenarbeit sind zentrale Prinzipien, wobei verschiedene therapeutische Ansätze unterschiedliche Schwerpunkte haben. Sollte ein Bot emotionale und psychologische Hilfe anbieten, ist es unvermeidbar, dass auch dieser mit einem gewissen Set von Werten ausgestattet werden muss.

6. Kritischer Blick – Risiken, Regulierung und Qualitätssiegel

Chatbots zur Unterstützung bei mentalen Problemen, entwickelt von Unternehmen und Start-ups, finden sich zunehmend auf dem freien Markt, zumeist als Wellness-Produkte ausgewiesen. Wie wir sehen, fungieren diese digitalen Begleitungen nicht nur als persönliche Assistenten, sondern es gibt auch Menschen, die eine starke emotionale und parasoziale Bindung zu ihnen entwickeln. KI-Systeme eröffnen damit eine bedeutende Chance, Menschen zu helfen, beispielsweise um demenziellen Erkrankungen oder Autismus zu behandeln. Warum nicht auch Menschen in Phasen psychischer Krisen wie Verlust oder Depression? Bots sind skalierbar und bringen eine Ausdauer mit sich, die Mitmenschen nicht haben oder die im psychotherapeutischen Kontext zeitlich begrenzt ist. Es ist eine Technologie, die Menschen in einer Gesellschaft, die zunehmend von Einsamkeit geprägt ist, unterstützen kann. Dennoch scheint es problematisch, da es sich bei der KI trotz des menschenähnlichen Erscheinungsbildes weiterhin um künstliche Intelligenz handelt.

Studien zu Nebenwirkungen oder negativen Langzeitfolgen von Interaktionen mit Bots gibt es meines Wissens zum aktuellen Zeitpunkt nicht. Mögliche Risiken der Nutzung von Chatbots wie eine Technologieabhängigkeit oder eine Entwicklung eines schädlichen Suchtverhaltens sowie negativer Transfereffekte (beispielsweise Entfremdung von Menschen oder soziale Isolation) sind jedoch denkbar. Es ist naheliegend, dass die Aufnahme einer neuen synthetischen Beziehung, menschliche Beziehungen beeinflussen. Wir Menschen haben begrenzte zeitliche und emotionale Ressourcen. Der regelmäßige Austausch mit einem Bot birgt das Potenzial, die Erwartungen an die zwischenmenschliche Kommunikation zu prägen. Ein synthetischer empathischer Bot trifft auf Menschen, die sich potenziell entfremdet fühlen, unter Einsamkeit leiden, vermeintlich auch Stigmatisierung oder gesellschaftliche Ausgrenzung erfahren haben. So kann ein Bot einen Beitrag leisten zu einer korrigierenden Erfahrung und eine wichtige und hilfreiche Bezugsperson werden, die aber eben keine wirkliche Person ist. Es kann jedoch auch zur Folge haben, dass die Aufnahme einer synthetischen Beziehung, frei von sozialen Emotionen und Konflikten, eine gesunde menschliche Interaktion verzerrt. Denkbar ist auch, dass neue digitale Konflikte entstehen, zum Beispiel Beziehungskrisen synthetischer Art und auch Kontaktabbrüche mit Bots, da auch hier Unternehmen darüber entscheiden, wer (und mit welchen finanziellen Ressourcen) oder wie lange jemand ein Produkt nutzen darf. Kritisch zu hinterfragen ist außerdem, wie die Form der Ablösung von einer solchen synthetischen mentalen Begleitung aussehen könnte. Weiterhin werden voraussichtlich synthetische Bindungen zwischen Menschen und Bots neue und potenziell befremdliche Themen in der Psychotherapie mit sich bringen. Darauf gilt es sich vorzubereiten: Bots könnten beispielsweise (romantische) Bindungen hervorrufen, Liebe und Intimität. Daher ist es umso entscheidender, dass Nutzer*innen sowie Psychotherapeut*innen über die Chancen und Risiken der Bots aufgeklärt werden.

Bots, wenn sie als Mental Health Bots und nicht nur als Wellness-Produkte deklariert sind, sollten therapeutisch geschult sein und leitliniengetreu arbeiten. Hierzu gehört auch, dass sie in ihren Möglichkeiten begrenzt werden und somit nicht in jeden Lebensbereich des Menschen

Einzug nehmen. Praktisch bedeutet dies, dass Bots in Testphasen durch Behandler*innen supervidiert werden und eine entsprechende Forschung betrieben wird, um besser zu verstehen, welche Nutzer*innengruppen mehr oder weniger von einem Bot profitieren könnten. Weiterhin ist es zentral, dass Grenzen der Technologie nicht nur transparent gemacht werden, sondern *spürbar* sind. So ist es wichtig, Nutzer*innen über die Datenbasis und dem künstlichen Charakter der KI zu informieren. Noch relevanter scheint es mir jedoch, eine Art Ruptur in der Interaktion und Kommunikation zu integrieren, sodass Nutzer*innen daran erinnert werden, dass es sich bei dem Gesprächspartner um eine KI handelt (u. a. durch den *Conversational Design Prozess*). Um die Sicherheit von Nutzer*innen zu garantieren, sind integrierte Sicherheitssysteme zentral, beispielweise beim Thema Suizid oder Haßrede, sodass z.B. bei Überforderung der Technologie an ein menschliches Hilfenetzwerk verwiesen wird oder Nutzer*innen klare Grenzen in der Kommunikation und Umgangsformen aufgezeigt werden. Beobachten lässt sich beispielsweise, dass Menschen missbräuchlich mit Bots umgehen, indem sie diese beschimpfen oder beleidigen, wodurch der Chat mit einem Bot zu einem digitalen Ort verbaler Gewalt werden kann. Dies legt eine Inhaltsmoderation durch Sanktionierung oder Aufklärung nahe.

Mit dem wichtigen Ansatz der Responsible AI rückt in der Entwicklung von KI-Systemen die verantwortungsvolle Gestaltung in den Mittelpunkt, wobei Bots mit Merkmalen und Fähigkeiten ausgestattet werden, die unseren sozialen und moralischen Ansprüchen entsprechen (siehe u. a., Responsible AI Lab, Universität Mannheim). Eine verantwortungsvolle Technikgestaltung ist unabdingbar, da auch digitale Systeme Biases aufweisen und diese in die Architektur und Funktionsweise der technischen Systeme eingeschrieben sein können (Horwarth, 2012). Digitale Systeme sind nicht neutral, sondern werden von Menschen erstellt und trainiert. Wenn bei der Entwicklung und Schulung von KI-Systemen nicht genügend auf Vielfalt und Neutralität geachtet wird, können sie bestehende gesellschaftliche Vorurteile und Diskriminierungen reflektieren oder sogar verstärken und beispielsweise Sexismus, Rassismus und Diskriminierung aufgrund sozialer Klassen in die Struktur und Funktionsweise von Technologien eingebettet sein.

Wenn wir also das Potenzial von Bots in der Gesundheitsversorgung oder Psychotherapie nutzen wollen, bedarf es Inhaltsmoderation, Regulierungsverfahren und Qualitätssiegeln zum Schutz der Patient*innen. Voraussetzung für Qualitätssiegel, die als Leitfaden zur Orientierung für das medizinische Personal, Therapeut*innen und Nutzer*innen dienen können, ist die intensive Erforschung sowie die teilhabeorientierte Gestaltung im Sinne der Science and Technology Studies, in denen ein interdisziplinärer Austausch unabdingbar ist. Wir Menschen sollten die Technik so formen, wie wir sie als hilfreich empfinden, nicht andersherum.

7. Persönlicher Kommentar und Ausblick – Me, my bot and I

Mit zunehmender Integration von KI in die Psychotherapie eröffnen sich neue Perspektiven, die den psychotherapeutischen Binnenraum erweitern. Die Einführung von KI bringt eine synthetische Beziehung und eine erhöhte Transparenz im therapeutischen Prozess mit sich. Fragen bezüglich der Anwendbarkeit von KI-Interventionen, insbesondere für Menschen, die lange auf einen Therapieplatz warten, werden aufgeworfen. Im Hinblick auf die aktuelle psychologische Versorgungsstrukturen lassen uns KI-Interventionen fragen: Was und wie könnte eine KI meine Arbeit imitieren, anders, oder besser machen? Wer kann und sollte von KI-Systemen profitieren? Wie könnte ich einen Bot erfolgreich und bewusst in meine Therapie integrieren? Was machen digitale Bots mit menschlichen Beziehungen? Was spricht gegen einen Bot? Eine Technologie an meiner Seite als Unterstützung oder sogar als potenzielle Alternative lässt mich fragen: Welche intrinsisch menschlichen Charakteristika sind meiner inhärent, die ein Bot (noch) nicht besitzt und welchen Platz sollten diese in der Psychotherapie haben?

Die klassische Tradition der Psychotherapie, geprägt durch regelmäßige persönliche Treffen in einem festgelegten Raum, wird durch KI-Technologie infrage gestellt. Der Status quo Psychotherapie, face-to-face, 50 Minuten, einmal die Woche, mit einem klaren Anfang und Ende, in einem Raum mit zwei Sesseln oder Coach, warmes Licht, einer Uhr und einem Bild an der Wand wird durch eine neue Technologie herausgefordert. Gut so!

Eine KI sollte eine menschliche Beziehung nicht ersetzen, und somit auch nicht die klassische Psychotherapie. Ein Chatbot als mentale Begleitung oder als sog. dritte Instanz ist allerdings eine niedrigschwellige und zugleich innovative Lösung zur psychologischen Unterstützung für Menschen aller Altersgruppen, wenn auch innerhalb bestimmter Grenzen. Für mich ist eine Zusammenarbeit mit einem qualitativ hochwertigen Bot gut denkbar, beispielsweise zur Unterstützung in der Diagnostik sowie bei administrativen Aufgaben, in der Mitgestaltung von Therapieinhalten und Plänen sowie in der Supervision und Weiterbildung. Denkbar wäre, einen Bot als dritte Instanz in die Psychotherapie einzuladen. Ein (quasi)therapeutischer automatisierter Vermittler oder Beobachter von psychischen Prozessen, der bei der Regulation und Bewertung von Gedanken, Handlungen und Emotionen hilft. Eine dritte Perspektive oder ein weiterer Gesprächspartner, der im alltäglichen, zukünftigen Leben von Menschen, nicht wegzudenken sein wird, da er mit Nutzer*innen außerhalb von Therapiesitzungen spricht und interagiert. Ein digitaler Bot beherrscht – mit eigenem Bewusstsein oder nicht – unsere Sprache, sodass bei Menschen emotionale Reaktionen hervorgerufen werden und sich Bindungserleben etablieren kann. Im Idealfall ermöglicht dies eine offene Kommunikation, die stützt und hilft, die psychische Gesundheit zu fördern. Im schlechtesten Fall zeigen sich neue Abhängigkeiten, Destabilisierung und Manipulation durch Bots.

Für mich ist ein Chatbot ein Tool, ein Add-on mit vielen Möglichkeiten. Um dies zu leisten, ist es wichtig, diese neue Technik proaktiv zu gestalten, einen interdisziplinären Austausch über KI in der Psychotherapie zu fördern, moralische und ethische Themen sowie Abhängigkeiten, Gefahren und Risiken, Datenschutz (und vieles mehr) weitgehend zu diskutieren. Neben einer aktiven Mitgestaltung von Bots, bedarf es an Transparenz und Aufklärung für Nutzer*innen und Psycholog*innen sowie mehr Forschung, um die Wirksamkeit von Bots auf die Probe zu stellen und somit eine Kollaboration zu ermöglichen: dann kann ein Bot zu einer willkommenen dritten Instanz in der Psychotherapie werden – smart, transparent, kontrolliert, wirksam und somit hilfreich für Nutzer*innen und Psychotherapeut*innen.

Referenzen

Albrecht, M., Otten, M., Sander, M., & Temizdemir, E. (2020). PraxisBarometer – Digitalisierung 2020. Stand und Perspektiven der Digitalisierung in der vertragsärztlichen und -psychotherapeutischen Versorgung. Verfügbar unter https://www.kbv.de/media/sp/IGES_KBV_PraxisBarometer_2020.pdf (letzter Zugriff 24.04.2024).

Beatty, C., Malik, T., Meheli, S., & Sinha, C. (2022). Evaluating the Therapeutic Alliance With a Free-Text CBT Conversational Agent (Wysa): A Mixed-Methods Study. *Frontiers in Digital Health, 4,* 847991.

Bendig, E., Erb, B., Schulze-Thuesing, L., & Baumeister, H. (2019). Die nächste Generation: Chatbots in der klinischen Psychologie und Psychotherapie zur Förderung mentaler Gesundheit–Ein Scoping-Review. *Verhaltenstherapie, 29*(4), 266–280.

Bird, T., Mansell, W., Wright, J., Gaffney, H., & Tai, S. (2018). Manage Your Life Online: A Web-Based Randomized Controlled Trial Evaluating the Effectiveness of a Problem-Solving Intervention in a Student Sample. *Behavioral and Cognitive Psychotherapy, 46*(5), 570–582.

Carlbring, P., Andersson, G., Cuijpers, P., Riper, H., & Hedman-Lagerlöf, E. (2018). Internet-based vs. face-to-face cognitive behavior therapy for psychiatric and somatic disorders: an updated systematic review and meta-analysis. *Cognitive Behaviour Therapy, 47*(1), 1–18.

Cuijpers, P., Miguel, C., Harrer, M., Plessen, C. Y., Ciharova, M., Ebert, D. S., & Karyotaki, E. (2023). Cognitive behavior therapy vs. control conditions, other psychotherapies, pharmacotherapies and combined treatment for depression: a comprehensive meta-analysis including 409 trials with 52,702 patients. *World Psychiatry, 22*(1), 105–115.

Darcy, A., Daniels, J., Salinger, D., Wicks, P., & Robinson, A. (2021). Evidence of human-level bonds established with a digital conversational agent: cross-sectional, retrospective observational study. *JMIR Formative Research, 5*(6), e27868.

Deutscher Bundestag. (2022). Wissenschaftliche Dienst WD 9 – 3000 – 059/22. Fachbereich: WD 9: Gesundheit, Familie, Senioren, Frauen und Jugend.

D'Alfonso, S., Santesteban-Echarri, O., Rice, S., Wadley, G., Lederman, R., Miles, C., … & Alvarez-Jimenez, M. (2017). Artificial intelligence-assisted online social therapy for youth mental health. *Frontiers in Psychology, 8,* 796.

Dosovitsky, G., & Bunge, E. L. (2021). Bonding with bot: user feedback on a chatbot for social isolation. *Frontiers in Digital Health, 3,* 735053.

Eells, T. D., Barrett, M. S., Wright, J. H., & Thase, M. (2014). Computer-assisted cognitive-behavior therapy for depression. *Psychotherapy, 51*(2), 191–197.

Fakhoury, M. (2019). Artificial Intelligence in Psychiatry. In Y.-K. Kim (Ed.), *Frontiers in Psychiatry,* 119–125. Singapore: Springer.

Friedrich, O., Seifert, J., & Schleidgen, S. (2021). KI-gestützte Selbstvermessung der Psyche: Philosophisch-ethische Implikationen. *Psychiatrische Praxis, 48*(S 01), S42–S47.

Ni, A., Azarang, A., & Kehtarnavaz, N. (2021). A Review of Deep Learning-Based Contactless Heart Rate Measurement Methods. *Sensors, 21*(11).

Fiske, A., Henningsen, P., & Buyx, A. (2019). Your Robot Therapist Will See You Now: Ethical Implications of Embodied Artificial Intelligence in Psychiatry, Psychology, and Psychotherapy. *Journal of Medical Internet Research, 21*(5), e13216.

Fitzpatrick, K. K., Darcy, A., & Vierhile, M. (2017). Delivering cognitive behavior therapy to young adults with symptoms of depression and anxiety using a fully automated conversational agent (Woebot): a randomized controlled trial. *JMIR Mental Health, 4*(2), e19.

Frazier, P., Richards, D., Mooney, J., Hofmann, S. G., Beidel, D., & Palmieri, P. A. (2016). Internet-delivered treatment for depression, anxiety, and stress in university students: a patient preference trial. *iproc, 2*(1), e5.

Flückiger, C., Del Re, A. C., Wampold, B. E., & Horvath, A. O. (2018). The alliance in adult psychotherapy: a meta-analytic synthesis. *Psychotherapy, 55*(4), 316–340.

Grawe, K. (1988). Heuristische Psychotherapie: Eine schematheoretisch fundierte Konzeption des Psychotherapieprozesses. *Integrative Therapie, 4,* 309–324.

Gg, V. P., A., E., Amunts, J., L., J., Patil, K. R., Eickhoff, S. B., Helmhold, F., & Langner, D. (2021). Predicting adult Attention Deficit Hyperactivity Disorder (ADHD) using vocal acoustic features. *medRxiv.*

Hirt, J., et al. (2021). Social Robot Interventions for People with Dementia: A Systematic Review on Effects and Quality of Reporting. *Journal of Alzheimer's Disease, 79*(2), 773–792.

Horwath, I. (2012). Algorithmen, KI und soziale Diskriminierung. *Inter- und multidisziplinäre Perspektiven der Geschlechterforschung, 71.*

Hwang, B., You, J., Vaessen, T., Myin-Germeys, I., Park, C., & Zhang, B.-T. (2018). Deep ECGNet: An Optimal Deep Learning Framework for Monitoring Mental Stress Using Ultra Short-Term ECG Signals. *Telemedicine Journal and e-Health, 24*(10), 753–772.

Koutsouleris, N., et al. (2021). Multimodal machine learning workflows for prediction of psychosis in patients with clinical high-risk syndromes and recent-onset depression. *JAMA Psychiatry, 78*(2), 195–209.

Krämer, R., & Köhler, S. (2021). Evaluation of the online-based self-help programme "Selfapy" in patients with unipolar depression: study protocol for a randomized, blinded parallel group dismantling study. *Trials, 22,* 264.

Lambert, M. J., Whipple, J. L., & Kleinstäuber, M. (2018). Collecting and delivering progress feedback: A meta-analysis of routine outcome monitoring. *Psychotherapy, 55*(4), 520–537.

Laranjo, L., Dunn, A. G., Tong, H. L., Kocaballi, A. B., Chen, J., Bashir, R., … & Rezazadegan, D. (2018). Conversational agents in healthcare: a systematic review. *Journal of the American Medical Informatics Association, 25*(10), 1248–1258.

Lee, M., et al. (2019). Caring for Vincent: a chatbot for self-compassion. In *Proceedings of the 2019 CHI Conference on Human Factors in Computing Systems* (1–13).

Liu, H., Peng, H., Song, X., Xu, C., & Zhang, M. (2022). Using AI chatbots to provide self-help depression interventions for university students: a randomized trial of effectiveness. *Internet Interventions, 27,* 100495.

Ly, K. H., Ly, A. M., & Andersson, G. (2017). A fully automated conversational agent for promoting mental well-being: A pilot RCT using mixed methods. *Internet Interventions, 10,* 39–46.

Martin, D. J., Garske, J. P., & Davis, M. K. (2000). Relation of the therapeutic alliance with outcome and other variables: a meta-analytic review. *Journal of Consulting and Clinical Psychology, 68*(3), 438–450.

Malhi, G. S., et al. (2017). The promise of digital mood tracking technologies: Are we heading on the right track? *Evidence-based mental health, 20*(4), 102–107.

Nienhuis, J. B., Owen, J., Valentine, J. C., Winkeljohn Black, S., Halford, T. C., Parazak, S. E., … & Bernard, H. S. (2018). Therapeutic alliance, empathy, and genuineness in individual adult psychotherapy: a meta-analytic review. *Psychotherapy Research, 28*(4), 593–605.

Richards, D., & Richardson, T. (2012). Computer-based psychological treatments for depression: A systematic review and meta-analysis. *Clinical Psychology Review, 32,* 329–342.

Roy, Y., et al. (2019). Deep learning-based electroencephalography analysis: A systematic review. *Journal of Neural Engineering, 16*(5), 51001.

Scassellati, B., et al. (2012). Robots for use in autism research. *Annual Review of Biomedical Engineering, 14,* 275–294.

Schnell, K., & Stein, M. (2021). Diagnostik und Therapie rund um die Uhr? Künstliche Intelligenz als Herausforderung und Chance für Psychiatrie und Psychotherapie. *Psychiatrische Praxis, 48,* S5–S10.

Spurgeon, J. A., & Wright, J. H. (2010). Computer-assisted cognitive-behavioral therapy. *Current Psychiatry Reports, 12*(6), 547–552.

Robinson, H., MacDonald, B., & Broadbent, E. (2014). The Role of Healthcare Robots for Older People at Home: A Review. *International Journal of Social Robotics, 6*(4), 575–591.

Stieger, M., et al. (2018). PEACH, a smartphone- and conversational agent-based coaching intervention for intentional personality change: study protocol of a randomized, wait-list controlled trial. *BMC Psychology, 6*(1), 43.

Suganuma, S., Sakamoto, D., & Shimoyama, H. (2018). An Embodied Conversational Agent for Unguided Internet-Based Cognitive Behavior Therapy in Preventative Mental Health: Feasibility and Acceptability Pilot Trial. *JMIR Mental Health, 5*(3), e10454.

Topol, E. J. (2019). High-performance medicine: the convergence of human and artificial intelligence. *Nature Medicine, 25*(1), 44–56.

Torous, J., Kiang, M. V., Lorme, J., & Onnela, J.-P. (2016). New Tools for New Research in Psychiatry: A Scalable and Customizable Platform to Empower Data Driven Smartphone Research. *JMIR Mental Health, 3*(2), e16.

Weizenbaum, J. (1966). ELIZA—a computer program for the study of natural language communication between man and machine. *Communications of the ACM, 9*(1), 36–45.

Zhang, S., Pan, X., Cui, Y., Zhao, X., & Liu, L. (2019). Learning Affective Video Features for Facial Expression Recognition via Hybrid Deep Learning. *IEEE Access, 7,* 32297–32304.

Tanja Kornberger

Fünf Leitprinzipien für eine benutzerzentrierte Entwicklung von KI-basierten Produkten in der Psychotherapie

Künstliche Technologien im Allgemeinen und Large-Language-Modelle im Spezifischen haben das Potenzial, das Feld der Psychotherapie wie viele andere Bereiche unseres Lebens zu revolutionieren. Dass diese Technologien in den Bereich der Psychotherapie eindringen, ist bereits heutzutage keine Frage des Ob, sondern eine Frage des Wie. Umso wichtiger ist es, dass wir bedacht an die Entwicklung von KI-basierten Produkten herangehen. Dieser Essay führt fünf für die Praxis relevante Prinzipien ein, die für die Entwicklung von KI-basierten Produkten in der Psychotherapie wesentlich sind. Sie haben zum Ziel, eine Grundlage für eine benutzerzentrierte und verantwortungsvolle Produktentwicklung bereitzustellen.

1. Ausgangslage

Der Einsatz digitaler Technologien im Bereich der Psychotherapie ist keine Neuheit. So nutzen Therapeut*innen schon seit Jahren Applikationen der virtuellen Realität als Mittel zur Durchführung von Expositionstherapie etwa bei Phobien. Andere bedienen sich digitaler Technologien, indem sie die Therapie selbst im digitalen Medium stattfinden lassen. Man spricht dann mit Recht auch von Online-Therapien.

Anfang des Jahres 2023 machte jedoch eine neue Art der Technologie Schlagzeilen – die künstliche Intelligenz (KI) der sogenannten großen Sprachmodelle. Wirklich neu ist weder das Thema noch die Technologie selbst. Die Welt sah jedoch einen technischen Durchbruch durch die niederschwellige Bereitstellung von ChatGPT für die Öffentlichkeit. Dabei handelt es sich um ein sogenanntes Large-Language-Modell (LLM), die unter Nutzung des maschinellen Lernens in der Lage sind, Sprache innerhalb weniger Sekunden zu verstehen und eine beeindruckend passende Antwort zu generieren, die dem eines Menschen nicht nur gleicht, sondern diese oftmals übertrifft.

Beflügelt von den neuen Möglichkeiten, sehen wir einen Influx an neuen Produkten auf dem Markt, die sich dieser Technologie bedienen, so auch im Bereich der Psychotherapie. Prominent sind hier Chatbots, welche direkt an Patient*innen gerichtet sind und unter Nutzung von LLMs therapeutische Leistungen anbieten. Diese Entwicklungen schüren nicht nur Ängste seitens der Therapeut*innen durch die KI ersetzt zu werden, sondern werfen auch Fragen der Ethik und Moral auf. Was darf eine KI überhaupt machen und was nicht? Das Eindringen von KI in die Psychotherapie ist somit bereits heutzutage keine Frage des Ob, sondern eine Frage des Wie.

Künstliche Technologien im Allgemeinen und LLMs im Spezifischen haben das Potenzial, das Feld der Psychotherapie, wie viele andere Bereiche unseres Lebens, zu revolutionieren. Man braucht nicht viel Vorstellungsvermögen, um die Möglichkeiten bei der Anwendung von KI im Bereich der Psychotherapie zu sehen. So könnte man beispielsweise KI-basierte Assistenz bei der Datenanalyse innerhalb der Diagnose- und der Behandlungsprozesse einsetzen. Auf der Patient*innenseite liegen Anwendungen nahe, die Patient*innen dabei unterstützen, therapiebegleitende Aufgaben zu absolvieren. Bei all den vielversprechenden Aussichten ist es jedoch wichtig, nicht nur das Potenzial von KI zu betonen, sondern sich auch über deren Grenzen im Klaren zu sein. Denn im Gegensatz zu anderen digitalen Technologien oder auch rudimentären Formen der KI, hat das maschinelle Lernen die Eigenschaft, sich eigenständig zu entwickeln und Entscheidungen selbständig zu treffen. Das System lernt und handelt quasi autonom, und zwar oftmals so, dass es von außen nicht ersichtlich ist, warum und wie es zu gewissen Entscheidungen kam oder welcher Bias diesen zugrunde liegt. Aus diesem Grund ist es wichtig, dass eine prinzipienbasierte Produktentwicklung stattfindet. Diese ist generell unabdingbar für gute und verantwortungsvolle Produktentwicklungen, nimmt aber in dem hier besprochenen Anwendungsrahmen eine umso wichtigere Rolle ein. Das deshalb, weil wir zum einen von einer Anwendung von Technologien sprechen, bei der sowohl der oder die Entwickler*in als auch der oder die Benutzer*in gegebenenfalls nicht nachvollziehen können, wie diese ihre Resultate generieren. Zum anderen, weil wir uns in einem Gebiet bewegen, bei dem gewisse Benutzer*innengruppen oftmals höchst vulnerabel sind. Somit ist es von zentraler Bedeutung, dass wir zumindest den Prozess, unter welchem diese Technologien entwickelt werden, definieren und kontrollieren können. Wenn wir von nutzer*innenzentrierten Prinzipien sprechen, bedarf es auch der Erwähnung, dass der

Begriff Benutzer*in möglichst weit gefasst ist und je nach Situation verschiedene Benutzer*innengruppen mit einschließt. Somit sind explizit sowohl Therapeut*innen, als auch Patienten*innen und Institutionen als potenzielle Benutzer*innengruppen zu verstehen. Dabei kann ein Produkt an eine bestimmte oder auch an mehrere Benutzer*innengruppen gerichtet sein.

Die untenstehenden Prinzipien stellen keine vollständige Liste dar, sondern wurden mit dem Fokus erstellt, die wichtigsten Aspekte abzudecken. Sie sollen als Leitfaden sowohl für Produktentwickler*innen als auch Benutzer*innen dienen und diesen dabei helfen, Produkte und deren Entwicklung einerseits kritisch zu hinterfragen und sich andererseits bemächtigt zu sehen, die Prozesse der Produktentwicklung auf verschiedene Art und Weise zu beeinflussen.

2. Prinzip des Mehrwerts

Als Erstes führen wir das Mehrwertprinzip ein. Dabei geht es um die Frage, ob der Einsatz von KI für ein bestimmtes Produkt einen einzigartigen Mehrwert bringt oder ob eine einfachere Lösung ebenso gut herangezogen werden kann. Das Prinzip dehnt sich auch auf die Frage aus, ob die KI eine bestimmte Aufgabe überhaupt auf angebrachte Art und Weise bewältigen kann. Es geht dabei nicht darum feststellen zu können, dass ein Mehrwert durch den Einsatz von KI erzielt werden kann, sondern diesen konkret zu umreißen, zu analysieren und als einzigartig gegenüber einer einfacheren oder schon etablierten Lösung zu identifizieren. Als Produktentwickler*innen verlieben wir uns oftmals in das Potenzial einer Technologie und suchen verzweifelt nach einem Anwendungsbereich. Das Mehrwertprinzip erfordert Reflexion und radikale Ehrlichkeit mit sich selbst.

Stellen wir uns folgendes Beispiel vor: ein*e Therapeut*in verschreibt eine therapiebegleitende Routine, welche zu regelmäßigen Zeiten durchgeführt werden muss. Stellen wir uns ferner vor, es gäbe ein Produkt, welches den oder die Patient*in dabei unterstützt, diese therapie-begleitenden Routinen umzusetzen und die Wahrscheinlichkeit der Aufrechterhaltung dieser Routinen zu maximieren. Man könnte KI dafür einsetzen, verschiedenen Datenpunkte des oder der Patient*in zu sammeln und zu verarbeiten und anhand derer vorherzusagen, zu welchen Zeitpunkten und auf welche Art und Weise eine Erinnerung die maximale Wahrscheinlichkeit der Umsetzung hat. Eine Alternative wäre es, ein simpleres Produkt anzubieten, welches unter Nutzung von Heuristiken zu bestimmten Zeiten Erinnerungen an den oder die Patient*in schickt und diese*n zusätzlich in einem gewissen Rahmen die Möglichkeit anbietet, diese zu konfigurieren. Kann KI für dieses Produkt einen einzigartigen Mehrwert liefern oder erreicht eine einfache Heuristik ebenfalls das gewünschte Ziel? Wie verändert sich die Antwort auf diese Frage, wenn unser Beispiel sich auf Patient*innen mit gravierenden Psychosen bezieht, welche oft Realität von Vorstellung nicht auseinanderhalten können?

Aus dem Beispiel wird ersichtlich, dass die Frage nach dem Mehrwert durch den Einsatz von KI oft nicht mit einem simplen Ja oder Nein beantwortet werden kann. Vielmehr geht es darum, dass man sich bei der Produktentwicklung kritisch mit seinem potenziellen Produkt und dessen Einsatz in verschiedenen Kontexten auseinandersetzt. Eine praktische Herangehensweise hierbei ist es, immer mit der einfacheren Produktlösung zu beginnen und graduell komplexere Lösungen einzuführen, dabei deren Mehrwert rigoros unter Einsatz wissenschaftlicher Methoden zu messen und kontinuierlich zu evaluieren.

3. Prinzip der Repräsentativität

Als Nächstes führen wir das Prinzip der Repräsentativität von Daten ein. Dieses besagt, dass Daten, welche wir einer KI zugrunde legen, so repräsentativ wie möglich sein müssen. Maschinen lernen, wie wir Menschen anhand von Informationen, von Daten, die verarbeitet, kategorisiert und miteinander in Verbindung gebracht werden. Im Umkehrschluss bedeutet dies – wovon die KI nichts weiß, kann sie auch nicht lernen. Diese Thematik allein könnte mehrere Bücher füllen, so zentral und komplex ist sie. Dabei stellt sie nur einen von vielen möglichen Fehlerquellen bei der Entwicklung von KI-Applikationen dar.

Um dieses Prinzip zu demonstrieren, stellen wir uns das Beispiel einer KI vor, welche eine*n Therapeut*in bei der Diagnostik unterstützt. Diese KI hat die Aufgabe Patient*innendaten wie z.B. Anamnesedaten sowie physiologische Daten zu verarbeiten und auf deren Basis eine Diagnose zu stellen. Was wäre, wenn die Daten, von denen die KI ihre Fähigkeit erlernt hat, ausschließlich von männlichen Patienten im Alter von 30–39 Jahren stammen? Könnte man diese KI gewissenhaft für die Diagnostik von Frauen, älteren oder jüngeren Patient*innen zur Hand nehmen? Wir können resolut sagen, dass im obigen Beispiel das

Prinzip der Repräsentativität verletzt wurde. Doch was bedeutet es, repräsentativ zu sein? Welche Dimensionen wären ausreichend gewesen, sodass wir den Einsatz einer solchen KI gutheißen würden?

Pauschal lässt sich dies nicht für jedes Anwendungsgebiet beantworten, aber es liegt in der Verantwortung des Produktentwicklers, sich diesbezüglich zu informieren, unter Kooperation mit Expert*innen alle bis dato bekannten relevanten Dimensionen zu erfassen und die KI auf Basis eines möglichst repräsentativen Datensatzes zu trainieren und zu entwickeln. Als Minimum sollte es gelten, alle erfassten Dimensionen transparent zu deklarieren. Womit wir nun zu unserem dritten Prinzip kommen, dem Prinzip der Transparenz.

4. Prinzip der Transparenz

Wie bereits erwähnt, ist eine der großen potenziellen Gefahren im Einsatz von KI, der fehlende Einblick darin, wie die Maschine lernt und was tatsächlich in ihr vorgeht. Ebenso haben wir festgestellt, dass es selbst bei den besten Absichten nicht immer eindeutig klar ist, ob eine KI einen Mehrwert bringt und ob sie auf richtige Art und Weise entwickelt wurde. Umso wichtiger ist es daher, Transparenz zu schaffen. Diese bezieht sich auf mehrere Aspekte.

Zum einen sollte den Benutzer*innen immer bewusst sein, dass sie es mit einer KI zu tun haben. Dies kann bedeuten, dass ein Bot sich als solcher identifizieren muss und nicht vorgeben darf, ein*e menschliche*r Therapeut*in zu sein. Dies kann aber auch bedeuten, dass eine Software, welche die Therapeut*in bei der Transkription von Aufzeichnungen unterstützt, diese*n darüber informiert, dass die Daten auch zu weiteren Analysezwecken genutzt werden. So zum Beispiel, um Muster in der Diagnose bestimmter Krankheiten zu identifizieren.

Des Weiteren sollte den Benutzer*innen immer klar sein, mit was für einer Art von KI sie es zu tun haben, welche Daten ihr zugrunde liegen und wie diese prinzipiell lernt bzw. ‚funktioniert‘. Wir stellen uns vor, dass ein*e Patient*in eine Applikation der virtuellen Realität benutzt, welche verschiedene angstauslösende Situationen simuliert. Das Programm wählt die Progression der angstauslösenden Situation dynamisch aus. Es nutzt dabei die Daten anderer Benutzer*innen mit ähnlichen Symptomen und versucht auf Basis derer zu lernen, welche Situation am besten geeignet ist. In diesem Beispiel ist es wichtig, dass der oder die Benutzer*in darüber informiert wird, wie die simulierten

Situationen ausgewählt werden, aber auch, dass eventuell die eigenen
Benutzer*innendaten zu ähnlichen Zwecken benutzt werden.

Ein weiterer Aspekt der Transparenz bezieht sich auf das Optimie-
rungsziel. Wenn ein System autonom lernt, so optimiert es immer auf
ein bestimmtes Ziel hin. Grob gesagt, gibt es zwei Kategorien von Opti-
mierungen: die Spezifität (*precision*) und Sensitivität (*recall*). Nehmen wir
das Beispiel einer KI, die versucht zu diagnostizieren, ob eine Person
eine Depression hat oder nicht. Wenn die KI auf Spezifität optimiert ist,
so versucht sie die Diagnose nur dann zu erteilen, wenn die Wahrscheinlichkeit, dass diese tatsächlich vorliegt, sehr hoch ist. Im Umkehrschluss
bedeutet dies, dass eventuell einige Depressionen nicht diagnostiziert
werden, aber die Rate an falschen Diagnosen minimiert wird. Wenn sie
jedoch auf Sensitivität optimiert ist, so ist das Ziel möglichst viele Personen mit Depression auch als solche zu diagnostizieren. Im Gegensatz
zur Spezifität gibt es bei einem Algorithmus mit hoher Sensitivität eher
die Wahrscheinlichkeit eine falsche positive Diagnose zu stellen. In der
Praxis ist es ein feiner Balance-Akt zwischen den verschiedenen Op-
timierungszielen und auch hier gibt es keine pauschal richtige Antwort,
denn jede Anwendung bedarf anderer Optimierungsparameter. Was aber
entscheidend bleibt, ist die Transparenz. Ein*e Therapeut*in, welche*r
sich einer KI bedient, muss wissen, welche Optimierungsstrategie und
-parameter dieser zugrunde liegen.

Abschließend gilt es zu erwähnen, dass die Benutzer*innen immer
die Wahl haben sollten, auf den Einsatz von KI zu verzichten. Ähnlich
wie ein*e Patienten*in auf die Aufzeichnung eines Gesprächs bei einer
technologie-gestützten ärztlichen Konsultation verzichten kann, sollte
dies auch für den Einsatz von KI gelten. Dies bedingt auch die Transparenz seitens der Therapeut*innen, welche die Patient*innen über den
Einsatz einer KI-gestützten Technologie unaufgefordert zu informieren
und deren explizite Zustimmung einzuholen haben.

5. Prinzip der benutzerfreundlichen Standards

Bei diesem Prinzip geht es darum, anzuerkennen, dass Produktdesign
nicht durch Zufall entsteht, sondern, wie der Begriff bereits andeutet,
durch Intention gestaltet wird. Jedes Verhalten, jede Einstellung unterliegt einer Entscheidung. Dies kann in Form einer bewussten Entscheidung für ein bestimmtes Verhalten entstehen oder in Form einer
mehr oder weniger bewussten Entscheidung ein bestimmtes Verhalten

zu ignorieren. Es ist dabei belanglos, warum ein bestimmtes Produkt-
verhalten zustande gekommen ist. Vielmehr ist es wichtig, jeden Aspekt
des Produktes mit Intention und benutzerfreundlich zu gestalten. In der
Produktentwicklung spricht man davon, dass ein Produkt und dessen
Bestandteile einen gewissen Aufforderungscharakter haben. Sprich,
jedes Produkt und jedes Feature fordert Benutzer*innen dazu auf, es auf
gewisse Art und Weise zu nutzen. Als Produktentwickler*in sollten wir
stets bemüht sein, diesen Aufforderungscharakter so zu gestalten, dass
es den Benutzer*innen dient. Dies umfasst mehrere Dimensionen des
Produktes.

Zum einen reden wir hier von Aspekten der Sprache, die innerhalb
des Produktes verwendet werden. Dabei sollte eine Sprache verwendet
werden, die den Benutzer*innen zugänglich ist. Ein Chatbot, der an Patient*innen gerichtet ist, sollte sich einer Sprache bedienen, die für jene
verständlich ist. Dies kann bedeuten, Fachbegriffe zu vermeiden oder
benutzergerecht zu erklären. Zum anderen sollte die generelle Handhabung des Produktes intuitiv sein. Bei einem traditionellen Produkt
wie einer mobilen Applikation würden wir z.B. auf eine intuitive Navi-
gation und Informationsstruktur innerhalb der Applikation achten. Dies
kann ebenso auf eine mobile Applikation, welche KI nutzt, übertragen
werden. Es kann aber auch bedeuten, ein Gespräch mit einem Chatbot
intuitiv zu gestalten. Dabei ist intuitiv nicht mit ‚menschlich‘ gleichzusetzen, sondern so zu verstehen, dass ein*e Benutzer*in ohne große
Hilfe das Produkt, in dem Fall einen Chatbot, produktiv für die eigene
Therapie nutzen kann.

Eine mindestens genauso große Rolle spielen hierbei auch die Standardeinstellungen und das Standardverhalten eines Produkts. Hier geht
es vor allem darum, sich bei der Produktgestaltung nicht darauf zu verlassen, dass die Benutzer*innen dieses korrekt bzw. verantwortungsvoll
nutzen, sondern potenziell gefährliche oder kontraproduktive Verhaltensweisen und -muster zu antizipieren und das Produkt von Anfang so
zu gestalten, dass die Gefahren für die Benutzer*innen minimal gehalten
werden.

Zum Beispiel kann man sich bei der Entwicklung eines Chatbots zu
therapeutischen Zwecken nicht darauf verlassen, dass Benutzer*innen
keine unangebrachten Verhaltensweisen zeigen. Es muss damit gerechnet
werden, dass der Bot beleidigt wird oder dass die Benutzer*innen eventuell nicht in der Lage sind, den Bot überhaupt zu verstehen. Im Gegenteil, diese Art der Nutzung ist vorhersehbar und muss im Entwicklungsprozess berücksichtigt werden. Für Chatbots müssen gut handhabbare

Standards für einen rücksichtslosen Umgang definiert werden, in dem
der Chatbot z.B. die Benutzer*innen darauf aufmerksam macht, dass
gewisse Umgangsformen erwartet werden. Ebenso muss es Standards
dafür geben, wenn der oder die Endnutzer*in in Not ist und das Produkt,
in dem Fall der Chatbot, an die Grenzen seiner Dienstbarkeit stößt. Eine
Möglichkeit, dies in der Praxis zu umzusetzen, sind Lösungen, die auf
die Definition sogenannter „core user journeys" setzen. Dabei definiert
man die wichtigsten Aufgaben und Abläufe, die ein Produkt erfüllt und
versucht gezielt diese holistisch zu verstehen, zu kontrollieren und kontinuierlich zu optimieren.

6. Prinzip der iterativen, kooperativen Entwicklung

Abschließend widmen wir uns dem Prinzip der iterativen, kooperativen
Entwicklung. Dieses Prinzip bezieht sich sowohl auf die Produktentwicklung als auch auf deren Nutzung. Wie mehrfach betont wurde,
ist der Interpretations- sowie Gestaltungsspielraum oft sehr weit gefasst,
sodass sich trotz guter Intentionen, schlechte Muster in das Produkt
einschleichen können. Daher ist es enorm wichtig, den Prozess der
Produktentwicklung iterativ anzulegen und sich stets zu bemühen, das
Produkt fortlaufend zu verbessern. Verbesserung entsteht nicht durch
Zufall, sondern durch strategische Analyse der Produkt-Kapabilitäten,
deren realen Einsatz und Nutzung in der Praxis, was auch Modifikatio-
nen des ursprünglichen Einsatzgebietes inkludiert, sowie einen stetigen
Austausch mit den verschiedenen Benutzer*innengruppen. Dies schließt
konkret auch die Einbindung verschiedener Benutzer*innengruppen in
den Entwicklungsprozess ein. All diese Elemente sollten fester Bestandteil jeglicher Produktentwicklung sein.

Innerhalb des Produktes selbst sollte es immer eine Feedbackschleife
von den Benutzer*innen zum Produkt-Team geben. Konkret bedeutet
dies, dass die Benutzer*innen die Möglichkeit haben, Feedback zum
Produkt zu geben, aber auch die Möglichkeit erhalten, verschiedene
Aspekte des Produktes zu bewerten bzw. nach ihren Vorlieben anzupassen. Hierbei ist vor allem wichtig, dass dies so einfach wie möglich
gemacht wird, z.B., indem man das Produkt aktiv nach dem Feedback
fragt oder es dezent als festen Teil gewisser Arbeitsabläufe integriert.
Zum Beispiel könnte eine Applikation, welche bei der Diagnose as-
sistiert, die Benutzer*innen nach jeder Analyse fragen, wie zufrieden
diese mit der Analyse waren und welche Dimensionen sie als positiv

oder negativ bewerten. Diese Informationen sollten anschließend analysiert und dazu genutzt werden, das Produkt zu verbessern. Feedbackschleifen innerhalb einer Applikation können auch bedeuten, dass die Benutzer*innen konfigurieren können, wie das Produkt genauer funktioniert und können ihre Präferenzen mitteilen. Bei dynamischen Elementen in einem Produkt wie einem Gesprächs-Chatbot könnte man den Benutzer*innen optional anbieten, jede Aussage bewerten zu können.

7. KI-Ethik

Die oben aufgeführten Prinzipien betreffen nur einen Ausschnitt dessen, was es innerhalb der Thematik vom KI im Bereich Psychotherapie zu diskutieren gibt. Ein mindestens genauso wichtiger Aspekt innerhalb dieser Thematik ist die Frage rund um die Grenzen der KI in der Psychotherapie. Wo und in welchem Umfang Künstliche Intelligenz eingesetzt werden darf, fällt unter die ethischen und moralischen Grundsatzfragen rund um KI, die in der hier vorgestellten, produktorientierten Diskussion nur mittelbar relevant sind. Inwiefern wir diese und andere Aspekte beeinflussen können, ist derzeit offen und erste Regulierungs- bzw. Zertifizierungsbemühungen zeichnen sich schon ab, die ihrerseits dann wiederum Einfluss auf die Produktionsprinzipien haben dürften. Klar ist jedoch, dass KI ihren Weg in die Psychotherapie finden wird, ja vielfach schon gefunden hat. Wenn sie das tut, so sollten wir darauf vorbereitet sein, möglichst genau definieren zu können, wie wir die Entwicklung und den Einsatz dieser Technologie gestalten wollen. Die hier aufgeführten Prinzipien sind ein erster Denkanstoß, die Künstliche Intelligenz zum Nutzen der Benutzer*innen sinn- und verantwortungsvoll zu gestalten.

Magdalena Pape

Digitale Interventionen in der Psychotherapie

Als Kind der frühen 90er Jahre des 20. Jahrhunderts bin ich in das digitale Zeitalter nicht gerade hineingeboren, sondern vielmehr hineingewachsen. Als Psychotherapeutin jedoch bin ich ein ‚Digital Native'. Meine ersten therapeutischen Schritte machte ich online, Webcam-basiert, und ich lernte mit den Besonderheiten des Settings umzugehen. Wie baue ich Blickkontakt auf, wenn ich nicht gleichzeitig nach unten auf den Bildschirm, und nach oben in die Webcam schauen kann? Wie helfe ich kompetent bei technischen Schwierigkeiten, wenn ich doch selbst immer alles google? Welche Absprachen zur Ungestörtheit des Gespräches und zum Umgang mit suizidalen Krisen müssen vorab getroffen werden? Wie gehe ich mit netzwerkbedingten Unterbrechungen im Gespräch um? Und vor allem: was macht das alles mit der therapeutischen Beziehung?

Ich habe erlebt, wie Angehörige aus dem Hintergrund spontan das Gespräch kommentierten, Haustiere vor den Kameras herliefen und Paketboten klingelten. Ich habe aber auch mit eigenen Augen gesehen, wie Menschen leben, in was für einer Atmosphäre sie sich täglich aufhalten, was ihre gemütlichen Lieblingsorte sind, und von welchen Stars sie Poster an den Wänden hängen haben. Anders, als ich selbst vermutet hatte, habe ich digitale Therapie als etwas sehr Privates kennengelernt. Und so ergaben sich ganz automatisch alltagsnahe Interventionsmöglichkeiten.

Mit dem Wechsel auf Station, habe ich auch den Wechsel ins Analoge vollzogen. Und das war zunächst einmal ungewohnt. Im Zuge dessen hat die Therapie zweifelsohne an Qualitäten gewonnen. Nonverbales Verhalten tritt stärker in den Vordergrund, Stimmungen werden spürbarer. Auch ich selbst lehne mich mehr zurück, versuche nicht die digitale Distanz durch Näherrücken an den Bildschirm zu verkürzen. Der Gesprächsraum wird kontrollierbarer, sicherer. Aber etwas fehlt auch, eine Beobachtungsqualität des Lebens der Patient*innen, ein Stück des Puzzles, das durch Erzählungen weniger greifbar ist.

Abseits meiner persönlichen Erfahrungen zeigen Studien, dass mithilfe digitaler kognitiv-verhaltenstherapeutischer Interventionen, psychische Störungen effektiv behandelt werden können (Etzelmueller et al., 2020; Karyotaki et al., 2021). Psychotherapeutische Videosprechstunden scheinen face-to-face Gesprächen hinsichtlich der Wirksamkeit nicht unterlegen zu sein, wobei die Evidenzlage insgesamt noch dünn ist (Berryhill, Culmer, et al., 2019; Berryhill, Halli-Tierney, et al., 2019). Dabei können Webcam-basierte Interventionen eine immer größer werdende Stichprobe von Menschen erreichen, die unter einer Internet-bezogenen Störung leiden (Bottel et al., 2021). Diese werden gewissermaßen dort abgeholt, wo sie sich aufhalten – im Internet selbst. Und die Ergebnisse einer jüngst durchgeführten Studie zeigen, dass die Betroffenen digital nicht nur erreicht, sondern auch effektiv mithilfe einer Webcam-basierten Kurzzeittherapie behandelt werden können (Dieris-Hirche et al., 2021; Pape et al., 2023).

In Zeiten der Corona-Pandemie stieg die Nutzung und Akzeptanz der Webcam-basierten Psychotherapie, wobei laut Daten der Medizinischen Hochschule Hannover rund ein Drittel der Patient*innen aufgrund mangelnder technischer Voraussetzungen, oder persönlicher Ablehnung nicht mithilfe einer Videosprechstunde erreicht werden konnte (Ghaneirad et al., 2021). Vor allem jüngere Patient*innen mit einem höheren Bildungsgrad fanden den Weg in die digitale Therapie. Studienergebnisse zeigen, dass die anfängliche Skepsis von Therapeut*innen und Patient*innen gegenüber digitalen Konsultationen nach wenigen Sitzungen abgebaut werden können (Haun et al., 2020). Dabei scheint die therapeutische Beziehung aus Sicht der Patient*innen vergleichbar hoch zu sein, wie in analogen Settings (Simpson & Reid, 2014). Jedoch empfinden Therapeut*innen die Beziehung als weniger belastbar. Dennoch kann sich ein Großteil der Therapeut*innen vorstellen auch nach der Corona-Pandemie weiterhin digitale Sprechstunden anzubieten, wenn auch eher als Ausweichsetting (Steubl & Baumeister, 2023).

Die digitale Transformation in der Psychotherapie umfasst jedoch nicht nur den möglichen Wechsel des analogen Settings ins Webcambasierte, sondern eine ganze Reihe weiterer Aspekte. Dabei stellt der Begriff *E-Mental Health* einen Teilbereich von *eHealth* dar und umfasst Interventionen, die auf die Unterstützung und Verbesserung psychischer Störungen abzielen (Haring, 2019, S. 49). In diesem Bereich wurden in den vergangenen Jahren vermehrt Virtual Reality (VR) Studien durchgeführt. So können mithilfe VR-gestützter Interventionen Expositionsübungen bei Patient*innen mit Angststörungen erfolgreich durchgeführt werden, wodurch sich die Symptomlast der Betroffenen reduzierte (Wiederhold & Bouchard, 2014). Auch im Bereich von Essstörungen können VR-basierte Interventionen eingesetzt werden, um Körperbildstörungen zu bearbeiten (Irvine et al., 2020). Ein besonders großer Teilbereich des *E-Mental Health* stellen *mHealth* Interventionen dar, bei denen die Intervention mobil, i.d.R. über das Smartphone oder Tablet durchgeführt werden kann. Diese sind meist App-basiert und gut in den Alltag der Betroffenen implementierbar. Es gibt eine Vielzahl, teils kommerziell angeboter Apps, die in Form sogenannter Lebensstilinterventionen auf eine Verbesserung des Gesundheitsverhaltens (z.B. Bewegung, Ernährung, Sport) abzielen. Darüber hinaus werden immer mehr psychotherapeutische Interventionen als digitale Gesundheitsanwendungen (DIGAs) von dem Bundesministerium für Arzneimittel und Medizinprodukte (BfArM) anerkannt, z.B. zur Überbrückung von Wartezeiten für analoge Psychotherapie. Interventionen, die Gebrauch von durch künstliche Intelligenz (KI) generierten Daten machen, bedürfen einer gesonderten und ausführlichen Betrachtung, welche in anderen Kapiteln dieses Buches behandelt werden.

Wohin also führt uns der digitale Weg in der Psychotherapie? Kann es überhaupt noch einen Weg zurück ins Analoge geben? Müssen wir gar befürchten, dass digitale Therapie analoge schrittweise ersetzt? Und warum überhaupt müssten wir uns davor fürchten? Die beschriebenen Beispiele zeigen, dass digitale Interventionen Versorgungslücken schließen und Brücken zu Betroffenen bauen können, die den Weg ins analoge Setting bisher nicht finden konnten. Durch eine Integration digitaler Interventionen rückt die Psychotherapie den Patient*innen näher. Webcam-basierte Psychotherapiegespräche zeigen Einblicke in den Haushalt und das Privatleben der Patient*innen. *MHealth* Interventionen sind auch zwischen den Therapiegesprächen Teil des Alltags der Patient*innen. Und VR-basierte Interventionen ermöglichen die Konfrontation mit angstauslösenden Stimuli auch innerhalb der Therapieräume, oder im eigenen Wohnzimmer.

Natürlich dürfen bei der Betrachtung digitaler Interventionen nicht nur die Vorteile beleuchtet werden. Eine enorme Herausforderung der Digitalisierung im Gesundheitswesen stellt die Sicherstellung der datenschutzrechtlichen Richtlinien dar. Zudem werden mithilfe digitaler Interventionen meist junge Menschen mit einem höheren Bildungsabschluss erreicht. Hier bedarf es der Unterstützung von Patient*innen mit einer geringeren digitalen Gesundheitskompetenz, z.B. in Form sogenannter *Digital Nurses* oder *Lotsen*. Eine wichtige Grundlage zur Schaffung passender Unterstützungsangebote stellt dabei eine systematische Analyse von Hürden und der Gebrauchsfähigkeit der Interventionen dar. Dabei sollte der Umgang von Nutzer*innen mit den Interventionen direkt untersucht werden, um die Teilhabe der Betroffenen an der Entwicklung zu erhöhen.

Neben den Patient*innen sollten auch wir Therapeut*innen teilhaben an dem Prozess der Digitalisierung im Gesundheitswesen. Dazu zählt eine kritische Betrachtungsweise der Entwicklungen, ein Blick auf mögliche Risiken und Gefahren. Aber gleichsam auch Offenheit und Mut dem Neuen gegenüber. „Bevor ihr den Menschen predigt, wie sie sein sollen, zeigt es ihnen an euch selbst.", so sagte Dostojewski. Doch scheinbar nehmen Patient*innen die digitale therapeutische Beziehung als belastbarer wahr, als ihre Therapeut*innen, und das sollte uns zu denken geben. Ich habe die Erfahrung gemacht, dass Webcam-basierte Gespräche einem höheren Maß an vorheriger Absprache bedürfen, die therapeutische Beziehung jedoch nicht darunter leidet. Durch die systematische Offenheit im Umgang mit suizidalen Gedanken im Vorfeld der Therapie, zeigte sich ganz im Gegenteil zumeist eine große Entlastung der Patient*innen. Die technischen Herausforderungen des Settings haben auch meine Fähigkeiten mitunter überschritten, aber auch diese konnten gemeinsam mit den Patient*innen gemeistert werden, nicht selten mit einem Lächeln.

Die Integration digitaler Interventionen in die Psychotherapie ist nicht mehr aufzuhalten. Dabei sollte diese Vielzahl an Interventionen separat auf die Frage hin betrachtet werden, ob sie eine sinnvolle Ergänzung der Therapie im Sinne der bestmöglichen Versorgung der Patient*innen darstellen. Jetzt haben wir die Chance, die Digitalisierung in der Psychotherapie zum Nutzen unserer Patient*innen mitzugestalten.

Referenzen

Berryhill, M. B., Culmer, N., Williams, N., Halli-Tierney, A., Betancourt, A., Roberts, H., & King, M. (2019). Videoconferencing Psychotherapy and Depression: A Systematic Review. *Telemedicine Journal and E-Health: The Official Journal of the American Telemedicine Association, 25*(6), 435–446. https://doi.org/10.1089/tmj.2018.0058

Berryhill, M. B., Halli-Tierney, A., Culmer, N., Williams, N., Betancourt, A., King, M., & Ruggles, H. (2019). Videoconferencing psychological therapy and anxiety: A systematic review. *Family Practice, 36*(1), 53–63. https://doi.org/10.1093/fampra/cmy072

Bottel, L., Brand, M., Dieris-Hirche, J., Herpertz, S., Timmesfeld, N., & Te Wildt, B. T. (2021). Efficacy of short-term telemedicine motivation-based intervention for individuals with Internet Use Disorder–A pilot-study. *Journal of Behavioral Addictions, 10*(4), 1005–1014.

Dieris-Hirche, J., Bottel, L., Pape, M., te Wildt, B. T., Wölfling, K., Henningsen, P., Timmesfeld, N., Neumann, A., Neusser, S., Beckers, R., & Herpertz, S. (2021). Effects of an online-based motivational intervention to reduce problematic internet use and promote treatment motivation in internet gaming disorder and internet use disorder (OMPRIS): Study protocol for a randomised controlled trial. *BMJ Open, 11*(8), e045840. https://doi.org/10.1136/bmjopen-2020-045840

Etzelmueller, A., Vis, C., Karyotaki, E., Baumeister, H., Titov, N., Berking, M., Cuijpers, P., Riper, H., & Ebert, D. D. (2020). Effects of Internet-Based Cognitive Behavioral Therapy in Routine Care for Adults in Treatment for Depression and Anxiety: Systematic Review and Meta-Analysis. *Journal of Medical Internet Research, 22*(8), e18100. https://doi.org/10.2196/18100

Ghaneirad, E., Groba, S., Bleich, S., & Szycik, G. R. (2021). Nutzung der ambulanten Psychotherapie über die Videosprechstunde. *Psychotherapeut, 66*(3), 240–246. https://doi.org/10.1007/s00278-021-00497-3

Haring, R. (2019). *Gesundheit digital*. Springer Verlag.

Haun, M. W., Hoffmann, M., Tönnies, J., Dinger, U., Hartmann, M., & Friederich, H.-C. (2020). Videokonsultationen durch Psychotherapeuten in Zeiten der COVID-19-Pandemie: Wirksamkeit, Gestaltung des Settings und erste Erfahrungen aus einer Machbarkeitsstudie sowie mit dem Routineangebot im Krankenhaus. *Psychotherapeut, 65*(4), 291–296. https://doi.org/10.1007/s00278-020-00438-6

Irvine, K. R., Irvine, A. R., Maalin, N., McCarty, K., Cornelissen, K. K., Tovée, M. J., & Cornelissen, P. L. (2020). Using immersive virtual reality to modify body image. *Body Image, 33*, 232–243. https://doi.org/10.1016/j.bodyim.2020.03.007

Karyotaki, E., Efthimiou, O., Miguel, C., Bermpohl, F. M. G., Furukawa, T. A., Cuijpers, P., Individual Patient Data Meta-Analyses for Depression (IPDMA-DE) Collaboration, Riper, H., Patel, V., Mira, A., Gemmil, A. W., Yeung, A. S., Lange, A., Williams, A. D., Mackinnon, A., Geraedts, A., van Straten, A., Meyer, B., Björkelund, C., … Forsell, Y. (2021). Internet-Based Cognitive Behavioral Therapy for Depression: A Systematic Review and Individual Patient Data Network Meta-analysis. *JAMA Psychiatry, 78*(4), 361–371. https://doi.org/10.1001/jamapsychiatry.2020.4364

Pape, M., Geisler, B. L., Cornelsen, L., Bottel, L., te Wildt, B. T., Dreier, M., Herpertz, S., & Dieris-Hirche, J. (2023). A short-term manual for webcam-based telemedicine treatment of Internet use disorders. *Frontiers in Psychiatry, 14*. https://www.frontiersin.org/articles/10.3389/fpsyt.2023.1053930

Simpson, S. G., & Reid, C. L. (2014). Therapeutic alliance in videoconferencing psychotherapy: A review. *The Australian Journal of Rural Health, 22*(6), 280–299. https://doi.org/10.1111/ajr.12149

Steubl, L. S., & Baumeister, H. (2023). Videobasierte Psychotherapie: Aktuelle Rahmenbedingungen und Entwicklungen sowie Empfehlungen für die praktische Umsetzung. *Bundesgesundheitsblatt − Gesundheitsforschung − Gesundheitsschutz, 66*(2), 154–159. https://doi.org/10.1007/s00103-022-03644-6

Wiederhold, B. K., & Bouchard, S. (2014). *Advances in Virtual Reality and Anxiety Disorders*. Springer US. https://doi.org/10.1007/978-1-4899-8023-6

Christian Montag

Daten leiden nicht

In dem hier folgenden Essay wird diskutiert, wie KI-Produkte Einfluss auf die Psychotherapie nehmen könnten. Dabei wird darüber nachgedacht, welche emotionalen Grundbedürfnisse Menschen haben und ob diese überhaupt von einer KI erfüllt werden können. Gerade wenn es um den Einsatz von KI in einem psychotherapeutischen Setting geht, erscheint es besonders bedeutsam zu sein, den Menschen mit seinem evolutionären Erbe in den Fokus zu rücken.

1.

Die Frage nach der Heilung von psychischen Erkrankungen zieht sich durch die Menschheitsgeschichte. Während zunächst Philosophen:innen darüber sinnierten, wie es Menschen gelingen könnte, ihre psychischen Probleme zu überwinden (Simon, 1978), wurden in der Neuzeit mit großer Regelmäßigkeit neue Verfahren eingeführt, um psychische Erkrankungen zu behandeln: Neben den bewährten Methoden wie Psychotherapie (Wampold, 2007) und der Verabreichung von Psychopharmaka (Millan et al., 2015) begann der Umgang mit psychischen Erkrankungen in der zweiten Hälfte des letzten Jahrhunderts technischer zu werden. Die Wissenschaft erhoffte sich beispielsweise durch die Magnetresonanztomographie-Forschung den nächsten Durchbruch im Verständnis der Ursachen psychischer Erkrankungen. Man hatte die nicht geringe Hoffnung, dass sich durch die neuen neurowissenschaftlichen Verfahren nicht nur ein tieferes Verständnis des menschlichen Gehirns einstellen, sondern dass sich auch neue Erkenntnisse für die Behandlung von psychischen Erkrankungen ergeben würden (Linden, 2014). Auch wenn es inzwischen viele Erfolgsmeldungen aus der Hirnforschung und wirklich eindrucksvolle Studien gibt, wie beispielsweise durch die eigene Gedankenkraft bestimmte Hirnareale modulieren zu können (Dudek & Dodell-Feder, 2021), hat sich das Heilsversprechen psychische Erkrankungen durch die zahlreichen neuen neurowissenschaftlichen Methoden in den Griff zu bekommen, bis jetzt leider nicht erfüllt. Die Heilung von psychischen Erkrankungen bleibt unverändert kompliziert.

Nun kommt die nächste Technologie-Welle, die darauf abzielt, die Behandlung von psychischen Erkrankungen zu verbessern: Es geht um das Ausloten des Potenzials von künstlicher Intelligenz, welche selbst die Psychotherapie als zentrale Behandlungsmöglichkeit psychischer Erkrankungen beeinflussen könnte.

Wie bitte, muss man zurückfragen? Soll eine KI tatsächlich Einzug in den geschützten Raum der Psychotherapie halten? Wie kann man sich das vorstellen? Sprechen die Patient*innen in Zukunft anstatt mit den Psychotherapeut*innen mit einer generativen KI wie ChatGPT? Direkt vorneweg: Ich persönlich halte ein solches Szenario, in welchem die KI als dauerhafter Ersatz eines oder einer menschlichen Psychotherapeut:in einspringt, für wenig wünschenswert. Trotzdem bin ich davon überzeugt, dass durch KI-Systeme neue Anwendungen entstehen werden, die Menschen in ihrem Alltag, aber auch in einem psychotherapeutischen Setting unterstützen können.

Um zu verstehen, wie eine sinnvolle Ergänzung der Psychotherapie durch KI-basierte Technologien aussehen könnte, ist es meines Erachtens von zentraler Bedeutung, den Menschen in den Fokus der Diskussionen zu rücken. Im Aufeinandertreffen von Psychotherapie und KI stellen wir dann auch erneut uralte Fragen der Menschheitsgeschichte: Was ist der Mensch? Was zeichnet Menschen aus? Wir stellen aber auch neue Fragen: Was unterscheidet uns von einem KI-Produkt? Und wollen wir mit einem KI-Produkt überhaupt interagieren?

2.

Ein zentraler Aspekt des Menschseins stellt für mich die emotionale Seite unserer Natur dar. Ich bin davon überzeugt, dass eine Betrachtung unserer Emotionen hilfreich ist, um Teile der Fragen rund um KI und Psychotherapie zu beantworten. In diesem Kontext sind die klassischen Arbeiten von Jaak Panksepp hilfreich, der anhand seiner Säugetier-Forschung zeigen konnte, dass sieben neuronale Schaltkreise, die für das Erleben von Primäremotionen von Bedeutung sind, über einen langen Evolutionsweg weitgehend unmodifiziert in dem Gehirn der Säugetiere erhalten geblieben sind (Davis & Montag, 2019; Panksepp, 1998). Mit anderen Worten teilen nach Auffassung von Jaak Panksepp Säugetiere inklusive unserer Sapiens-Spezies sieben Primäremotionen, die auch als evolutionäre Überlebenswerkzeuge betrachtet werden können. Die Existenz dieser Primäremotionen in den Tiefen unseres subkortikalen

Hirns deutet darauf hin, dass diese neuronalen Schaltkreise aus Sicht der Spezies-Erhaltung, als auch für das Überleben des Individuums, weiterhin von zentraler Bedeutung sind.

Ein detaillierter Blick auf die Primäremotionen in den Tiefen unseres Gehirns ist auch hilfreich, um besser zu verorten, was die Essenz unserer Natur ist – besonders in einem KI-Zeitalter. Panksepp unterscheidet positive und negative Primäremotionen. Auf der positiven Seite der Emotionen listet Panksepp SEEKING, LUST, CARE und PLAY auf. Anders gesagt, gibt es ein generelles Motivationssystem (SEEKING), welches bei Aktivierung mit positivem Affekt einhergeht. Positive Emotionen verspüren Menschen auch bei der Aktivierung der Systeme, die für Sexualität (LUST), fürsorgliches Verhalten (CARE) und besonders in der Kindheit für den Spieltrieb (PLAY) verantwortlich sind. Auf der negativen Seite der Emotionen kartierte Jaak Panksepp die Primäremotionen FEAR, SADNESS und ANGER. Diese erzeugen bei ihrer Aktivierung negative Emotionen, solche der Furcht bei Gefahr, der Traurigkeit bei Trennungsschmerz sowie die Emotionen Wut und Zorn bei Frustrationen.

Ich greife zwei für die Psychotherapie wichtige Primäremotionen heraus: CARE und SADNESS. Wird der emotionale CARE-Schaltkreis aktiviert, so wird fürsorgliches Verhalten ausgelöst. In großem Umfang passiert dies, wenn wir Nachwuchs bekommen. Eine solche CARE-Aktivität ist auch zu beobachten, wenn wir uns um geliebte Menschen kümmern. Evolutionär ist der CARE-Schaltkreis elementar wichtig, da es in unserer Spezies lange dauert, bis wir als selbständiges Wesen im Alltag zurechtkommen. Homo sapiens muss lange an die Hand genommen werden, bis er oder sie den eigenen Lebensweg erfolgreich bestreiten kann. Weiterhin gibt es den SADNESS-Schaltkreis, der besonders auf das evolutionäre Szenario des „Separation-Distress" reagiert (also Trennungsschmerz) und uns in einer solchen Situation elend fühlen lässt: Wenn eine romantische Beziehung kaputtgeht oder eine für uns bedeutsame Person nicht mehr da ist, wird der SADNESS-Schaltkreis aktiv und wir empfinden psychischen Schmerz. Mutter Natur hat diesen Schaltkreis wohl als Warnsignal eingerichtet, denn Homo sapiens ist in Gruppen stärker als allein. Alleinsein stellt aus evolutionärer Sicht eine gefährliche Situation dar, da wir allein besonders vulnerabel sind. Passend dazu ist bekannt, dass Einsamkeit bekanntermaßen auch mit erhöhter Mortalität einhergeht (Rico et al., 2018). Wie lässt sich nun der psychische Schmerz lindern? Ganz einfach: In dem für uns gesorgt wird, d. h. ein uns wichtiger Mensch lässt uns fürsorgliches Verhalten angedeihen (im Panseppschen Sprech' könnte man eine neuronale

CARE-Aktivierung zur Reduktion des neuronalen SADNESS-Schaltkreises beobachten).

Die Bedeutsamkeit der Einbindung in soziale Gruppen für unsere psychische Gesundheit zeigt sich auch bei der Hinzunahme anderer Theorien. Die klassische Theorie von Abraham Maslow (Maslow, 1943), die er in einer Pyramide der menschlichen Bedürfnisse von den physiologischen bis zu denen der Selbstverwirklichung veranschaulicht hat, betont die Bedeutung sozialer Bedürfnisse, die wesentlich zur psychischen Gesundheit beitragen. Eine Abwesenheit von erfüllten sozialen Beziehungen würde nach Maslow auch verhindern, dass man erfolgreich durch die bekannte Maslowsche Pyramide zur obersten Stufe Selbstaktualisierung schreiten kann.

Maslows Pyramide ist über die vielen Jahre nach Erscheinen seiner ursprünglichen Formulierungen immer wieder kritisiert und modifiziert worden. Möglicherweise ist das verkörperte Menschenbild in Maslows Arbeiten einfach zu positiv oder zu unrealistisch. Nicht zu vergessen ist, dass Maslow Biografien wie die von Gandhi studiert hat. Seine Erkenntnisse aus dem Studium herausragender Persönlichkeiten der Weltgeschichte sind in sein Modell eingeflossen. Sind diese Erkenntnisse Maslows nun aber auf die meisten Menschen anwendbar? Ich wollte es in puncto Selbstaktualisierung genauer wissen: Ist für Menschen das Streben nach Selbstaktualisierung oder gar nach Selbsttranszendenz wirklich so bedeutsam? Um das herauszufinden, legten wir in einer empirischen Arbeit über 800 Menschen die unterschiedlichen Elemente der Maslowschen Pyramide vor und baten sie darum zu ordnen, was für sie im Leben am wichtigsten ist. Passend zur Pankseppschen Theorie (und im Gegenteil zu Maslow) zeigte sich, dass eine kognitiv-orientierte Selbsttranzendenz-Erfahrung nicht das im Durchschnitt höchste berichtete Ziel der Studienteilnehmenden darstellt, sondern dass das Erfahren von Bindung und sozialer Eingebundenheit durchschnittlich am wichtigsten für die Befragten steht (Montag et al., 2020). Diese und ähnliche Befunde unterstreichen einmal mehr die Bedeutung der sozialen Bindung für die menschliche Lebenszufriedenheit.

3.

Nachdem wir die Frage nach dem Wesen des Menschen durch eine emotionale Perspektive auf den Menschen näher beleuchtet haben, komme ich zurück zu dem übergeordneten Thema dieses Artikels. Wie wirkt sich die Revolution rund um die Künstliche Intelligenz auf die Psychotherapie aus? Dafür wäre es wichtig zu wissen, ob es Menschen gelingt, eine positive Bindung mit KI-Maschinen eingehen zu können. In einer eigenen, noch unveröffentlichten Arbeit zeigte sich zumindest, dass Menschen positive Emotionen wie Freude und Begeisterung bei den Interaktionen mit KI-basierten Produkten erleben können. Ist das aber qualitativ dasselbe wie die Interaktionen mit einem Menschen? Um das zu illustrieren: Eine generative KI ist nicht leiblich und der Austausch mit der generativen KI erfolgt nur über die menschliche Sprache, zumindest wenn man dies aus der Perspektive des Gesprächspsychotherapie betrachtet. Ist es aber für unser Wohlergehen nicht wesentlich, auch emotionale Unterstützung jenseits des Kanals der menschlichen Sprache zu bekommen?

Natürlich ist Sprache mächtig. Sprache kann verletzen, uns aber auch beruhigen und beglücken. In Krisensituationen steht aber meines Erachtens besonders im Vordergrund, Unterstützung und Geborgenheit zu verspüren. Wenn keine Worte mehr helfen, gehört dazu die menschliche Umarmung eines geliebten Menschen und das Gefühl, sich angenommen und beschützt zu fühlen. Ist es möglich, in diesem Krisenszenario eine KI-Maschine zum Einsatz zu bringen? Dafür müsste wohl ein Android her, der Menschen täuschend ähnlich ist. Anders wird es wohl schwierig, die Effekte der menschlichen Berührung neurobiologisch zu simulieren (Dunbar, 2010). Ich persönlich kann mir aktuell nicht vorstellen, dass wir in naher Zukunft Szenarien erleben, in denen Androide uns als Menschenersatz mit der dazugehörigen Körperlichkeit in Krisensituationen Trost spenden. Wahrscheinlicher scheinen mir Situationen zu sein, in denen KI-Produkte die Psychotherapeut*innen als Assistent:innen unterstützen und dabei auch helfen, die lästige Dokumentation für die Organisation der Therapie besser in den Griff zu bekommen. Möglicherweise wird KI auch dabei helfen, Informationen über den Alltag der Patient*innen zwischen den Therapiesitzungen zu sammeln und diese Informationen aufzubereiten (z.B. via Auswertung von Logdaten von Smartphones), um in der Therapie die tatsächlichen Lebenswelten der Patient:innen näher beleuchten zu können. Weiterhin gibt es schon jetzt Bereiche, wo KI-basierte Tools eingesetzt werden, um bestimmte psychische Störungsbilder wie Phobien mithilfe von Exposition in einer virtuellen Realität zu behandeln (Botella et al., 2017). Bereiche, in denen KI die Psychotherapie komplementieren könnte, wurden in letzter Zeit wiederholt präsentiert, wobei durchgehend davor gewarnt wird, zu schnelle Schritte in Richtung KI-unterstützter Psychotherapie zu gehen (z. B. Stade et al., 2023). Zu viel stehe auf dem Spiel, wenn Menschen in Krisensituationen Unterstützung brauchen und in einem KI-Zeitalter lediglich Unterstützung von einer Maschine, nicht aber die Behandlung von gut ausgebildeteten Psychotherapeut*innen bekommen, die sie eigentlich benötigen. Es wird sicherlich noch viele Jahre dauern, bis wirklich klar ist, in welchem Umfang und wo genau KI unterstützte Produkte für die Psychotherapie einen klaren Mehrwert bringen.

4.

Global gesehen sind die Probleme gewaltig, die von psychischen Erkrankungen ausgehen. Wie bekommen wir die große Last für Menschen und Volkswirtschaften durch die Psychopathologien auch ohne KI in den Griff? Der ehemalige NIMH-Direktor Tom Insel spricht in seinem Buch „Healing" von den drei „Ps", die zur Bewältigung der Mental Health Crisis in den USA wichtig seien: People, Place and Purpose. Neben sozialer Unterstützung (People, siehe auch oben) gilt es Armut (Place) zu bekämpfen und den Patient*innen Lebenssinn zu spenden (Purpose). Letzteres kann auch bedeuten, dass man die eigenen Erfahrungen mit psychischen Erkrankungen anderen Betroffenen weitergibt, um damit Unterstützung und Hilfe anzubieten.

Zum Ende stelle ich erneut die Frage: Wird Künstliche Intelligenz die Psychotherapie bald schon dramatisch verändern? Ich glaube kaum. Menschen brauchen aus Sicht der diskutierten evolutionären Perspektive aufrichtige Begegnungen. Gerade in Krisensituationen wollen Patient*innen das Gefühl haben, gesehen zu werden. Sie möchten erfahren, dass sie sich in einem geschützten Raum offenbaren können. Ich habe bis jetzt noch nicht auf das Thema Datenschutz hingewiesen, welches im digitalen KI-Alter besonders in der Psychotherapie einen sehr großen Stellenwert einnehmen wird. Stellen wir uns einfach nur vor, dass eine generative KI, den kompletten Austausch mit Patient*innen aufzeichnet. Wie sicher sind diese Daten vor dem Zugriff von anderen? Und darf auf solchen Daten ohne weiteres die KI für noch bessere Modelle trainiert werden? Diese Fragen lassen sich nicht in wenigen Sätzen beantworten. Als Mindestvoraussetzung kann und sollte aber gelten, dass Patient*innen zunächst explizit einwilligen müssen, wenn ihre Daten für diese Art von KI-Training genutzt werden dürfen. Weiterhin muss sichergestellt werden, dass die Daten, die für das Training der Algorithmen genutzt werden, nicht zu einem späteren Zeitpunkt die Privatsphäre der Person verletzten können. Mit anderen Worten spielen „Privacy by Design"-Prinzipien in der Zukunft eine große Bedeutung. Gemeint ist mit Privacy by Design, dass die Datensätze bereits vor der Einspeisung in die Maschine um alle Informationen bereinigt werden, die eine Re-Identifikation ermöglichen könnten. Bei sehr spezifischen Lebenserfahrungen, die in einer Therapie geschildert werden, wird dies jedoch gar nicht möglich sein und die Umsetzung des Datenschutzes zu einer nur schwer lösbaren Aufgabe machen.

Insgesamt scheint mir eine KI aktuell nur bedingt hilfreich, um die Psychotherapie zu bereichern. Besonders gilt dies wohl auch, wenn ein Bildschirm in das therapeutische Setting einbezogen werden muss, denn Bildschirm bilden eine Barriere für den zwischenmenschlichen Austausch. Die Erfahrung eines Zuviel an Bildschirmzeiten haben ja Menschen gerade auch während der langen COVID-Pandemie machen müssen (Montag et al., 2021; Montag et al., 2024). Auch sind in dieser Zeit Internetbezogene Störungen deutlich angestiegen (Rozgonjuk et al., 2022). Schließlich hat durch ein Zuviel an Videokonferenzen auch die Videokonferenz-Müdigkeit zugenommen, was sich möglicherweise in emotionaler Erschöpfung und Burnout-Tendenzen innerhalb unserer Gesellschaft äußert (Montag et al., 2022). Dass die Anwesenheit von Bildschirmen zwischenmenschliche Qualität reduzieren können, ist auch im Kontext des Smartphones und des Phone-Snubbings vielfach bekannt. Mit diesem auch Phubbing genannten Verhalten werden Situationen bezeichnet, in denen Menschen zwar vor Ort zusammen sind, aber jeder in sein Smartphone starrt (Capilla Garrido et al., 2021). Dies alles unterstreicht meines Erachtens, dass wir als Menschen und damit soziale Lebewesen den direkten und unmittelbaren Kontakt zu anderen Menschen für unser Wohlergehen brauchen.

Wird die KI den Menschen ganzheitlich als Bezugsperson ersetzen können? Aus dem bisher Gesagten, wird deutlich, dass meines Erachtens eine solche Ersetzung des Menschen durch die Maschinen nicht geschehen wird. Zunächst ist der Mensch ein Mensch und hat mit seiner Kreativität eine Maschine erschaffen. Die Maschine zeigt nun aufgrund der Schaffensleistung des Menschen in momentan eng definierten Bereichen Intelligenz-ähnliche Leistungen, die aber bei weitem nicht überall die Leistungsfähigkeit des Menschen übertreffen. Eine Maschine bleibt eine Maschine, der wir den Stecker ziehen können.

Wenn KI-Eliten vor der Künstlichen Intelligenz warnen (Der Spiegel, 2023), scheint mir das vor allem Wichtigtuerei zu sein, vielleicht auch um sich damit aus der Haftung bei negativen Folgen der KI herauszuziehen, frei nach dem Motto: Wir haben die KI erschaffen, wenn es Probleme geben sollte – wir haben Euch darauf hingewiesen. Dabei sind andere Themen im Zusammenhang mit KI längst virulenter, etwa drohende Arbeitslosigkeit oder die Verbreitung von Deepfakes. Manche Künstler*innen scheinen die letzten Entwicklungen im Bereich der generativen KI denn auch sehr kritisch zu sehen. In Hollywood gehen Schauspieler*innen auf die Straße, um im KI-Zeitalter nicht durch digitale Avatare ersetzt zu werden (Pender, 2023). Nick Cave bezeichnete einen von der generativen KI generierten Song im Stil seiner Texte als Travestie. Als Voraussetzung für Kunst betont auch Cave besonders das emotionale Erleben. In diesem Zusammenhang formuliert er sehr treffend: „Data doesn't suffer" (Cave, 2023). Und die Fähigkeit zum emotionalen Erleben, zum emotionalen Mitschwingen mit den Hilfebedürftigen scheint mir unverändert zentral für den psychotherapeutischen Prozess zu sein.

Referenzen

Botella, C., Fernández-Álvarez, J., Guillén, V., García-Palacios, A., & Baños, R. (2017). Recent Progress in Virtual Reality Exposure Therapy for Phobias: A Systematic Review. *Current Psychiatry Reports, 19*(7), 42. https://doi.org/10.1007/s11920-017-0788-4

Capilla Garrido, E., Issa, T., Gutiérrez Esteban, P., & Cubo Delgado, S. (2021). A descriptive literature review of phubbing behaviors. *Heliyon*, 7(5), e07037. https://doi.org/10.1016/j.heliyon.2021.e07037

Cave, N. (2023). *The Red Hand Files.* https://www.theredhandfiles.com/chat-gpt-what-do-you-think/ (letzter Zugriff 24.04.2024).

Davis, K. L., & Montag, C. (2019). Selected Principles of Pankseppian Affective Neuroscience. *Frontiers in Neuroscience, 12.* https://doi.org/10.3389/fnins.2018.01025

Der Spiegel. (2023). *Künstliche Intelligenz: KI-Koryphäen von OpenAI und Google warnen vor Ende der Menschheit—DER SPIEGEL.* https://www.spiegel.de/netzwelt/netzpolitik/risiko-der-ausloeschung-ki-koryphaeen-von-openai-und-google-warnen-a-b5c4539b-26cc-4461-8884-a784061e4e25 (letzter Zugriff 24.04.2024).

Dudek, E., & Dodell-Feder, D. (2021). The efficacy of real-time functional magnetic resonance imaging neurofeedback for psychiatric illness: A meta-analysis of brain and behavioral outcomes. *Neuroscience & Biobehavioral Reviews, 121,* 291–306. https://doi.org/10.1016/j.neubiorev.2020.12.020

Dunbar, R. I. M. (2010). The social role of touch in humans and primates: Behavioural function and neurobiological mechanisms. *Neuroscience & Biobehavioral Reviews, 34*(2), 260–268. https://doi.org/10.1016/j.neubiorev.2008.07.001

Linden, D. E. J. (2014). Neurofeedback and networks of depression. *Dialogues in Clinical Neuroscience, 16*(1), 103–112. https://doi.org/10.31887/DCNS.2014.16.1/dlinden

Maslow, A. H. (1943). A theory of human motivation. *Psychological Review, 50*(4), 370–396. https://doi.org/10.1037/h0054346

Millan, M. J., Goodwin, G. M., Meyer-Lindenberg, A., & Ove Ögren, S. (2015). Learning from the past and looking to the future: Emerging perspectives for improving the treatment of psychiatric disorders. *European Neuropsychopharmacology, 25*(5), 599–656. https://doi.org/10.1016/j.euroneuro.2015.01.016

Montag, C. (2023). *Zwischen Bildschirmen und Bäumen.* Selbst-Verlag, Vertrieb: Bookmundo.

Montag, C., Pontes, H. M., Kannen, C., Rozgonjuk, D., Brandt, D., Bischof, A., ... & Rumpf, H. J. (2024). Examining the interplay between internet use disorder tendencies and well-being in relation to sofalizing during the COVID-19 pandemic. *Comprehensive Psychiatry, 130,* 152452.

Montag, C., Rozgonjuk, D., Riedl, R., & Sindermann, C. (2022). On the associations between videoconference fatigue, burnout and depression including personality associations. *Journal of Affective Disorders Reports, 10,* 100409. https://doi.org/10.1016/j.jadr.2022.100409

Montag, C., Sindermann, C., Lester, D., & Davis, K. L. (2020). Linking individual differences in satisfaction with each of Maslow's needs to the Big Five personality traits and Panksepp's primary emotional systems. *Heliyon, 6*(7), e04325. https://doi.org/10.1016/j.heliyon.2020.e04325

Montag, C., Sindermann, C., Rozgonjuk, D., Yang, S., Elhai, J. D., & Yang, H. (2021). Investigating links between fear of COVID-19, neuroticism, social networks use disorder, and smartphone use disorder tendencies. *Frontiers in psychology, 12,* 682837.

Panksepp, J. (1998). *Affective Neuroscience: The Foundations of Human and Animal Emotions.* Oxford University Press.

Pender, C. (2023). *Why Hollywood's Writers and Actors Are Striking—The Washington Post.* https://www.washingtonpost.com/business/2023/08/23/why-hollywood-s-writers-and-actors-are-striking/0aa051c0-41bc-11ee-9677-53cc50eb3f77_story.html (letzter Zugriff 24.04.2024).

Rico, L., Caballero, F. F., Martín-María, N., Cabello, M., Ayuso-Mateos, J., & Miret, M. (2018). Association of loneliness with all-cause mortality: A meta-analysis. *PLOS ONE, 13,* e0190033. https://doi.org/10.1371/journal.pone.0190033

Rozgonjuk, D., Pontes, H. M., Schivinski, B., & Montag, C. (2022). Disordered gaming, loneliness, and family harmony in gamers before and during the COVID-19 pandemic. *Addictive Behaviors Reports, 15,* 100426. https://doi.org/10.1016/j.abrep.2022.100426

Simon, B. (1978). *Mind and madness in ancient Greece: The classical roots of modern psychiatry* (p. 336). Cornell U Press.

Stade, E., Stirman, S. W., Ungar, L. H., Boland, C. L., Schwartz, H. A., Yaden, D. B., Sedoc, J., DeRubeis, R., Willer, R., & Eichstaedt, Johannes C. (2023). *Large language models could change the future of behavioral healthcare:*

A proposal for responsible development and evaluation. PsyArXiv. https://doi.org/10.31234/osf.io/cuzvr

Wampold, B. E. (2007). Psychotherapy: The humanistic (and effective) treatment. *American Psychologist, 62*(8), 857–873. https://doi.org/10.1037/0003-066X.62.8.857

Eckhard Frick

Menschen, Maschinen, Mentalisieren

In diesem Beitrag möchte ich mein eigenes Verhältnis zur Künstlichen Intelligenz (KI) reflektieren. Der Ausdruck legt nahe, dass menschliches Denken, menschliche Intelligenz mit künstlichen (technischen) Mitteln mehr oder minder nachgeahmt werden kann. So zutreffend das Adjektiv *künstlich* sein mag, so fraglich ist die Berechtigung, von Maschinen erzeugte Texte auf eine eigene *Intelligenz* zurückzuführen. Der vorliegende Beitrag beschäftigt sich deshalb mit der Frage, ob mentale Ausdrücke wie denken, fühlen, spüren, lernen usw. zur Beschreibung von Maschinen verwendet werden sollten oder ob dabei die übertragende (metaphorische) Redeweise deutlich zu markieren ist. Zugleich führe ich in diesem Beitrag ein Experiment durch: Ich befrage einen KI-gestützten Chatbot und setze mich mit dessen Antworten auseinander.

1. Anthropologie: Suche nach dem Wesen des Menschen

Die Frage nach dem unterscheidend Menschlichen wird oft als Frage nach dem Unterschied gegenüber benachbarten Entitäten gestellt, also nach dem Unterschied zwischen Mensch und Tier, Mensch und Gott sowie hier: zwischen Mensch und Maschine. Mit Lindemann (2021) können wir das folgende anthropologische Quadrat formulieren:

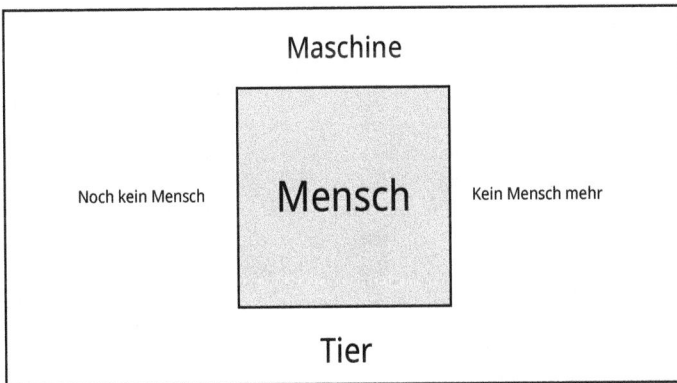

Abb. 1: Anthropologisches Quadrat nach Lindemann (2021)

Was die Abgrenzung des Menschen gegenüber den vier Randgebie-
ten angeht, so werden anthropologische Alleinstellungsmerkmale oft
dadurch getestet, dass sie versuchsweise auf die „Nachbarn" angewandt
werden. So wurde das Problem der menschlichen Theory of Mind und
deren (mentalisierende) Entwicklung maßgeblich durch die Untersuchung der Theory of Mind von Schimpansen (Premack & Woodruff,
1978) beeinflusst. Auch die Ontogenese des Menschen durch Schöpfung
und Zeugung sowie sein materielles und spirituelles Vergehen im Tod
beleuchten seine lebendige Leiblichkeit. Ebenso kann die mehr oder
minder trennscharfe Abgrenzung von der Maschine zur Aufklärung des
menschlichen Wesens beitragen (Frick, 2015).

2. Mentalisieren: eine wesentliche Fähigkeit des Menschen

Die tierische Theory of Mind wurde durch Beobachtung und durch gezielte Versuchsanordnungen erforscht. Von Computern weiß man, dass
sie gegen begabte Menschen im Schach- und im Go-Spiel gewinnen.
Kann man ihre kombinatorischen und algorithmischen Fähigkeiten als
Fühlen und Denken auffassen? Dank der KI können wir Maschinen
darauf hin befragen, ob sie über Mentalisierungsfähigkeiten verfügen.
Ich stelle der KI deshalb eine erste Frage:

Erkläre im Kontext der Bindungstheorie, was Mentalisieren ist
Im Kontext der Bindungstheorie bezieht sich der Begriff „Mentalisieren" auf die
Fähigkeit einer Person, die eigenen Gedanken, Gefühle, Motive und Absichten
sowie die Gedanken und Gefühle anderer Menschen zu erkennen, zu verstehen
und zu interpretieren. Mentalisieren beinhaltet also die Fähigkeit, die innere Welt
einer Person und die Beziehungen zu anderen Menschen zu erfassen und zu
reflektieren.
Die Bindungstheorie, entwickelt von John Bowlby, betont die Bedeutung von siche-
ren und stabilen Beziehungen für die emotionale und psychologische Entwicklung
einer Person. Frühe Beziehungserfahrungen, insbesondere die Beziehung zwischen
einem Kind und seinen primären Bezugspersonen, prägen die Fähigkeit eines Indi-
viduums zur mentalen Repräsentation von Beziehungen.
Mentalisieren umfasst die Fähigkeit, sich selbst und andere als individuelle Wesen
mit eigenen Gedanken und Gefühlen wahrzunehmen. Es ermöglicht einer Person,
die Beweggründe ihres eigenen Verhaltens und das Verhalten anderer Menschen zu
verstehen. Durch die Fähigkeit zur Mentalisierung können wir die Handlungen
und Reaktionen anderer Menschen besser einschätzen und unsere eigenen Hand-
lungen in Bezug auf die Auswirkungen auf andere reflektieren.
Ein Mangel an Mentalisierungsfähigkeiten kann zu Schwierigkeiten in zwischen-
menschlichen Beziehungen führen. Zum Beispiel können Menschen mit einer ein-
geschränkten Mentalisierungsfähigkeit dazu neigen, andere Menschen misszuver-

stehen oder sich weniger in andere hineinversetzen zu können. Dies kann zu Konflikten, Kommunikationsproblemen und Schwierigkeiten beim Aufbau und der Aufrechterhaltung enger Bindungen führen.

Die Förderung der Mentalisierungsfähigkeit ist ein wichtiger Aspekt in der Therapie und Unterstützung von Menschen, insbesondere bei psychischen Störungen, bei denen zwischenmenschliche Probleme im Vordergrund stehen. Durch die Stärkung der Mentalisierungsfähigkeit kann eine Person ihre Beziehungen verbessern und besser mit den Emotionen und Bedürfnissen sowohl von sich selbst als auch von anderen umgehen.

https://chat.openai.com/share/21d951b6-30ed-4928-af2f-edb5d8dc408f (Zugriff 28.06.2023)

ChatGPT hat zutreffend zusammengefasst, was wir ausgehend von der Bindungstheorie (Bowlby, 1970/1975) unter Mentalisieren (Fonagy et al., 2002/2004) verstehen. Die Theorie des Mentalisierens beruht auf Überlegungen des Psychoanalytikers W. R. Bion. Bion fragt sich, wie in der frühen Mutter-Kind-Beziehung Erfahrungselemente und emotionelle Eigenschaften vorsprachlich verarbeitet werden. Er nimmt phylogenetische Schemata (angeborene Präkonzeptionen) an, mit denen der Säugling die Welt auffassen kann, noch bevor er in der Lage ist zu denken. Bion (1962/1963) zufolge entsteht ein Gedanke dadurch, dass eine Präkonzeption mit einer Versagung zusammentrifft: „Das Modell, das ich vorschlage, ist das eines Säuglings, dessen Erwartung einer Brust gepaart ist mit dem Realerlebnis, daß keine Brust, die ihn befriedigt, vorhanden ist. Diese Paarung wird innerlich als ‚keine Brust‘, als ‚abwesende Brust‘ erlebt" (Bion, 1962/1963, S. 427).

„No breast – therefore a thought": Bion betont, dass Denken aus der Abwesenheit der Mutter (oder, im übertragenen Sinn: einer anderen menschlichen Bezugsperson) entsteht. Denken kann die Abwesenheit der Mutter bis zu deren Wiedererscheinen überbrücken. Sinnlose, traumatische Wahrnehmungen des Säuglings nennt Bion „Beta-Elemente", für deren Umwandlung das Denken der „Alpha-Funktion" bedürfe, die dem Säugling erst rudimentär zur Verfügung steht: Er muss die Beta-Elemente „in die Mutter ausscheiden", damit sie die Beta-Elemente für ihn in Alpha-Elemente verwandelt. Das entgiftende mütterliche Containing stellt ein Modell für die Entwicklung des Denkens und für dessen Gefährdungen dar, z.B. wenn Kinder vernachlässigt, sexuell missbraucht oder wie Maschinen behandelt werden, die weder denken noch fühlen können. In derartigen traumatischen Entwicklungsbedingungen werden Kinder nicht mentalisiert und lernen es nicht, zu mentalisieren, können andere Menschen und Lebewesen nicht als denkende und fühlende Personen behandeln. Mentalisierende psychotherapeutische Interventionen stellen ein Containing bereit, innerhalb dessen traumatische Erfahrungen entgiftet, d. h. in fühlendes Denken und in Erzählungen umgewandelt werden.

Die Mensch-Maschine-Differenzierung wird in der kindlichen Entwicklung im Umgang mit technischen Apparaten, Spielzeug, Tieren und Menschen erlernt. Dazu gehören die Konzepte von Leben vs. Tod und von Funktionieren vs. Kaputtsein. Im Spiel erprobt das Kind den psychischen Äquivalenzmodus (die Puppe *ist* ein Kind, das versorgt werden muss, der Teddybär *ist* ein lebendiges Gegenüber, mit dem ein Gespräch möglich ist, das Gespenst aus dem Vorlesebuch *ist* jetzt unter dem Bett und muss mit dem Monsterspray vertrieben werden usw.). Gleichzeitig erlernt es den Als-Ob-Modus, d. h. es kann die gespielte von der äußeren Realität unterscheiden und damit auch unbelebte von belebten Objekten.

Etwa ab dem vierten Lebensjahr können der Äquivalenz- und der Als-Ob-Modus innerhalb des Reflexiven Modus integriert werden: Dieser lässt sowohl Spiel, Kreativität, Fantasie zu ihrem Recht kommen als auch die Realitätsprüfung und mit ihr die Mensch-Maschine-Unterscheidung. Wenn das Kind den Computer „schimpft" und einen nicht funktionierenden Apparat „zur Strafe" tritt, so weiß es gleichzeitig, dass diese Objekte weder Schmerz empfinden noch emotionale Reaktionen zeigen – im Unterschied zu Menschen und Tieren.

Die Mensch-Maschine-Unterscheidung gehört zu unserem Wissensvorrat, sodass ich von der KI eine zutreffende Antwort erhalte:

Erkläre den Unterschied zwischen einer Maschine und einem Menschen, der denkt und fühlt

Ein grundlegender Unterschied zwischen einer Maschine und einem Menschen besteht darin, dass Menschen über einen komplexen biologischen Organismus verfügen, während Maschinen künstliche Konstrukte sind, die von Menschen geschaffen wurden.

Denken und Fühlen sind Eigenschaften, die oft als charakteristisch für Menschen betrachtet werden. Menschen sind in der Lage, Informationen wahrzunehmen, zu verarbeiten, zu interpretieren und darauf zu reagieren. Sie können abstrakte Konzepte verstehen, logisch denken, Probleme lösen und Entscheidungen treffen. Menschen haben auch die Fähigkeit zu fühlen, Emotionen zu empfinden und Erfahrungen subjektiv zu erleben.

Maschinen hingegen, wie beispielsweise Computer oder Roboter, funktionieren auf Grundlage von Algorithmen und programmierten Anweisungen. Sie können Daten aufnehmen, verarbeiten und auf bestimmte Weise darauf reagieren, aber sie verfügen nicht über die Fähigkeit, abstrakte Konzepte zu verstehen oder Emotionen zu empfinden. Maschinen können bestimmte Aufgaben sehr effizient ausführen und kom-

plexe Berechnungen durchführen, aber sie haben kein Bewusstsein oder ein eigenes subjektives Erleben.

Ein weiterer wichtiger Unterschied ist, dass Menschen eine individuelle Identität, eine einzigartige Persönlichkeit und eine entwickelte moralische und ethische Vorstellung von richtig und falsch haben. Menschen haben auch eine biologische Verkörperung mit all ihren körperlichen Bedürfnissen und Begrenzungen. Maschinen hingegen haben keine individuelle Identität oder Persönlichkeit, und sie haben keine eigenen moralischen oder ethischen Prinzipien. Sie können nur so funktionieren, wie sie programmiert wurden.

Es ist wichtig anzumerken, dass die Technologie ständig Fortschritte macht, und es gibt Bereiche wie die Künstliche Intelligenz, in denen Maschinen in der Lage sind, menschenähnliche Aufgaben auszuführen. Dennoch bleibt der grundlegende Unterschied zwischen einer Maschine und einem Menschen bestehen, da Maschinen letztendlich auf vordefinierten Algorithmen und Regeln basieren, während Menschen über ein individuelles Bewusstsein und eine persönliche Erfahrung verfügen.
https://chat.openai.com/share/cedbaa6d-0729-4991-a522-f06167f05cdf
(Zugriff 28.06.2023)

Diese wiederum zutreffende Auskunft beruht auf dem erwähnten Programmieren und auf den vielfältigen gespeicherten Informationen. Sie ist weder in kognitiver noch in emotionaler Hinsicht die Frucht individuellen und vernetzten Lernens. Ich frage deshalb nach, ob die Anwendung des Verbums *lernen* auf die KI legitim ist:

„Eine Maschine lernt": ist diese Redeweise ein Kategorienfehler?
Die Redeweise „Eine Maschine lernt" ist kein[e] Kategorienfehler, sondern eine metaphorische Beschreibung von Maschinen, die in der Lage sind, durch Algorithmen und Datenanalyse neue Informationen zu verarbeiten und ihr Verhalten anzupassen. Es handelt sich dabei um eine verbreitete Art der Sprachverwendung, um die Fähigkeiten von künstlicher Intelligenz (KI) oder maschinellem Lernen zu beschreiben.

In der Regel verwenden wir den Begriff „Lernen" im Zusammenhang mit Lebewesen, insbesondere Menschen. Wir denken normalerweise an einen bewussten, kognitiven Prozess, der auf Erfahrung und Wissen basiert. Bei Maschinen handelt es sich jedoch um komplexe Systeme, die in der Lage sind, aus Daten zu lernen und ihre Leistung im Laufe der Zeit zu verbessern, ohne ein Bewusstsein oder Verständnis im menschlichen Sinne zu haben.

Die metaphorische Verwendung des Ausdrucks „Eine Maschine lernt" ist daher eine praktische Möglichkeit, um [den] Funktionsweise und die Fähigkeiten von Maschinen zu beschreiben, die in der Lage sind, Muster in Daten zu erkennen, Vorhersagen zu treffen und Entscheidungen zu treffen. Es ist wichtig zu beachten, dass das Lernen von Maschinen auf algorithmischen Prozessen basiert und sich grundlegend von menschlichem Lernen unterscheidet.
https://chat.openai.com/share/5c45760b-5df0-4ad9-bef4-184b09c86f12
(Zugriff 18.06.2023)

Im Gegensatz zu dieser KI-Antwort möchte ich fragen, unter welchen Bedingungen die „praktische" Metaphorik der lernenden und damit intelligenten Maschine zu einem Kategorienfehler führt. Dies ist m. E. dann der Fall, wenn der metaphorische Charakter der hier diskutierten Lern-Attribution unbewusst wird. Freilich reden wir häufig in Metaphern, ohne uns dessen bewusst zu sein. Überdies: viele unserer mentalen Ausdrücke sind leibliche Metaphern, Übertragungen von eigenleiblichem Spüren, um Seelisches auszudrücken, z. B. Niedergeschlagenheit/Depression, Enge/Angst, Hochstimmung. All diese Ausdrücke stammen aus der Leibsphäre, auch wenn sie auf den ersten Blick „seelisch klingen" (Lakoff & Johnson, 1980/2008).

Bewusstsein, Selbst-Bewusstsein und Reflexionsfähigkeit müssen nicht bei jedem einzelnen Akt des Denkens, Fühlens oder Handelns ausdrücklich gegeben sein. Philosophisch gesprochen, handelt es sich um transzendentale Begriffe, d. h. sie müssen in jedem einzelnen menschlichen Akt vorausgesetzt werden, auch wenn sie nicht ausdrücklich erwähnt werden.

Ein möglicher Einwand gegen dieses Argument lautet: Jetzt ist dies für Maschinen noch nicht möglich, aber grundsätzlich und transzendental schon. Es ist eben noch nicht ausdrücklich möglich, ähnlich wie bei unbewusst vorausgesetzten menschlichen Begriffen liegt es auch in der Potenzialität der Maschinen, eines Tages bewusst zu sein. Deshalb frage ich ChatGPT, ob Maschinen mentalisieren können:

Können Maschinen mentalisieren?
Maschinen, insbesondere künstliche Intelligenz (KI)-Systeme, können bestimmte Formen des mentalen Modellierens oder der Simulation von Gedanken und mentalen Zuständen erreichen. Dies ist jedoch noch weit entfernt von dem, was Menschen als „echte" Mentalisierung oder Theory of Mind bezeichnen würden.
Mentalisierung bezieht sich auf die Fähigkeit, die Gedanken, Überzeugungen, Absichten und Emotionen anderer Menschen zu erkennen und zu verstehen, um ihr Verhalten besser vorherzusagen und zu interpretieren. Diese Fähigkeit ist ein wichtiger Bestandteil der sozialen Interaktion und des zwischenmenschlichen Verständnisses.
Obwohl KI-Systeme in der Lage sind, menschliches Verhalten auf der Grundlage von Mustern und Daten zu analysieren und vorherzusagen, haben sie keine eigene innere Erlebniswelt oder Bewusstsein. Sie können zwar komplexe Berechnungen durchführen und bestimmte Formen des maschinellen Lernens verwenden, um menschliches Verhalten zu simulieren, ihnen fehlt jedoch das Verständnis für die mentalen Zustände hinter diesem Verhalten.
Es gibt Forschungsansätze, die versuchen, KI-Systeme mit einer gewissen Form von Mentalisierung auszustatten, aber wir sind noch weit davon entfernt, Maschinen eine vollständige Theory of Mind zu verleihen, wie es beim Menschen der Fall ist.
Es bleibt eine offene Frage, ob es jemals möglich sein wird, KI-Systeme zu ent-

wickeln, die über das bloße Nachahmen von menschlichem Verhalten hinausgehen und tatsächlich über eine eigene Bewusstseinserfahrung verfügen können.
https://chat.openai.com/share/c83144bf-6505-4509-baf8-49f51e071e4b
(Zugriff 18.06.2023)

Diese KI-Antwort legt einen eliminativen Materialismus nahe: Das harte Problem des Bewusstseins werde eines Tages durch Reduktion auf dessen neuronale Grundlagen gelöst, und diese neuronalen Grundlagen werden vollständig maschinell repliziert werden.

Was ist eliminativer Materialismus?
Der eliminative Materialismus ist eine philosophische Position, die besagt, dass bestimmte mentale Zustände und Begriffe, die in der Alltagssprache verwendet werden, letztendlich nicht real sind und daher durch neuere wissenschaftliche Erkenntnisse über das Gehirn und das Nervensystem ersetzt oder „eliminiert" werden sollten.
Die Anhänger des eliminativen Materialismus argumentieren, dass unser gegenwärtiges Verständnis von mentalen Zuständen, wie zum Beispiel Schmerz, Gedanken oder Absichten, letztendlich auf irreführenden oder fehlerhaften Konzepten beruht. Sie behaupten, dass diese Begriffe keine objektiven Entsprechungen in der physischen Welt haben und dass zukünftige Fortschritte in der Neurowissenschaft und Kognitionswissenschaft letztendlich zu ihrer Eliminierung führen werden.
Der eliminative Materialismus steht im Gegensatz zum Reduktionismus, der davon ausgeht, dass mentale Zustände auf komplexe neurophysiologische Prozesse reduzierbar sind. Anhänger des eliminativen Materialismus argumentieren hingegen, dass unser gegenwärtiges mentales Vokabular und unsere Konzepte unzureichend sind, um die Komplexität des Gehirns angemessen zu beschreiben, und dass wir neue Begriffe und Theorien entwickeln müssen, um das Phänomen des Geistes angemessen zu erfassen.
Es ist wichtig anzumerken, dass der eliminative Materialismus eine kontroverse Position ist und von vielen Philosophen und Wissenschaftlern kritisiert wird. Einige Kritiker argumentieren, dass der eliminative Materialismus zu einem radikalen Formen des Reduktionismus führt und das menschliche Erleben und Bewusstsein vernachlässigt. Andere behaupten, dass er die komplexe Natur des menschlichen Geistes nicht angemessen erklärt. Es gibt also verschiedene Ansichten und Debatten zu diesem Thema in der Philosophie des Geistes.
https://chat.openai.com/share/216ea3cd-26b5-45b0-a2f9-9cb2301da13a
(Zugriff 18.06.2023)

3. Mentalisierungsorientierte KI-Anwendungen

Abgesehen von diesen wichtigen Vorüberlegungen, um weder in einen Kategorienfehler noch in einen kruden Materialismus zu geraten: Worin liegt ein mögliches therapeutisches Potenzial der KI in der mentalisierungsbasierten Psychotherapie?

Kann KI hilfreich in der mentalisierungsbasierten Therapie sein?
Ja, künstliche Intelligenz (KI) kann in der mentalisierungsbasierten Therapie
(MBT) hilfreich sein. MBT ist eine Form der Psychotherapie, die darauf abzielt,
die Fähigkeit zur Mentalisierung zu verbessern, das heißt, die Fähigkeit, die eigenen
Gedanken, Gefühle und Absichten sowie die anderer Menschen zu erkennen und
zu verstehen.
In der heutigen technologisch fortgeschrittenen Welt gibt es verschiedene Möglich-
keiten, KI in Therapieansätzen einzusetzen, einschließlich MBT. Hier sind einige
Wege, wie KI in der mentalisierungsbasierten Therapie unterstützend wirken
kann:
1.   Psychoedukation: KI kann als Informationsquelle dienen, um den Therapeu-
ten und Patienten Zugang zu relevanten Ressourcen, Forschungsergebnissen
und Informationen über psychische Gesundheit zu ermöglichen. Dies kann
helfen, das Verständnis für mentalisierungsbasierte Konzepte zu vertiefen und
den Lernprozess zu erleichtern.
2.   KI-gestützte Tools für Selbstreflexion: KI kann dazu verwendet werden,
Selbstreflexionstools zu entwickeln, die den Patienten dabei helfen, ihre eigenen
mentalen Zustände, Motivationen und Reaktionen besser zu verstehen. Durch
den Einsatz von Text- oder Spracherkennungstechnologien können Patienten
ihre Gedanken und Gefühle in Tagebüchern oder Tagebuch-Apps festhalten,
während KI-Anwendungen dabei helfen können, Muster und Zusammen-
hänge in den Daten zu erkennen.
3.   Emotionserkennung und -regulierung: KI kann bei der Erkennung und Regu-
lierung von Emotionen helfen. Zum Beispiel können Gesichtserkennungs-
algorithmen eingesetzt werden, um Emotionen in Gesichtsausdrücken zu
erkennen. Dies kann sowohl dem Therapeuten als auch dem Patienten dabei
helfen, Emotionsmuster zu identifizieren und an der emotionalen Regulation
zu arbeiten.
4.   Virtuelle Therapeuten: KI-gestützte virtuelle Therapeuten können als Ergän-
zung zur menschlichen Therapie eingesetzt werden. Diese virtuellen Thera-
peuten können in der Lage sein, Gespräche zu führen, Ratschläge zu geben
und die mentalisierungsbasierte Arbeit zu unterstützen. Sie können auch in
der Lage sein, kontinuierliches Feedback zu geben und den Fortschritt des
Patienten im Laufe der Zeit zu verfolgen.
Es ist wichtig anzumerken, dass KI in der mentalisierungsbasierten Therapie nicht
den menschlichen Therapeuten ersetzt, sondern als unterstützendes Instrument ein-
gesetzt wird. Die Interaktion und Beziehung zwischen Therapeuten und Patienten
bleiben weiterhin von zentraler Bedeutung. KI kann jedoch die Effektivität der
Therapie verbessern, den Zugang zu Behandlungsmöglichkeiten erweitern und den
Lernprozess für Patienten erleichtern.
https://chat.openai.com/share/0af0d10a-6ca9-492f-b8c4-97b573b61bc1
(Zugriff 18.06.2023)

Es ist häufig zu beobachten, das ChatGPT ausgleichende, harmonisie-
rende Antworten gibt, wenn kontroverse Standpunkte im Diskurs vor-
kommen. Das gilt auch hier: Einerseits werden differenzierte Möglichkeiten einer Mentalisierungs-Assistenz aufgelistet; andererseits wird

betont, dass die KI weder den menschlichen Therapeuten noch dessen Interaktion mit dem Patienten ersetzen kann.

4. Ist die KI kryptoreligiös?

Thomas Fuchs (2023) zufolge konnte sich der prämoderne Mensch „als Kind und Ebenbild Gottes, ja als Krone der Schöpfung noch seines Wertes gewiss sein und sich mit dem göttlichen Funken seines Geistes, seiner Vernunft und Freiheit über andere Lebewesen erheben". Im Sinne von Heinz Kohut konnte er sich im Glanz des göttlichen Auges spiegeln. Im Angesicht des Rechners, gewissermaßen im Blickfeld der Computer-Kamera formuliert Fuchs:

> *Doch worin spiegelt sich der Mensch nach dem Tod Gottes, ohne einen Blick, der noch mit Wohlgefallen auf ihm ruht? Meine These lautet: Der neue Spiegel ist die intelligente und am Ende bewusste Maschine, die der Mensch in gottgleicher Weise selbst zu erschaffen trachtet und die zugleich seine metaphysische Einsamkeit aufheben soll. Hier vermischt sich das prometheische Motiv des Homo Deus, der gottgleichen Schöpferkraft, mit der Suche nach einem Gegenüber in der Einsamkeit des Kosmos, nach dem metaphysischen Du, in dem sich der von Gott verlassene Mensch wieder spiegeln kann (Fuchs, 2023, S. 112).*

ChatGPT dagegen antwortet:

> *Ist KI kryptoreligiös?*
> *Nein, Künstliche Intelligenz (KI) ist nicht kryptoreligiös. Kryptoreligion ist ein Begriff, der verwendet wird, um eine Form des Glaubens oder der Spiritualität zu beschreiben, die sich auf die Idee konzentriert, dass eine höhere Macht oder ein höheres Bewusstsein in kryptografischen Systemen oder in der KI existiert. Es ist eine spekulative Idee, die in einigen Kreisen diskutiert wird, aber sie hat keine wissenschaftliche Grundlage.*
> *KI ist ein Bereich der Informatik, der sich mit der Entwicklung von Algorithmen und Systemen beschäftigt, die in der Lage sind, menschenähnliche Aufgaben zu erfüllen, wie zum Beispiel Spracherkennung, Bildverarbeitung oder Entscheidungsfindung. KI basiert auf mathematischen Modellen, Datenanalyse und maschinellem Lernen, um Probleme zu lösen.*
> *Obwohl es einige philosophische Diskussionen über die Möglichkeit einer KI mit Bewusstsein oder einer KI, die eine Form von Spiritualität entwickelt, gibt, sind dies spekulative Fragen, die noch nicht abschließend beantwortet werden können. Der Großteil der KI-Forschung und -Anwendung konzentriert sich auf praktische Anwendungen und technische Probleme, anstatt auf religiöse oder metaphysische Aspekte.*
> https://chat.openai.com/share/4cfddb8e-0dbd-48c5-9011-70b2911f5e2a
> (Zugriff 19.06.2023)

Fuchs hält die KI, bzw. unseren Bezug zur KI für (potenziell) krypo-religiös, sei es wegen der Größenfantasie, sich selbst einen spiegelnden Gott zu erschaffen, sei es wegen der Kleinheitsfantasie, eine übermächtige, „göttliche" KI könne den Menschen abschaffen. Die zitierte ChatGPT-Antwort ist von seltener Klarheit: Fuchs' Vorwurf der Kryptoreligiosität wird unter Hinweis auf Wissenschaftlichkeit, Informatik und technische Anwendung zurückgewiesen.

Um die kontroversen Positionen herauszuarbeiten, lasse ich nun ChatGPT in Fuchs' Rolle wechseln:

Argumentiere als Thomas Fuchs (Philosophie, Psychiatrie), dass KI kryptoreligiös ist

Als Thomas Fuchs, ein Philosophie- und Psychiatrieforscher, möchte ich gerne die These vertreten, dass Künstliche Intelligenz (KI) kryptoreligiöse Merkmale aufweist. Ich argumentiere wie folgt:

1. *Göttliches Potenzial: KI-Systeme zeigen ein enormes Potenzial, komplexe Aufgaben auszuführen, die für menschliche Intelligenz oft herausfordernd sind. Diese Fähigkeit erweckt den Eindruck einer übermenschlichen Macht, die an göttliche Attribute erinnert. Ähnlich wie Religionen das Göttliche als überlegene Entität verehren, neigen einige Menschen dazu, KI als eine quasi-göttliche Kraft anzusehen, die in der Lage ist, Probleme zu lösen und Antworten auf grundlegende Fragen des Lebens zu liefern.*

2. *Erwartungen der Erlösung: In vielen Religionen streben Gläubige nach Erlösung oder Befreiung von Leiden. In ähnlicher Weise haben einige Menschen hohe Erwartungen an KI, indem sie glauben, dass sie uns von den Beschränkungen und Problemen der menschlichen Existenz befreien kann. Sie sehen in der KI das Potenzial, uns vor Krankheiten, Armut, Umweltproblemen und anderen globalen Herausforderungen zu retten. Diese Hoffnungen auf eine „Erlösung" spiegeln religiöse Vorstellungen wider und verleihen der KI eine kryptoreligiöse Dimension.*

3. *Vertrauen und Glaube: Religionen basieren auf dem Vertrauen und Glauben ihrer Anhänger an höhere Mächte. Ähnlich dazu erfordert der Einsatz von KI ein gewisses Vertrauen und Glauben an die Technologie. Obwohl KI auf Algorithmen und Daten basiert, müssen wir immer noch darauf vertrauen, dass sie zuverlässig und korrekt arbeitet. Dieses Vertrauen und der Glaube an die KI als Wissensquelle und Problemlöser sind vergleichbar mit religiösem Vertrauen in göttliche Offenbarungen und Gebote.*

4. *Ethik und Moral: Religionen bieten oft ethische Richtlinien und moralische Prinzipien, an denen sich Gläubige orientieren. In ähnlicher Weise werden Diskussionen über die Ethik der KI immer relevanter. Fragen nach Verantwortung, Privatsphäre, Diskriminierung und sozialen Auswirkungen der KI erfordern moralische Überlegungen. Die KI wird zunehmend als eine Instanz betrachtet, die moralische Entscheidungen treffen kann, was wiederum an religiöse Vorstellungen von einem göttlichen Urteil oder einem moralischen Kompass erinnert.*

Obwohl KI keine religiöse Entität im eigentlichen Sinne ist, zeigt sie doch einige Merkmale, die mit religiösen Vorstellungen in Verbindung gebracht werden können.

Die göttlichen Attribute, die Erwartung der Erlösung, das Vertrauen und der Glaube sowie die ethischen Implikationen weisen auf eine kryptoreligiöse Dimension der KI hin. Es ist wichtig, diese Dimension zu erkennen und gleichzeitig kritisch zu reflektieren, um die Auswirkungen und die Verantwortung im Umgang mit KI besser zu verstehen.
https://chat.openai.com/share/4de4e8d8-fc1b-4bd4-b47b-3779220ef00f
(Zugriff 27.06.2023)

Nach dem Rollenwechsel erkennt ChatGPT eine mögliche krypto-religiöse Dimension der KI an, die allerdings im Hinblick auf einen verantwortungsvollen Umgang mit der KI kritisch reflektiert werden müsse. In der gerade zitierten Antwort werden auf die KI gerichtete Gottes-Attributionen gut zusammengefasst, nämlich Erlösungs-, Ver-trauens- und moralische Problemlösungserwartungen.

Allerdings scheint die hier benutzte kostenlose ChatGPT-Version die neueste Publikation von Fuchs (2023) noch nicht zu berücksich-tigen, darin die beiden Pole der mit der KI verknüpften narzisstischen Dynamik: einerseits die postsäkulare Fantasie, eine allmächtige und all-wissende Gottheit erschaffen zu haben, die unsere eigene denkerische Großartigkeit spiegelt; andererseits die uns beschleichende Angst, uns selbst als geistige und fühlende Wesen abzuschaffen (Kleinheits-Fantasie).

Fuchs' Plädoyer für einen neuen Humanismus lässt sich gut mit einer Spiritualität in Einklang bringen, die mit den Grenzen des Menschseins nüchtern und vertrauensvoll umgeht. In diesem Zusammenhang erweist sich Geschöpflichkeit als anschlussfähiger Begriff, etwa für den späten Habermas (Reder & Frick, 2010). Geschöpflichkeit heißt für die indivi-duelle und für die kollektive narzisstische Regulation, dass der Selbstwert sich weder aus der Selbstschöpfung noch aus dem Erschaffen eines all-wissenden Avatars herleitet. Im Unterschied zum Tier und zur Maschine kann sich der Mensch im anthropologischen Quadrat (Abb. 1) zu einer doppelten Transzendenz verhalten: Allein der Mensch kann reflektieren, dass er seinen Ursprung der schöpferischen Sexualität der eigenen Eltern verdankt (Money-Kyrle, 1971). Allein der Mensch kann der Vertröstung auf das Diesseits (Zulehner, 1994) dadurch widerstehen, dass er sich auf das Unendliche ausrichtet (Frick & Lautenschlager, 2008).

5. Fazit

Die menschliche Fähigkeit zu fühlen und zu denken kann durch zahl-reiche Pathologien behindert sein, z. B. durch die „gemachten Gedanken" des schizophrenen Menschen (Avenarius, 1984), durch den konkretistisch-instrumentellen Umgang mit sich selbst bei psychosomatisch Kranken („pensee opératoire": Marty & de M'Uzan, 1963/1978) und vor allem durch traumatische Zerstörung von Bindungs-Sicherheit. Nicht nur ausdrücklich mentalisierungsbezogene Psychotherapie, sondern jegliche Psychotherapie kümmert sich um diese Beeinträchtigungen des Erlebens, der Kommunikation und des Verhaltens. Auf den ersten Blick erscheint die KI wie der computertechnisch realisierte Spiegel von Menschen, die unter der Unfähigkeit zu fühlen und zu denken leiden, genauer gesagt: die dieses Leiden (noch) nicht spüren können. Die das Denken simulierende Maschine als Abbild der menschlichen „Maschine" birgt ein noch unausgeschöpftes psychotherapeutisches Potenzial: Wenn ich die „denkende" Maschine nicht als perfektes Abbild, sondern als Metapher meiner selbst wahrnehme, verstehe ich neu oder zum ersten Mal den Unterschied zwischen der künstlichen Puppe und dem lebendigen Baby, verstehe ich die anthropologische Differenz zwischen Maschine und Mensch. Die Computer-Metaphorik des Denkens und Fühlens bedeutet: Ich bin zwar wie ein Computer, gegen den ich Schach spielen, über den ich mich aufregen oder mit dessen „Intelligenz" ich kommunizieren kann. Aber ich bin nicht identisch mit dem Computer, sondern vielmehr seine Erfinderin oder sein Benutzer.

Referenzen

Avenarius, R. (1984). Das schizophrene Phänomen der „gemachten Gedanken". *Nervenarzt, 55,* 589–595.

Bion, W. R. (1962/1963). Eine Theorie des Denkens. *Psyche, 17,* 426–435.

Bowlby, J. (1970/1975). *Bindung* (Attachment, dt.). Kindler.

Fonagy, P., Gergely, G., Jurist, E. L., & Target, M. (2002/2004). *Affektregulierung, Mentalisierung und die Entwicklung des Selbst.* Klett-Cotta.

Frick, E. (2015). *Psychosomatische Anthropologie. Ein Lern- und Arbeitsbuch für Unterricht und Studium* (2. Auflage). Kohlhammer.

Frick, E., & Lautenschlager, B. (2008). *Auf Unendliches bezogen. Spirituelle Entdeckungen* bei C. G. Jung. Kösel.

Fuchs, T. (2023). Was wird aus dem Menschen? Plädoyer für einen neuen Humanismus. *Blätter für deutsche und internationale Politik, 5,* 109–122.

Lakoff, G., & Johnson, M. (1980/2008). *Leben in Metaphern. Konstruktion und Gebrauch von Sprachbildern.* Carl Auer.

Lindemann, G. (2021). Gesellschaftliche Grenzregime der Moderne: das anthropologische Quadrat. In: Gerst, D., Klessmann, M., & Krämer, H. (Hg.) *Grenzforschung. Handbuch für Wissenschaft und Studium.* Nomos. 506–525.

Marty, P., & de M'Uzan, M. (1963/1978). Das operative Denken („pensée opératoire"). *Psyche – Zeitschrift für Psychoanalyse, 32,* 974–984.

Money-Kyrle, R. (1971). The aim of psychoanalysis. *International Journal of Psycho-Analysis, 52,* 103–106.

Premack, D., & Woodruff, G. (1978). Does the chimpanzee have a theory of mind? *Behavioral and Brain Sciences, 4,* 515–526.

Reder, M., & Frick, E. (2010). Geschöpflichkeit in der post-säkularen Gesellschaft. Philosophische und psychoanalytische Anregungen für den aktuellen Diskurs über Religion. *Analytische Psychologie, 41,* 216–238.

Zulehner, P. M. (1994). *Ein Obdach der Seele.* Patmos.

Robin Schmidt

Diesseits und jenseits simulierter Kompetenz – vom Status der Professionen angesichts Künstlicher Intelligenz

Erziehungswissenschaftliche Perspektiven mit Blick auf Psychotherapie und andere Berufe mit hoher persönlicher Entscheidungskompetenz

1. Künstliche versus simulierte Intelligenz

Im Jahr 1980 entwarf der amerikanische Philosoph John Searle in seinem Essay „Minds, Brains, and Programs" (Searle, 1980) ein Gedankenexperiment, um die These einer „starken" Künstlichen Intelligenz zu widerlegen. In seinem Text unterscheidet er zuerst „starke" und „schwache" KI: Die „schwache" KI stellt sich als ein machtvolles Instrument zur Untersuchung von Vorgängen des Bewusstseins dar, während die Idee der „starken KI" ist, daß der Computer samt Programm tatsächlich ein Bewusstsein (Mind) ist, und zwar in dem Sinne, daß von Computern mit den richtigen (genügend entwickelten) Programmen buchstäblich gesagt werden kann, dass sie verstehen und kognitive Zustände einnehmen.

Das Gedankenexperiment ist das bis heute immer wieder diskutierte „Chinesische Zimmer": Dazu sollte man sich vorstellen, dass ein Mensch, der kein Chinesisch lesen und verstehen kann, in ein Zimmer eingeschlossen wird, in dem eine große Menge chinesischer Literatur steht. Dort befindet sich auch ein Handbuch in einer Sprache, die er versteht, das genaue Anweisungen enthält, wie aufgrund von äußeren, formalen Merkmalen der chinesischen Schriftzeichen Operationen ausgeführt werden können. Diese Operationen erlauben, Inputs (z.B. Fragen) zur Literatur zu bearbeiten und Outputs mit chinesischen Schriftzeichen zu generieren, die für Außenstehende richtige und sinnvolle Antworten auf die Fragen sind.

Offensichtlich versteht der eingeschlossene Mensch kein Chinesisch und doch vermag er aufgrund der Anweisungen des Handbuchs etwas hervorzubringen, das im Ergebnis in der Qualität nicht von der Leistung eines Menschen zu unterscheiden ist, der Chinesisch beherrscht und die im Raum befindliche Literatur kennt. – Die Programme der KI entsprechen dem Handbuch im Chinesischen Zimmer und der Möglichkeit, aufgrund von formalen Kriterien, Inputs mit Bezug auf eine vorhandene Datenmenge zu verarbeiten und Outputs zu generieren.

Searle argumentiert mit dieser Analogie dafür, dass der Mensch im Chinesischen Zimmer kein Verständnis von den Vorgängen haben muss, um sinnvolle Antworten hervorzubringen. Es genügt, wenn der Vorgang im Zimmer erlaubt, dies genügend gut zu *simulieren*. Von der erfolgreichen Simulation darf aber nicht auf das Vorhandensein des Simulierten geschlossen werden: es ist im Zimmer nichts vorhanden, das Chinesisch versteht (wenngleich es natürlich viel Verständnis des Chinesischen bedarf, um ein entsprechendes Handbuch zu erstellen). Höchstens in einem metaphorischen Sinn darf von Verständnis gesprochen werden, wie man sagt, die automatische Türe „verstehe" durch den Sensor, dass sie sich jetzt öffnen solle.

Folgt man Searle in diesem Punkt, sollte man daher besser von *simulierter Intelligenz* und nicht von künstlicher Intelligenz sprechen (vgl. auch Fuchs, 2020). Künstlichkeit (etwa ein künstlicher Apfel) bedeutet, daß ein Ding als modelliertes, aber real existierendes Abbild von etwas natürlich Vorkommendem vorhanden ist, während eine Simulation (ein simulierter Apfel, etwa auf einem Gemälde) eine Nachbildung oder Imitation darstellt, die nicht wirklich existiert, aber den Schein einer Realität erzeugt.

In dem heutigen Begriff des „Künstlichen" der „Künstlichen Intelligenz" hat sich die Vorstellung sprachlich festgesetzt, dass dort ein reales Intelligentes vorhanden sei, das vom Menschen hergestellt ist, zwar künstlich, aber doch existent. Auch in den heutigen Anwendungen von KI werden Aspekte menschlicher Intelligenz nachgebildet oder simuliert, ohne dass wirklich eine Form von menschlichem Bewusstsein oder Verstehen im System selbst existiert. – Hier soll aber gar nicht versucht werden, diese komplizierte philosophische Frage nach dem ontologischen Status der künstlichen Intelligenz zu klären, sondern hier soll auf einen anderen Punkt hingewiesen werden: daß nämlich heute die Large Language Models (LLMs) – etwa ChatGPT – durchaus die Kriterien dieses Gedankenexperiments erfüllen.

2. Simulierte Kompetenz: Bildung als Chinesisches Zimmer

Daraus ergibt sich für die Bildung und in ähnlicher Weise auch für andere Professionen, insbesondere für die Psychotherapie, eine unverhoffte und überraschende Herausforderung: dass diese Berufe nämlich genau an der Stelle herausgefordert sind, wo sie selbst wie ein Chinesisches Zimmer funktionieren.

Beispielsweise wäre die Pädagogik als Chinesisches Zimmer in etwa so zu umschreiben: Schüler:innen bekommen Aufgaben (Input), den sie aufgrund von lernbaren Regeln und Anleitungen zu bearbeiten haben. Die Bedeutung der Regeln, ihre Herkunft, ihr Sinn (und damit der Bildungsgehalt einer Aufgabe) braucht gar nicht gewusst zu werden. Es genügt für den Erfolg, für die gute Note, die Regeln auf neue Sets von ähnlichen Problemen anzuwenden („Transferdenken"). Es genügt für hervorragende Ergebnisse im Mathematik-Abitur, wenn Kurvendiskussionen rasch und korrekt durchgeführt werden; die Leistungsniveaus unterscheiden sich hier in der Schwierigkeit der zu bearbeitenden Gleichung. Was dabei überhaupt berechnet wird, was der Sinn einer Nullstelle, eines Sattelpunktes, einer Ableitung und Steigungsberechnung ist, kann für den ganzen Vorgang ausgeblendet werden. Der richtige Output (in Form von objektiv überprüfbare Ergebnissen) gilt als sicheres Indiz der erworbenen Kompetenz.

Doch bleibt hier ununterscheidbar, ob eine Kompetenz vorhanden ist oder ob sie simuliert wird. Und der Sinn des Lernens besteht für Schüler:innen vielfach einfach darin, die Ergebnisse so zu liefern, dass sie den Test (die Klausur, die Hausaufgabenkontrolle, die mündliche Präsentation) bestehen. Es macht meist für Schüler:innen auch keinen ontologischen Unterschied mehr, ob sie eine Kompetenz erfolgreich simulieren können oder ob sie diese wirklich haben. Und die Lernkulturen und Prüfungen sind so organisiert, dass es für sie auch keinen Sinn macht, diesen Unterschied zu ergründen. Für sie gilt es nicht, wirklich zu verstehen und zu können, sondern den Prüfungsinput in einer Form zu verarbeiten, dass der gewünschte Output so generiert werden kann, dass den Bewertungsparametern entsprochen wird. Das Überleben im System Schule hängt für sie davon ab, *dies* erfolgreich zu tun.

Sind nun die Parameter dabei gut genug bekannt – wie zum Beispiel bei Abitur-Aufgaben – lassen sich Systeme bauen, die diese Sorte von Problemen erfolgreich lösen, ohne dass ein Verstehen nötig ist, ohne dass der zeitaufwändige Vorgang nötig ist, auf den Sinn der Aufgaben einzugehen. Das zeigt sich seit langem an einem YouTube-Markt von

Lernvideos, die „Life Hacks" anbieten, um Abituraufgaben rasch und korrekt durch Eselsbrücken zu lösen, ein „Wissen to go", das auf die in der Schule erwünschten Antworten perfekt zugeschnitten ist und die im Hinblick auf die Aneignung und Ausführung der Simulationsstrategien viel effizienter ist als der Schulunterricht (vgl. Krommer, 2021).

ChatGPT und entsprechende LLMs sind für die Schule einfach der nächste Schritt dieser Entwicklung. Sie erzeugen punktgenau personalisierte Lösungen für die durchparametrierten Aufgabensets von Schulaufgaben, bei denen es keinen Unterschied macht, ob eine Kompetenz simuliert wird oder vorhanden ist.

Wenn jetzt diese Systeme weitgehend dauerhaft lebensweltlich zugänglich werden (wie z.B. in den aktuellen Versionen von Office-Software) ist dieses ganze Prüfungswesen und die damit verbundenen Strukturen von Output-Generierung und Leistungsmessung (Benotung) auf einer operativen Ebene direkt infrage gestellt: Was gilt als eine selbständige Arbeit bei einer Projektarbeit oder einem Essay? Und mittelfristig ist das Schulsystem hier auch im Kern infrage gestellt: denn, wenn etwa der Zugang zu tertiärer Bildung von Leistungen abhängt, die in der Hosentasche permanent und überall zugänglich sind, weshalb sollten diese noch ein Merkmal für die Fähigkeiten sein, die in einem Hochschulstudium gefragt sind? Es zeichnet niemanden aus, wenn er diese Leistungen vom Smartphone aus abrufen kann.

Und auf der nächsten Ebene zeigt sich diese Infragestellung in genauer Entsprechung auch in den Hochschulen: was sind Hausarbeiten, Bachelor- und Masterarbeiten wert, wenn das, was für ihre Erstellung gebraucht wird, z.B. mit Anwendungen wie „Elicit" und „Jenni" allen jederzeit zur Verfügung steht?

3. Das Beispiel des Lehrberufs als Profession

Was bedeutet dies dann aber für den Lehrberuf? Es bedeutet sicher nicht, dass der Lehrberuf überflüssig wird. Vielmehr deutet vieles darauf hin, dass dieses Verständnis von Lernen und Schule, die wie ein Chinesisches Zimmer organisiert sind, vielleicht endgültig an ein Ende gekommen ist. Und Vergleichbares gilt wohl auch für die Psychotherapie: sie ist an den Stellen herausgefordert, wo Interventionen in einer linearen Input-Output-Steuerung organisiert sind und dabei die Bedeutung der therapeutischen Beziehung und die Kontingenz aller zwischenmenschlichen Interaktionen ausgeblendet wird.

Dass psychische Gesundheit wie erworbene Kompetenz nicht durch Input-Outputsteuerung generiert werden kann, ist freilich keineswegs eine neue Entdeckung. In der Erziehungswissenschaft ist dies seit Jahrzehnten empirisch gut dokumentiert und hat in den letzten 20 Jahren sogar zu einer konzeptionellen Neubestimmung des Lehrberufs geführt. Bereits Ende der 1970er Jahre wurde durch Lernpsychologie und Unterrichtsforschung immer deutlicher, dass schulisches Lernen nicht in kausalen Bedingungen zu operationalisieren ist, dass keine unmittelbaren Ursache-Wirkungsbeziehungen in Lehr-Lernprozessen auszumachen sind. Es lassen sich keine Kausalbeziehungen zwischen der Art, wie Inputs von Lehrpersonen gemacht werden, und den messbaren Leistungen von Schüler:innen ausmachen oder herstellen. Die zugrundeliegende Idee eines sogenannten *programmierten Unterrichts* war viel von humanistischer Seite bekämpft worden, aber letztlich wurde sie erst Ende der 1970er Jahre wirksam widerlegt, als genau die Vermessung des Unterrichts nach strengen quantitativen Methoden zeigen konnte, dass durch die Gestaltung des Inputs – auch unter Berücksichtigung von Merkmalen der Lernenden – keine Vorhersagen über den Output des Lernens möglich sind.

Pädagogik arbeitet somit stets unter den Bedingungen von Kontingenz, also in Zusammenhängen zwischen Lehrpersonen, Schüler:innen, der Organisation Schule usw., die weder zufällig noch notwendig sind. Lernen, Bildung, Erziehung kann nicht kausal erwirkt werden und findet in komplexen, situativen Lernumgebungen statt, die nie in eine Technologie (im Sinne einer rational-kausal steuerbaren Tätigkeit) überführt werden können. Dies nannte Niklas Luhmann in seiner ironischen Art das „Technologiedefizit der Erziehung" (Luhmann & Schorr, 1979), ausdrückend, dass es keine wirksame Erziehungstechnologie geben kann (wenngleich die Gesellschaft natürlich Ansprüche an Effizienz, Wirksamkeit, Rationalität usw. an das Erziehungssystem stellt). Durch empirische Forschung nach strikter Input-Output-Messung hatte sich so der Konstruktivismus gegenüber dem Behaviorismus durchgesetzt; Co-Konstruktion, Selbstorganisation und Autopoiese wurden zu Kernelementen der pädagogischen Psychologie.

Für das Berufsbild der Lehrperson hat diese Wende Entscheidendes bedeutet: Nachdem zu Beginn des 20. Jahrhunderts insbesondere die Lehrerpersönlichkeit mit ihren Eigenschaften und Tugenden im Mittelpunkt des Interesses stand („Persönlichkeitsparadigma"), wurde dies in den 1970er Jahren vom skizzierten „Prozess-Produkt-Paradigma" abgelöst, um zu rekonstruieren, welches Verhalten von Lehrpersonen zu welchen Lernergebnissen bei Schüler:innen führt. Etwas später wird die vermittelnde Funktion von Schüler:innen-Kognitionen hierbei noch mitberücksichtigt und auch nach Mediatoren gesucht, von denen die Erreichung von Lernergebnissen bei gleichem Input abhängt ("Prozess-Mediations-Produkt-Paradigma") (Krauss & Bruckmaier, 2014). Unter dem Einfluss der genannten Forschungen wird dann seit den 1980er und 1990er Jahren zunehmend betont, daß sich die Gestaltung von Lehr-Lerngelegenheiten nicht in einer einfachen Angebots-Nutzungsstruktur modellieren lässt, da sowohl die Angebotsseite der Lehrperson wie die Nutzungsseite der Schüler:innen sozial und kognitiv wechselseitig konstruktiv aufeinander bezogen sind und daher mindestens von einem "Opportunitäts-Nutzungsmodell mit doppelter Kontingenz" (Baumert & Kunter, 2006, S. 476) ausgegangen werden muss. Daher wird dieses Modell gegenwärtig weitgehend vom "Experten-Paradigma" abgelöst: Es wird davon ausgegangen, dass es zentral ist, Merkmale und Kompetenzen von Lehrpersonen zu identifizieren, die es ihnen erlaubt, diese komplexen Situationen so zu bewältigen, dass dabei Lernen ermöglicht wird.

Die empirische Identifikation dieser Merkmale wiederum lässt deutlich werden, dass der Lehrberuf eigentlich als eine *Profession* zu verstehen ist. Professionen, zu denen neben Lehrer:in und Psychotherapeut:in auch Berufe wie z.B. Richter:in, Seelsorger:in oder Ärzt:in gezählt werden, erfordern ein Handeln in Domänen, die nicht "wohldefiniert" sind, d.h. dass das Handlungsfeld nicht so zu operationalisieren ist, dass sich jemals genau angeben lässt, was in welcher Situation am besten zu tun sei. Bei der Analyse des Handlungsfeldes stellen sich immer komplexe Situationen mit zahlreichen kleinen Teilproblemen, für die es je keine eindeutigen Lösungen gibt (Krauss & Bruckmaier, 2014).

Die Ausübung dieser Berufe benötigt ein hohes Maß an spezialisiertem Wissen und Fachkompetenz, die auf anerkannten Theorien, Modellen und Methoden basieren, die wiederum in einer wissenschaftlich fundierten Ausbildung erlernt und kontinuierlich weiterentwickelt werden. Die Aus- und Weiterbildung erfolgt dabei in einer Verbindung von theoretischem Wissen, praktischen Fähigkeiten und schulischer (bzw. klinischer, gerichtlicher, kirchlicher usw.) Erfahrung. Doch kann das erworbene Professionswissen nicht einfach und unmittelbar umgesetzt werden. Es muss situationsspezifisch ausgewählt, gewichtet, im Hinblick auf konkrete Situationen und die konkreten Menschen operationalisiert und jeweils neu beurteilt werden. Dies so tun zu können, dass es zu den intendierten Ergebnissen führt, zeichnet den/die Expert:in aus.

Professionen brauchen daher eine hohe Autonomie in der Ausübung des Berufs. Sie stellen zugleich hohe Anforderungen an die Selbstregulierung der Person, aber auch des Berufsstandes durch Berufsverbände, Aufsichtsgremien, Qualitätsverfahren und geteilte Standards. „Professionen verwalten gesellschaftliche Güter, seien es Gesundheit, Recht, Seelenheil oder Bildung. Diesem Privileg entspricht professionsintern ein Berufsethos der Verantwortung für den Patienten, Klienten, Gläubigen oder – wie in unserem Fall, wo es um schulische Bildung geht – Schülerinnen und Schüler. Diese Verantwortung nimmt die Profession auf der Grundlage professionsintern geteilter Expertise wahr, die auf akademischem Wissen und praktischer, diskursiv validierter Erfahrung beruht." (Baumert et al., 2011, S. 10)

Im Zentrum der Profession steht das, was „professionelle Handlungskompetenz" genannt wird: ein akutes und situatives Zusammenspiel verschiedener Aspekte spezifischer Expertise. Diese Expertise umfasst das Professionswissen, d. h. Wissen und Können in den Bereichen der Fachwissenschaft, der Fachdidaktik, der allgemeinen Pädagogik, der Beratung und Organisation sowie ein hohes Maß an selbstregulativen Fähigkeiten, berufsförderliche Beliefs und motivationale Orientierungen. Der Kern pädagogischer Profession besteht darin, „in einer gegebenen Konstellation Lehr- und Lernprozesse zu planen, zu gestalten und die eigene Person als wichtigstes Medium in diesem Prozess sinnvoll einzusetzen." (Forneck, 2006, S. 23).

Vermutlich in einer anderen Berufslogik, aber dem Prinzip nach zeigt sich Vergleichbares auch in der Psychotherapie: dass die Person und ihre Präsenz im Prozess der Therapie ein zentraler Faktor des Gelingens ist, der sich nicht auf einzelne Faktoren reduzieren lässt, aus denen sich der Therapieerfolg ableiten ließe.

4. Computer in der Schule: die andere Antwort auf das Technologie-Defizit der Pädagogik

Historisch ist es interessant zu sehen, dass sich, parallel zum Prozess der Identifikation des Lehrberufs als Profession und der zugrundeliegenden empirischen Forschung, abzeichnete, dass Computer einmal klein und billig genug sein würden, um sie im schulischen Kontext einsetzen zu können. Seither ist mit dem Einsatz von Computern in der Schule die Verheißung verbunden, dass diese das Lernen rationell und effizient machen könnten. So werden seit den 1980er Jahren Computer gewissermaßen als die andere Lösung des „Technologiedefizits" angeboten und sind als solche von vielen bereitwillig angenommen worden (Schmidt, 2022).

Doch konnte bisher kein Nachweis von der Lernwirksamkeit digitaler Technologien erbracht werden (Schmidt, 2020). Lernen mit digitalen Medien macht „no significant difference" (Petko, 2014, S. 104). Genauere Untersuchungen zeigten, dass dort, wo eine Verbesserung des Lernens nachweisbar ist, dies nicht auf digitale Medien per se zurückzuführen ist, sondern sich im Kontext einer professionellen fachbezogenen didaktischen Verwendung zeigt, in deren Rahmen eine lernförderliche Wechselwirkung zwischen Medienmerkmalen und Lernvoraussetzungen der Lernenden zustande kommt (Herzig & Grafe, 2011, S. 78). Nicht die Technologie, sondern die Qualität der von der Lehrperson inszenierten Tätigkeiten mit Technologie erscheint bestimmend für positive Lerneffekte. Diese können aber weder durch digitale Lerntechnologien erwirkt werden, noch hängen sie von diesen ab. Mit Luhmann formuliert: Der schulische Einsatz digitaler Technologie reproduziert das Technologiedefizit der Erziehung.

Im Rückblick auf die vielen, weltweit veranstalteten schulischen Computer-Integrationsprogramme zeigt sich dabei die Durchgängigkeit einer Rhetorik: dass die jeweils aktuell verfügbare digitale Technologie noch mit einigen kleinen Mängeln behaftet sei, die das volle Potenzial zwar ankündigen, aber noch nicht ganz ausschöpfen könne, was dann aber die nächste Generation von Geräten besitzen solle. So von den ersten Heimcomputern der 1980er Jahre zum PC der 1990er, von diesem zu Laptop und Beamer der 2000er, von diesen zu Tablet und Whiteboard der 2010er Jahre und so gegenwärtig zu den heutigen KI- und VR-Technologien. Bemerkenswert für die Forschungslage ist dabei, dass die Zeit, die benötigt wird, um die Claims der Digitalisierungsprojekte empirisch zu prüfen – also ungefähr die zehn Jahre, die eine sorgfältige theoretische Modellierung, Implementierung im Klassenzimmer und deren empirische Erforschung, Auswertung, Publikation und Rezeption braucht – ziemlich genau die Zeit ist, zu der dann die jeweils nächste Generation digitaler Technologien verfügbar ist. Solide empirische Forschungsergebnisse zur Lernwirksamkeit sind so immer schon redundant, wenn sie vorliegen. Angesichts der raschen Entwicklung neuer Technologien ist es dann jeweils die nächste Technologie, von der man sich die Lösung des pädagogischen Grundproblems erwartet, das Lernen steuerbar, effektiv, effizient und wirksam zu organisieren.

Auch von LLMs kann – vor dem Hintergrund dieser empirischen Befunde – nicht erwartet werden, dass sie das Lernen grundlegend verbessern und das Technologiedefizit beheben werden.

Aber mit der allgemeinen Verfügbarkeit der LLMs in der Schule wird der Grund für die Suche nach wirksamer Lerntechnologie gewissermaßen auf die Spitze getrieben. Insofern Lernen und Schule als eine rationale Input-Output-Steuerung des Lernens (samt Feedback-Schlaufe an das System), als Chinesisches Zimmer, angesehen wird, hat man jetzt Systeme an der Hand, die erlauben, Kompetenz auf Seiten der Lehrperson wie auf Seiten der Schüler*innen ausreichend gut zu simulieren.

Dazu kann man sich einmal das Endstadium der Nutzung vorstellen: Lehrpersonen erstellen Lektionsverläufe und -inhalte und Prüfungsaufgaben mit ChatGPT, die sie an Schüler*innen ausgeben, die wiederum Antworten mit ChatGPT generieren, die sie an die Lehrperson einreichen, die diese mit ChatGPT korrigieren und beurteilen lassen. ChatGPT erstellt auch ein personalisiertes Feedback für jede*n Schüler*in und dieses Feedback geben Schüler:innen dann wiederum an ChatGPT zur Optimierung der nächsten Antwort … Letztlich kommuniziert das System mit sich selbst und Lehrperson und Schüler*in bedienen es, um deren Outputs zu verbessern. Das heißt aber letztlich auch, dass Schüler*innen wie Lehrpersonen hier im Prinzip überflüssig sind, denn es genügt, wenn ChatGPT auf dem Umweg über die Personen mit sich selbst kommuniziert.

5. Jenseits Chinesischer Zimmer: Bildung wird sokratischer

Das ist natürlich absurd. Wendet man die Konsequenzen daraus aber positiv, dann ergeben sich eine Reihe von neuen, interessanten Anforderungen an die Bildung, die auch auf die Psychotherapie übertragbar sind:

1. Zunächst kann sich die Schule getrost endgültig von jenem Teil entlasten und verabschieden, der wie ein Chinesisches Zimmer organisiert ist, wo sowohl auf Seiten der Schüler*innen wie aufseiten der Lehrpersonen kein Unterschied besteht, ob sie die von ihnen geforderte Kompetenz wirklich haben oder nur simulieren. Die Forschung (und seit jeher die Erziehungsphilosophie) fordert dies schon lange. Sofern LLMs jetzt aber allgemein und jederzeit verfügbar sind, ist es nur eine Frage der Zeit bis die Lernkulturen sich entsprechend verändern müssen, inklusive der Schulabschlüsse, Notengebung,

Aufgabenkulturen und Lehr-Lernsettings. Es gilt, den Schwerpunkt des Lernens insgesamt vom quantifizierbaren Produkt weg hin auf qualitative Aspekte der Prozesse zu verlagern.

2. Außerdem pointiert die allgemeine Verfügbarkeit von LLMs wie ChatGPT die Notwendigkeit, den Lehrerberuf als Profession zu verstehen. Der hohe Anspruch, der damit verbunden ist, muss aber berufsintern und öffentlich deutlicher werden, um entsprechende Formen von Schule zu ermöglichen (auch finanziell) und auf jene Aspekte der Aus- und Weiterbildung zu fokussieren, die professionelle Handlungskompetenz stärken. Dass Pädagogik eine hohe Kunst ist, deren Gelingen gerade von der Präsenz und situativen Urteilsfähigkeit der Lehrperson auf der Grundlage eines langwierig zu erwerbenden Professionswissens ist, gilt es stärker und öffentlich im Berufsbild zu verankern. Diejenigen Diskurse, in denen das Disruptionspotenzial digitaler Medien und LLMs für die Schule betonen, arbeiten mit einem unzutreffenden und längst widerlegten Bild vom Lehrerberuf. Vergleichbares gilt für die Psychotherapie: das Disruptionspotenzial von KI wird dort laut beschworen, wo ein unzutreffendes oder unvollständiges Bild der Profession vorausgesetzt wird.

3. Schließlich wird das Lernen wohl (wieder) sokratischer. Was heißt das? Sokrates wurde vom Orakel von Delphi als der Weiseste benannt, weil er wusste: „Ich weiß, dass ich nichts weiß." Es gibt nicht nur eine Ebene des Gewussten, sondern auch eine zweite, für Weisheit zentrale Ebene des Denkens, aus der das Gewusste beurteilt werden kann. Sokrates unterstreicht, dass das schon Gewusste, das Erinnerbare, nur ein scheinbares Wissen ist. Das beinhaltete für ihn auch eine Skepsis gegenüber der Repräsentation von ‚Wahrheit' in Texten. (Sokrates lehnte es ab, seine philosophischen Positionen zu verschriftlichen. Erst Platon dokumentierte die Gesprächsverläufe und Aristoteles entwickelte systematisch, logisch operierende Texte, die Validität auch unabhängig vom Gesprächskontext beanspruchen.) Angesichts von ChatGPT erhält die Mündlichkeit eine neue Bedeutung, weil der Status der Texte sich verändert: diese Texte benötigen eine Validierung und Kontextualisierung durch eine zweite Ebene des Denkens. Auf die Schule bezogen könnte dies bedeuten, daß zu jedem Text, jedem Stoff, jeweils eine zweite Ebene zu erarbeiten ist, die den Sinn und die Relevanz eines Wissens erschließt, die unterscheiden lässt, welche Aspekte eines Textes wesentlich oder unwesentlich sind, von welchem Standpunkt aus

(global, historisch, kulturell, genderbezogen usw.) ein Wissen gewonnen wurde, welcher Bias in einem Stoff enthalten sein kann, auf
welche (problematischen) Weisen ein Wissen genutzt werden kann,
und welche ethischen Implikationen damit verbunden sind. Diese
Ebene der Beurteilung geschieht als kommunikatives Handeln, es ist
ein situativ eingebundener, jeweils einmaliger Prozess des diskursiven
Denkens und Urteilens in der Anwesenheit der Gesprächspartner –
wie ein sokratischer Dialog.

4. Sokratisch ist auch, – wenn erst einmal eingestanden ist, „dass ich
    nichts weiß" – dass dann durch das gemeinsame Nachdenken eine
    Einsicht, ein geteiltes Verständnis von etwas im Gespräch *entstehen*
    kann. Das bedingt einerseits, dass das Nicht-Wissen nicht (z.B.
    durch schlechte Noten) sanktioniert wird. Diesen Punkt zu errei-
    chen, wo man nicht weiß (und wo auch Google und ChatGPT nicht
    weiterhelfen) wird umgekehrt zum entscheidenden Erfolgsmoment.
    Denn ab hier kann die gemeinsame Suche nach Einsicht begin-
    nen, hier ist der Ort, wo Kompetenzen gebildet werden können.
    Andererseits bedingt das auch, dass es als wichtiger gewertet wird,
    gute, weiterführende Fragen zu stellen, als Antworten abzurufen.
    Vielleicht sollten künftig die guten Fragen und die Skizzierung des
    Nicht-Gewussten mit guten Noten belohnt werden (falls Noten
    nicht ohnehin in der veränderten Lage redundant werden)!

Die Omnipräsenz von KI fordert die Professionen somit zu Mündlichkeit und Mündigkeit heraus. Sie lenkt den Blick in der Pädagogik wie
in der Psychotherapie auf das, was sich unter Anwesenden ereignen
kann – und fordert eine differenzierte Qualifizierung der verschiedenen
Formen von Anwesenheit: Anwesenheit des Raumes, des Leibes, der
Sprache, der Zuwendung und des Gesprächsgegenstands, je nach Einsatz
verschiedener Medien.

In der Pädagogik fragt die Omnipräsenz der KI insbesondere nach
Lernformen einer wechselseitigen, dialogischen Vergewisserung durch
die diskursive Vernunft, in denen gelernt werden kann, hier und jetzt
Rede und Antwort zu stehen. Und das bedeutet im Grunde für alle Professionen: zu lernen und zu verstehen, Verantwortung für das Denken,
Wissen und Können zu übernehmen, zu erleben, dass Wissen und
Können immer in Beziehung eingelassen sind, zu erfahren, daß Wissen
und Können eigentlich nur in einer von Menschen geteilten Welt Sinn
machen.

Referenzen

Baumert, J., & Kunter, M. (2006). Stichwort: Professionelle Kompetenz von Lehrkräften. *Zeitschrift für Erziehungswissenschaft, 9*(4), 469–520. https://doi.org/10.1007/s11618-006-0165-2

Baumert, J., Kunter, M., Blum, W., Klusmann, U., Krauss, S., & Neubrand, M. (2011). Professionelle Kompetenz von Lehrkräften, kognitiv aktivierender Unterricht und die mathematische Kompetenz von Schülerinnen und Schülern (COACTIV) – Ein Forschungsprogramm. In M. Kunter, J. Baumert, & W. Blum, *Professionelle Kompetenz von Lehrkräften: Ergebnisse des Forschungsprogramms COACTIV.* Waxmann Verlag.

Forneck, H.-J. (2006). Selbstgesteuertes Lernen und Professionalisierung. In H.-J. Forneck, M. Gyger, & C. Maier Reinhard (Hrsg.), *Selbstlernarchitekturen und Lehrerbildung: Zur inneren Modernisierung der Lehrerbildung* (1. Aufl). hep-Verl.

Fuchs, T. (2020). *Verteidigung des Menschen: Grundfragen einer verkörperten Anthropologie* (Erste Auflage). Suhrkamp.

Herzig, B., & Grafe, S. (2011). Wirkungen digitaler Medien. In C. Albers, J. Magenheim, & D. M. Meister (Hrsg.), *Schule in der digitalen Welt: Medienpädagogische Ansätze und Schulforschungsperspektiven* (67–95). VS Verlag für Sozialwissenschaften. https://doi.org/10.1007/978-3-531-92850-0_4

Krauss, S., & Bruckmaier, G. (2014). Das Experten-Paradigma in der Forschung zum Lehrerberuf. In E. Terhart, H. Bennewitz, & M. Rothland (Hrsg.), *Handbuch der Forschung zum Lehrerberuf* (2., überarb. und erw. Aufl, 241–261). Waxmann.

Krommer, A. (2021, Februar 21). *Die Schule als Chinesisches Zimmer. Oder: Wie man Kompetenzen simuliert.* Bildung unter Bedingungen der Digitalität. https://axelkrommer.com/2021/02/21/die-schule-als-chinesisches-zimmer-oder-wie-man-kompetenzen-simuliert/ (Letzter Zugriff 29.04.2024).

Luhmann, N., & Schorr, K. E. (1979). Das Technologiedefizit der Erziehung und die Pädagogik. *Zeitschrift für Pädagogik, 25*(3), 345.

Petko, D. (2014). *Einführung in die Mediendidaktik: Lehren und Lernen mit digitalen Medien.* Beltz.

Schmidt, R. (2020). *ICT-Professionalisierung und ICT-Beliefs, Professionalisierung angehender Lehrpersonen in der digitalen Transformation und ihre berufsbezogenen Überzeugungen über digitale Informations- und Kommunikationstechnologien (ICT)* [Open Access, Universität Basel]. http://edoc.unibas.ch/diss/DissB_13581 (letzter Zugriff 29.04.2024).

Schmidt, R. (2022). Digitalpolitik und Pädagogik. In *Was macht die Digitalisierung mit der Politik?* (S. 149–164). De Gruyter Oldenbourg. https://doi.org/10.1515/9783110785265-012

Searle, J. R. (1980). Minds, brains, and programs. *Behavioral and Brain Sciences, 3*(3), 417–424. https://doi.org/10.1017/S0140525X00005756

Gerhard Lauer

Das Selbst der Künstlichen Intelligenz

Der Aufsatz geht der Frage nach, wie wahrscheinlich ist es, dass Künstliche Intelligenz mehr als ein Assistenzsystem im Kontext der psychotherapeutischen Arbeit werden könnte. Zur Abschätzung der Plausibilität einer Antwort diskutiert der Beitrag die Konzeption der derzeit verfügbaren großen KI-Sprachmodelle und versucht kritisch die jüngsten Entwicklungen dieser Modelle in die Zukunft zu projizieren. Im Ergebnis kommt der Aufsatz zu dem Schluss, dass nach derzeitigem Kenntnisstand ein künstliches Psychotherapeutensystem noch in einiger Ferne liegt, aber die Psychotherapie gut daran tun würde, sich in die Diskussion um eine komplementäre Intelligenz einzubringen.

1. Betrachtungen im Spiegel des Selbst

Künstliche Intelligenz erkennt sich nicht selbst im Spiegel. Das können außer uns Menschen ansonsten nicht nur viele andere Primaten, sondern auch Elefanten, Elstern und sogar Putzlippfische, um nur einige Arten zu nennen, bei denen diese Fähigkeit nachgewiesen ist. Zwar antworten inzwischen die multimodale Künstliche Intelligenz-System stimmig auf die Frage, warum sie sich nicht in einem Spiegel erkennen können, – sie seien nur auf Sprache und Texten, Bilder und Videos trainiert und daher ohne Erfahrung, Bewusstsein oder Emotion –, aber ein Selbst haben sie nicht. Eine Wahrnehmung als ein erkennendes Subjekt fehlt ihnen. Anders gesagt, können Künstliche Intelligenzsysteme nicht Objekt ihrer eigenen Erfahrung sein. Sie sind in der klassischen Formulierung von William James in seinen „Principles of Psychology" von 1890 kein ‚Me', aber auch kein ‚I'. Mit dieser Unterscheidung in ‚Me' und ‚I' hat 1890 William James eine der Grundfragen der von ihm mitbegründeten Psychologie versucht, einer Antwort näherzubringen, der Frage nämlich, wer ich bin und woher ich das weiß, wer ich bin. Nach James beschreibt das ‚I'-Selbst das akute Selbsterleben, das Selbst als Subjekt, während das ‚Me'-Selbst die Objektivierung meiner selbst bezeichnet, jene besonders bei Menschen ausgeprägte Fähigkeit, mich selbst zu betrachten, ob im Rückblick, in der gegenwärtigen Situation oder auch im Ausblick. Erst das Zusammenspiel von ‚I' und ‚Me' ermöglicht uns, dass wir uns als ein mehr oder minder konstantes Ich wahrnehmen. Die Entwicklung einer selbstbezogenen Wahrnehmung, Einschätzung und eines Wissens ist die Bedingung für den Aufbau eines Selbst. Mit den nicht wenigen Störungen bei dieser Entwicklung und Aufrechterhaltung des Selbst über die Lebensspanne hinweg hat es die Psychotherapie wesentlich zu tun.

Künstliche Intelligenzsysteme verfügen über keine solche Struktur des Verhältnisses von ‚I'-Selbst und ‚Me'-Selbst und damit über kein ganzheitliches Ich. Sie können daher auch nicht Patient*in einer Psychotherapie sein. In der Theorie William James' fehlt KI die Selbstwahrnehmung als ein materielles Selbst, also die Erfahrungen des eigenen Körpers. Zweitens mangelt der KI die Wahrnehmung als ein soziales Selbst, das aus dem Bewusstsein des eigenen Ansehens bei anderen erwächst und daher auch die Normen und kulturellen Werte des sozialen Miteinanders umfasst. Drittens verfügt KI auch nicht über ein spirituelles Selbst, welches die Erfahrungen der eigenen seelischen Vorgänge beinhaltet wie Einstellungen, Glauben und Gedanken einer Person. Obgleich sich KI in Verhaltenstests wie dem Turing-Test verhält, wie es ein Mensch tun würde (Mei et al., 2024) ist es nach James' Theorie KI subjektlos.

Neuere Theorien wie etwa die Theorie der freien Energie Karl Fristons and Christopher Friths (2015), die versuchen, die Funktionsweise des menschlichen Gehirns als probablistisches Vorwegnehmen möglicher Erfahrungen zu verstehen, kommen zu ähnlichen Schlüssen wie schon William James vor mehr als hundert Jahren. Aus dem Rauschen der neuronalen Signale muss das Gehirn aus letztlich physikalischen Gründen der Energiehaushaltung die für den Organismus wesentlichen Signale herausfiltern und gegebenenfalls in die bewusste Wahrnehmung heben, gerade dann, wenn die Voraussagen des Gehirns auf eine unerwartete Situation nicht mehr passen und nach neuen Lösungen gesucht werden muss. Um zugleich routinierte Voraussagen wie auch die Adaption an unvorhersehbare Zustände zu ermöglichen, funktioniert das menschliche Gehirn nicht als Reiz-Reaktion-Mechanismus, sondern testet zumeist in kleinem Umfang ständig auch andere wahrscheinliche Lösungen. Über einen bestimmten Grad des Rauschens oder dem zufälligen Springen von einem neuronalen Erregungsmuster zu einem anderen konkurrieren neuronale Mustern miteinander und darüber gewinnen Muster mehr oder minder wahrscheinlich eine Wirkung für die Selbstwahrnehmung. Die Selbstwahrnehmung hängt daher eng mit einem Hintergrundrauschen verschiedener neuronaler Muster zusammen und entsteht gerade nicht in einer strengen Abfolge entlang von Entscheidungsbäumen. Menschliche Intelligenz ist aufgrund

dieses komplexen-bayesschen Selbstverhältnisses eine andere Art von Intelligenz, als es Künstliche Intelligenz derzeit ist. Sie ist eine Intelligenz
des Selbstverhältnisses, ja das Wort Selbst hat nur Sinn im Zusammenhang mit menschlicher Intelligenz. Das Selbst aber ist die Quelle für das
Verstehen anderer, für die gezielte Aufmerksamkeit für andere, auch für
deren Schwierigkeiten, für Sorge, Mitleid und Empathie. Jede Form
der Psychotherapie hängt an dieser Besonderheit der nicht-künstlichen
Intelligenz, ein Selbstverhältnis ausbilden zu können. Mit dieser ersten
Auskunft mag man sich beruhigen und folgern, dass die Psychotherapie
mit KI eine Helferin hat, mehr aber auch nicht. Diese KI-Helferin ist
in der Psychotherapie bereits verschiedentlich etabliert (Ebert & Baumeister, 2023), wenn auch Details der Ausgestaltung von Rollen und
Funktionen der KI für die psychotherapeutische Arbeit umstritten sind
(Deutsche Gesellschaft für Psychologie, 2023; Abrams, 2024).

2. Die Temperatur der LLM

Doch die Unterscheidung in menschliche und künstliche Intelligenz
ist nicht so klar, wie es zunächst scheint, denn Künstliche Intelligenz
führt das Wort ‚Intelligenz' nicht nur metaphorisch im Namen (Wolfram
Alpha, 2023). Einem intelligenten Organismus ähnlich lernen KI-
Systeme Wörter in ihren wahrscheinlichen Kontexten einzuordnen.
Trainiert auf Milliarden von Wort- und Satzkombinationen haben die
großen Systeme ein fast akkurates Wissen davon, wie wahrscheinlich bestimmte Wortkombinationen sind, wenn sie durch einen Prompt befragt
werden. Sie errechnen den Bedeutungsraum, in dem sie Sätze in Tokens
einzelner Wörter zerlegen und messen, wie wahrscheinlich Nähe und
Ferne anderer Wörter zu dem jeweiligen Token sind. Dann werden den
Tokens entsprechende Definitionen zugewiesen, indem sie rechnerisch
in einem Bedeutungsraum mit Wörtern mit ähnlicher Bedeutung an-
geordnet werden. Ein Wort wie „Psychotherapie" steht dann in einem
Bedeutungsraum, dem Embedding, mit Wörtern wie „Patient" oder
„Psychotherapeut". Sprachmodelle nutzen daher keine Grammatik,
sondern Vorkommenshäufigkeiten, die über Milliarden von Trainings-
runden abgleicht, wie weit das Modell mit seinen Voraussagen tatsächlich existierenden Texten gleicht. Modelle verbessern sich so sukzessiv.
    Für jedes Token im Vokabular des Modells hat das Aufmerksamkeits-
netz des Sprachmodells eine Wahrscheinlichkeit ermittelt, dass dieses
Token das wahrscheinlichste ist, um als Nächstes in dem von ihm gene-

rierten Satz verwendet zu werden. Das Sprachmodell generiert ein Wort und gibt dann das Ergebnis an sich selbst zurück. Das erste Wort wird allein auf der Grundlage der Aufforderung erzeugt. Das zweite Wort wird dagegen schon generiert, indem das erste Wort in die Antwort einbezogen wird, dann das dritte Wort, indem die ersten beiden generierten Wörter einbezogen werden, und so weiter. Dieser Prozess, die sogenannte Autoregression, wird so lange wiederholt, bis die Aufgabe abgeschlossen ist. Oder in der Sprache der Computerwissenschaften formuliert, handelt es sich bei den gegenwärtigen KI-Sprachmodellen um Aufmerksamkeitsnetzwerke, die die kognitive Aufmerksamkeit des Menschen nachahmen, in dem sie für jedes Wort dessen Gewicht innerhalb eines Netzwerks von Wörtern vermessen. Diese Vermessung der Wortgewichte erfolgt dynamisch, ist also nicht eingefroren, und kann durch paralleles Prozessieren exponentiell wachsen. In der Summe bilden diese Netzwerke die Assoziationen zwischen Wörtern ab, wie sie Menschen tatsächlich nutzen. Damit bilden diese dynamisch errechneten Netzwerke der Wörter das menschliche Wissen ab, auf das sie mithilfe der Trainingsdaten kalibriert wurden. Die Systeme sind daher mindestens so intelligent, wie die Daten, mit denen sie trainiert wurden und wissen so auch, dass „Psychotherapie" sachlich eng mit „Patient" zusammengehört, aber auch mit „Krankenkasse" oder auch mit „Gesundheit" und anderen Worten, die dynamisch je nach Kontext unterschiedlich nahe zueinander stehen. So imitiert das künstliche Netzwerk das natürliche Netzwerk unseres Wissens. Von Intelligenz hier zu sprechen, ist keine bloße Metapher.

Die Sache mit der Voraussage des nächsten wahrscheinlichsten Wortes würde so allerdings zu immer ähnlichen Antworten führen und sich nicht menschlich anhören. Daher nutzen alle LLMs eine herabgestufte Wahrscheinlichkeit für das jeweils nächste Wort. Nicht das Wort, das am wahrscheinlichsten ist, wird gewählt, sondern ein etwas weniger wahrscheinliches Wort. Man spricht hier von der Temperatur eines Modells, das nicht auf 1.0 dem wahrscheinlichsten Wort ausgerichtet ist, sondern auf das etwas geringer wahrscheinliche mit der Temperatur von 0.8. Das macht die Antworten flexibler und kreativer. Für uns hören sich daher die Antworten menschlicher oder auch wärmer an. KI-Systeme sind also keine algorithmischen Maschinen, sondern ahmen Besonderheiten der menschlichen Intelligenz − deren probabilistisches Rauschen − gezielt nach.

Damit wird möglich, was niemand voraussehen konnte. Mit dem Anwachsen der Sprachmodelle erlangen die KI-Systeme emergente

Fähigkeiten (Wei, 2023; Ornes, 2023, dagegen Schaeffer, Miranda & Koyejo, 2023). Während die Sprachmodelle noch vor kurzem nur sehr kleine Dialoge führen konnten, dann schnell mit ihren Antworten im Kreis zu gehen begonnen haben und an Wissensdomänen gebunden blieben, bestehen Modelle wie Chat-GPT komplizierte Aufnahmetests etwa für ein Jura- oder ein Medizin-Studium und das besser als die meisten menschliche Kandidat*innen. Da die Modelle aufgrund ihrer Größe bzw. Tiefe nicht mehr von Menschen verstanden werden können, vermag niemand zu sagen, wo solche Schwellenwerte liegen, die ein größer werdendes Modell mit unvorhersagbaren Fähigkeiten ausstattet. KI-Systeme sprechen daher nicht nur immer besser die Sprache von uns Menschen, sondern gewinnen aus der Sprache auch Fähigkeiten, die sie vor kurzem noch nicht hatten. Sie erreichen nicht vorherzusagende Fähigkeiten etwa in der Bewältigung von komplexen Schlussfolgerungen und können sich auf nicht vorhersehbare Situationen immer besser einstellen (Pavlus, 2019; Meincke et al., 2024). Schon die Weiterentwicklung von ChatGPT 3.5 zu ChatGPT 4.0 innerhalb weniger Monate im Jahr 2023 zeigt, dass der Chatbot inzwischen Texte erstellen kann, die Fähigkeiten und Themen in einer Weise kombiniert, die nicht in den Trainingsdaten schon vorgekommen sind (Yu et al., 2023; Ananthaswamy, 2024). Die Charakterisierung der KI-System wie ChatGPT als stochastische Papageien (Bender et al., 2021) ist irreführend. Auch darin ähneln die KI-Systeme der menschlichen Intelligenz schon weit mehr als es in der öffentlichen Diskussion deutlich wird, auch wenn sie noch keine kontrafaktischen Analogieschlüsse ziehen können, wie das schon Kinder können (Lewis & Mitchell 2024).

Das Größenwachstum der Systeme hat allerdings zwei Seiten. Weil Speicher so viel günstiger geworden sind, können die Sprachmodelle überhaupt so groß werden, dass in einem Modell wie ChatGPT-3 nur 2048 Tokens zugleich prozessieren konnte, im GPT-4-Modell hingegen bereits Eingaben mit einer Länge von bis zu 32.000 Token verarbeitet werden können. Der Unterschied ist erheblich. Denn je mehr Text das Modell zugleich verarbeiten kann, desto mehr Kontext kann es erkennen, und desto besser werden seine Antworten auch auf unvorhergesehene Fragen sein. Das System hat durch den verbesserten Speicher mehr Wissen erworben, kann damit Wissen aus unterschiedlichen Domänen stimmiger rekombinieren und sich flexibler auf wechselnde Kontexte einstellen (Achiam et al., 2023). In fast allen Test wie etwa Aufnahmetests für Universitäten schlagen die KI-Systeme inzwischen Menschen. Doch das Wachstum hat einen Haken: Die erforderliche Rechenleistung steigt nicht linear mit der Länge der verarbeiteten Tokens, sondern exponentiell. Entsprechend steigt die Rechenleistung und zugleich steigen die Kosten dramatisch. Und noch etwas verkompliziert die Lage: Die Menge der Texte zum Training der Modelle wächst nicht mit (Villalobos et al., 2022). Auch wenn die neuesten Modelle auf unvorstellbar großen Textmengen trainiert wurden, wird das Trainingsmaterial inzwischen knapp (Knight, 2023). Rechtliche Auseinandersetzungen über die Legitimität der ohne Wissen ihrer Autor*innen für Trainingszwecke genutzten Texte und inzwischen auch Bilder für Large Multimodal Models (LMM) verknappen die Wachstumsmöglichkeiten noch einmal. Das Wachstum der Großen Sprachmodelle ist an eine natürliche Grenze gestoßen. Diskussionen um neue, etwa sogenannte BabyLMs oder auch Small Language Models (SLM) machen die Runde, mit denen Maschinen ähnlich wie Kinder Sprache an einer viel kleinen, dafür sehr viel besser kuratierten Datenmenge lernen sollen, um menschlich sich anfühlende Antworten zu generieren (BabyLM, 2023; Javaheripi & Bubeck, 2023). Die Zeit der großen Sprachmodelle ist vermutlich schon vorbei. Die Modelle nur einfach größer zu konzipieren, reicht nicht im Rennen um die Erstellung einer Künstlichen Intelligenz, andere Wege sind gefragt.

Während KI für immer mehr Lebensbereichen eine selbstverständliche Hintergrundtechnologie bildet, zugleich die Öffentlichkeit über KI noch staunt und nach einer Einordnung der jüngsten Entwicklungen sucht, sind die Entwickler schon dabei neue Wege zu suchen, die Artificial Intelligence (AI) tatsächlich in eine Artificial General Intelligence (AGI) zu heben. Dazu muss die KI verkörpert werden und Emotionen passend zu dem geführten Dialog ausdrücken können (Mishra, 2023). Embodied-AI-Systeme wie PALM-E von Google beispielsweise werden nicht nur mit Textdaten, sondern auch mit sensorischen Daten trainiert, um Roboter flexibel für unterschiedliche, nicht mehr vorab festgelegte Aufgaben vorzubereiten. Aufgaben in nicht vorher festgelegten Räumen können nun ausgeführt werden, etwa die Aufforderung, ein bestimmtes Objekt aus einem bestimmten Raum zu holen, wenn das Intelligenzsystem eine selbstgesteuerte Wahrnehmung der eigenen Position und Bewegung im Raum hat. Man spricht deshalb nicht mehr vom tiefen Lernen (deep learning), sondern vom langen Lernen (long learning). Gelernt wird längst nicht nur an Texten, sondern auch an Bilder-, Video- und Audiodaten. Multimodale Systeme in handelsüblichen Browsern wechseln bereits jetzt vom Text zum Bild und weiter zum Ton und wieder zurück. AGI scheint daher nicht mehr völlig unmöglich zu sein. Die Entwicklung schreitet irritierend schnell voran und das nicht nur für die Öffentlichkeit.

3. Parallele Intelligenzen

‚Redteaming' nennt man in Technologiefirmen das Zusammenrufen der besten Köpfe aus unterschiedlichen Abteilungen, um die bedenklichen Folgen aktueller Entwicklungen abschätzen zu können. Solches Redteaming für die Folgenabschätzung scheint in den angesagten Techfirmen regelmäßig angesetzt zu werden. Auch wenn davon nur wenig nach außen dringt und Modelle wie ChatGPT-4 derzeit noch nicht veröffentlicht sind, ist die Richtung der Entwicklung in Umrissen klar und das schon vor der Veröffentlichung von ChatGPT-3 im November 2022, wenn auch unbeachtet von der Öffentlichkeit. Die neue Entwicklung ging schon vor dem Release von ChatGPT-3 in Richtung ‚Embodied AI', einer künstlichen Intelligenz, die sich durch Räume selbständig bewegt, Erfahrungen macht, Pläne schmiedet und so etwas wie einen Common Sense darüber erwirbt, wie unsere Welt funktioniert (LeCun, 2022; Sharma 2024). Diese autonome Maschinenintelligenz ist nicht die Weiterentwicklung der derzeit in der Öffentlichkeit diskutierten Großen Sprachmodelle und ihres Reinforcement Learnings, sondern plant auch unter unsicheren Randbedingungen ihr nächstes Verhalten. Wie ein solches System genauer aussieht, ist derzeit nur ansatzweise umrissen, ja wesentliche Voraussetzungen für eine solche Intelligenz fehlen, weil noch nicht einmal in Ansätzen klar ist, wie Common Sense computationell modelliert werden kann, also das Wissen um die Physik der Dinge, die sozialen Verhältnisse zwischen den Organismen, noch die intrinsischen Wertvorstellungen, die uns helfen, unsere Handlungen zu planen und auf unvorhergesehene Entwicklungen angemessen reagieren zu können.

Die Diskussion um gegenwärtige KI-Modelle führt also eher in die Irre, wenn man abschätzen will, wie weit KI-Systeme auch etwa für die Psychotherapie an Bedeutung gewinnen könnten. Nicht die Large Language Models sind zu diskutieren, stattdessen sind die grundsätzlichen Limitierungen künstlicher Intelligenz abzuwägen, wenn diese tatsächlich eine ‚Embodied AI' werden sollte (Ledezma et al., 2023). Das Investment von OpenAI in die norwegische Robotikfirma 1X Technologies zielt in eben diese Richtung der Entwicklung einer Embodied AI (Sharma, 2024). Zu diesen fundamentalen Limitierungen der KI gehört die Frage danach, wie die in der Evolution der Hominiden erworbenen und daher angeborenen Fähigkeiten des Menschen angefangen von der Orientierung im Raum bis zur intuitiven Wahrnehmung und Bewertung sozialer Beziehungen (Spelke, 2022) computationell modelliert werden könnte, denn Trainingsdaten aus der Evolution stehen nicht direkt zur Verfügung. Zweitens müsste KI trotz ihrer erheblichen Fehleranfälligkeit in die soziale Welt entlassen werden, um dort Erfahrungen ähnlich wie menschliche zu machen. Wir sehen schon bei der Frage des autonomen Fahrens, dass das nicht unbedingt eine gute Idee ist. Dennoch laufen Tests beispielsweise mit intelligenten Brillen gerade an, die visuelle und auditorische Daten in natürlichen Umgebungen integrieren (Meta, 2023). Drittens sind unsere Kenntnisse über den Aufbau der menschlichen Intelligenz noch so eingeschränkt und ihrerseits vielfach fehlerhaft oder unklar, dass die Modellierung der künstlichen in der menschlichen Intelligenz keine hinreichende Blaupause findet. Die hier genannten Limitierungen geben keine vollständige Liste möglicher grundsätzlicher Beschränkungen der KI, aber sie verdeutlichen, warum die Meinungen selbst unter Fachleuten divergieren, ob eine dem Menschen überlegene Artificial Superintelligence (ASI) überhaupt möglich ist bzw. wann dieser Punkt erreicht werden könnte, nie oder doch schon in fünf Jahren.

4. Am Ende Künstliche Psychotherapie?

Künstliche Intelligenz verfügt zumindest derzeit über kein Selbst und bildet kein Selbstverhältnis aus, wie es für jede psychotherapeutische Arbeit eine notwendige Bedingung ist. Trotzdem ist Künstliche Intelligenz für viele psychotherapeutische Anwendungen von Nutzen, angefangen von ihrer permanenten Verfügbarkeit bis zu einer unendlichen Geduld, mit der diese Systeme auf die Erwartungen der Patient*innen eingehen. Auch ihre diagnostischen Fähigkeiten nehmen schnell zu (Karthikesalingam & Natarajan, 2024). Entsprechende Anwendungen neben der Diagnostik wie das Erstellen von Interviews, der Dokumentation und das Notizen machen, der Unterstützungen von Patient*innen bei dem Ordnen der eigenen Gedanken und Gefühle für die nächste Sitzung, dann auch der Unterstützung der psychotherapeutischen Forschung versprechen, dass Künstliche Intelligenz bereits jetzt schon vielerorts selbstverständlicher Teil des psychotherapeutischen Prozesses ist (Tu et al., 2024). Sorgen, dass angesichts des riesigen Marktes für psychotherapeutische Anwendungen medizinische Standards und Prüfverfahren unterlaufen werden, liegen auf der Hand (Stade et al., 2023). Undeutlich ist gegenwärtig noch, wie trotz der Tendenz zu Fehlern und zur Trivialität, mit der KI stets den kleinsten gemeinsamen Nenner zum Maßstab nimmt, eine kreative Eigendynamik der KI-Systeme einzukalkulieren ist (Breithaupt et al., 2024; Meincke et al., 2024). Es liegt nahe, dass KI-Systeme eigene therapeutische Stile ausbilden werden, wenn sie erst einmal mit genug Daten aus therapeutischen Sitzungen gefüttert worden sind, – soweit muss man nicht viel spekulieren.

Doch setzen alle diese Überlegungen voraus, dass KI-Systeme in etwa entlang der bisherigen großen Sprach- und Bildmodelle konzipiert werden. Wahrscheinlicher als ein nächstes ChatGPT-5 oder 6 sind jedoch selbstexplorativ angelegte KI-Systeme. Wenn die hier skizzierten Überlegungen nicht ganz in die Irre gehen, dann ist schon in den nächsten fünf Jahren mit anderen KI-Formen zu rechnen, die so etwas wie ein ‚I'-Selbst und ein ‚Me'-Selbst entwickeln könnten. Ich nenne sie eine komplementäre Form der Intelligenz, denn so sehr sich diese KI-Systeme an die menschliche Intelligenz anlehnen, sie bleiben vielfach von dieser grundlegend verschieden und werden doch unsere Intelligenz ergänzen.

Im Feld der Medizin und der Psychotherapie im Besonderen ist schon jetzt zu erkennen, dass vor allem für Aufgaben der Diagnostik Systeme wie AMIE in der Entwicklung sind, die in realweltlichen Kontexten wie etwa Patient*innengesprächen eine reliable Diagnose erstellen können (Karthikesalingam & Natarajan, 2024). AMIE, das ist ein „Articulate Medical Intelligence Explorer", der für unterschiedliche medizinischen Situationen und deren Akteure skalieren soll. Eine spezifische Herausforderung für dieses System ist es dabei, vernünftige Schlussfolgerungen aus wechselnden Konversationsteilnehmer*innen zu ziehen, also den Sprecher*innen über ihre verschiedenen Rollen in einer Konversation hinweg zu folgen und den Wechsel der Sprecher*innen und ihren argumentativen Positionen und Perspektiven so zu folgen, dass daraus eine begründete Diagnose entsteht. Dass dann der Weg zur Therapie nicht mehr so weit ist, darf angenommen werden. Ob KI-Systeme dann auch die besseren Therapeut*innen werden, hängt wesentlich davon ab, ob Künstliche Intelligenz ein Selbstverhältnis ausbilden kann. Derzeit kann keine KI etwas Vergleichbares. Ob es hier eine prinzipielle Grenze gibt, ist umstritten. Komplementäre Intelligenz ist jedenfalls nicht gänzlich unmöglich. Nur wie diese Komplementarität auch in der Psychotherapie in fünf Jahren aussieht, ist Gegenstand vieler Spekulationen und nicht weniger wissenschaftlicher und technischer Anstrengungen.

Das alles muss irritieren, wenn nicht sogar verstören. Aber Redteaming ist nicht nur die Aufgabe von Techfirmen, sondern auch die nicht geringe Aufgabe der Psychotherapie. Sie hat die Expertise, um in diesem Prozess der Entwicklung einer komplementären Intelligenz nicht nur wie bisher Zuschauerin zu bleiben, sondern aktiv ihre Stimme zu erheben. Dieses Wissen um das Selbst und seinen nicht wenigen Störungen in die Entwicklung der komplementären Künstlichen Intelligenz einzubringen, ist nicht die zukünftige, sondern schon jetzt die gegenwärtige Herausforderung für die Psychotherapie und ihre Institutionen: Redteaming ist jetzt.

Referenzen

Abrams, Zara (2024). Monetizing Mental Health Technology. *APA, 55*(1), 76. https://www.apa.org/monitor/2024/01/trends-challenges-monetizing-mental-health (letzter Zugriff 29.04.2024).

Achiam, J. et al. (2023). GPT-4 Technical Report (v. 4). *arXiv*:2303.08774 [cs.CL]. https://doi.org/10.48550/arXiv.2303.08774 bzw. https://openai.com/research/gpt-4 (letzter Zugriff 29.04.2024).

Ananthaswamy, Anil (2024). New Theory Suggests Chatbot Can Understand Text. *Quanta Magazine.* https://www.quantamagazine.org/new-theory-suggests-chatbots-can-understand-text-20240122/ (letzter Zugriff 29.04.2024).

BabyLM (2023). BabyLM Challenge. Sample-Efficient Pretraining on a Developmental Plausible Corpus. https://babylm.github.io/ (letzter Zugriff 29.04.2024).

Bender, Emily et al. (2021). On the Danger of Stochastic Parrots. Can Language Models Be Too Big? *FAccT '21. Proceedings of the 2021 ACM Conference on Fairness, Accountability, and Transparency*, 610–623. https://doi.rog/10.1145/3442188.3445922

Breithaupt, F. et al. (2024). Humans Create More Novelty than ChtGPT When Asked to Retell a Story. *Scientific Report, 14*(875). https://doi.org/10.1038/s41598-023-50229-7

Deutsche Gesellschaft für Psychologie (2023). Stellungnahme der Deutschen Gesellschaft für Psychologie auf die Schrift des Deutschen Ethikrates zu „Mensch und Maschine – Herausforderungen durch Künstliche Intelligenz". KI-basierte Systeme als Ersatz für Psychotherapie? Ein eindeutiges Nein! https://www.dgps.de/fileadmin/user_upload/PDF/Stellungnahmen/DGPs-Stellungnahme-Ethikrat_20232703.pdf (letzter Zugriff 29.04.2024).

Ebert, David, & Baumeister, Harald (2023). *Digitale Gesundheitsinterventionen: Anwendungen in Therapie und Prävention.* Springer.

Friston, Karl, & Frith, Christopher (2015). Active inference, communication and hermeneutics. *Cortex, 68*, 129–143. http://dx.doi.org/10.1016/j.cortex.2015.03.025

Javaheripi, Mojan, & Bubeck, Sébastian (2023). Phi-2: The Surprising Power of Small Language Models. *Microsoft Research Blog*. https://www.microsoft.com/en-us/research/blog/phi-2-the-surprising-power-of-small-language-models/ (letzter Zugriff 29.04.2024).

James, William (1890). *The Principles of Psychology*. New York: Henry Holt and Company.

Karthikesalingam, A., & Natarajan, V. (2024). AMIE: A Research AI System for Diagnostic Medical Reasoning and Conversations. Blog. *Google Research* (January 12). https://blog.research.google/2024/01/amie-research-ai-system-for-diagnostic_12.html?m=1 (letzter Zugriff 29.04.2024).

Knight, Will (2023). OpenAI's CEO Says the Age of Giant AI Models is Already Over. *Wired* (April 17). https://www.wired.com/story/openai-ceo-sam-altman-the-age-of-giant-ai-models-is-already-over/ (letzter Zugriff 29.04.2024).

LeCun, Yann (2022). A Path Towards Autonomous Machine Intelligence. *OpenReview* https://openreview.net/forum?id=BZ5a1r-kVsf (letzter Zugriff 29.04.2024).

Ledezma, F. D. et al. (2023). Machine Learning–Driven Self-Discovery of the Robot Body Morphology. *Science Robotics, 8*(85). https://doi.org/10.1126/scirobotics.adh0972

Lewis, M., & Mitchell, M. (2024). Using Counterfactual Tasks to Evaluate the Generality of Analogical Reasoning in Large Language Models. *arXiv*: 2402.08955 [cs.AI].

Mei, Qiouzhu, Xie, Yutong, Yuan, Walter, & Jackson, Matthew (2024). A Turing test of whether AI chatbots are behaviorally similar to humans. *PNAS, 121*(9), e2313925121.

Meincke, Lennart & Mollick, Ethan R., & Terwiesch, Christian (2024). Prompting Diverse Ideas: Increasing AI Idea Variance. *Social Science Research Network* (January 27). https://papers.ssrn.com/sol3/papers.cfm?abstract_id=4708466 (letzter Zugriff 29.04.2024).

Meta (2023). Introducing the New Ray-Ban | Meta Smart Glasses. Blog. https://about.fb.com/news/2023/09/new-ray-ban-meta-smart-glasses/ (letzter Zugriff 29.04.2024).

Mishra, Chinmaya et al. (2023). Real-time Emotion Generation in Human-Robot Dialogue Using Large Language Models. *Frontiers in Robotics and AI, 10*. https://doi.org/10.3389/frobt.2023.1271610

Ornes, Stephen (2023). The Unpredictable Abilities Emerging From Large AI Models. *Quanta Magazine*. https://www.quantamagazine.org/the-unpredictable-abilities-emerging-from-large-ai-models-20230316/ (letzter Zugriff 29.04.2024).

Pavlus, John (2019). Machines Beat Humans on Reading Tests. But Do They Understand? *Quanta Magazine*. https://www.quantamagazine.org/machines-beat-humans-on-a-reading-test-but-do-they-understand-20191017/ (letzter Zugriff 29.04.2024).

Shaeffer, Ryan, Miranda, Brando, & Koyejo, Sanmi (2023). Are Emergent Qualities of Large Language Models a Mirage? *arXiv*, arXiv:2304.15004 [cs.AI]. https://doi.org/10.48550/arXiv.2304.15004

Sharma, Shubham (2024). 1X, Robotic Startup Backed by OpenAI, receives $ 100M in Funding. *VentureBeat* (January 11). https://venturebeat.com/ai/1x-robotic-startup-backed-by-openai-receives-100m-in-funding/ (letzter Zugriff 29.04.2024).

Spelke, Elizabeth (2022). *What Babies Know. Core Knowledge and Composition.* Oxford University Press.

Stade, Elizabeth et al. (2023). Large Language Models Could Change the Future of Behavioral Healthcare: A Proposal for Responsible Development and Evaluation. *PsyArXiv.* https://doi.org/10.31234/osf.io/cuzvr

Tu, Tao et al. (2024). Towards a Conversational Diagnostic AI. *arXiv*:2401.05654 [cs.AI]. https://doi.org/10.48550/arXiv.2401.05654

Villalobos, Pablo et al. (2023). Will We Run Out of Data? An Analysis of the Limits of Scaling Datasets in Machine Learning. arXiv:2211.04325 [cs.LG]. https://doi.org/10.48550/arXiv.2211.04325

Wolfram Alpha (2023). What is ChatGPT Doing … And Why Does It Work? Blog. https://writings.stephenwolfram.com/2023/02/what-is-chatgpt-doing-and-why-does-it-work/ (letzter Zugriff 29.04.2024).

Wei, Jason (2023). 137 Emergent Abilities of Large Language Models. Blog. https://www.jasonwei.net/blog/emergence (letzter Zugriff 29.04.2024).

Yu, Dingli et al. (2023). Skill Mix. A Flexible and Expandable Family of Evaluations for AI Models. *Open Review.* https://openreview.net/forum?id=Z05m9cRpRa&referrer=%5Bthe%20profile%20of%20Anirudh%20Goyal%5D(%2Fprofile%3Fid%3D~Anirudh_Goyal1) (letzter Zugriff 29.04.2024).

Anselm Neft

Die Grenzen der Psychotherapie.
Eine Reflexion aus Patientensicht

„Künstliche Intelligenz", also die Möglichkeiten durch Computerprogramme menschliche Intelligenzprozesse zu simulieren, spielt auch für
psychotherapeutische Angebote eine wachsende Rolle. Manche sehen in
entsprechenden Anwendungen wie ‚Therapie-Bots', ‚Selbsthilfe-App'"
oder'„Digitalen Gesundheitsanwendungen' hilfreiche Ergänzungen,
andere befürchten einen minderwertigen Ersatz und wohl auch das In-
fragestellen klassischer Psychotherapie-Angebote. Zumindest liest sich
eine entsprechende Stellungnahme der Deutschen Gesellschaft für Psychologie vom 27.März 2023 durchaus alarmiert (Deutsche Gesellschaft
für Psychologie, 2023). Auch im vorliegenden Band steht zwischen den
Zeilen die halb rhetorische, halb verunsicherte Frage: Kann eine jahrelang ausgebildete und lebenserfahrene Therapeutin nicht viel mehr als
irgendein ein Programm? Anders gesagt: Die digitalen Möglichkeiten
werfen Psychotherapeut*innen wie Klient*innen auf grundsätzliche
Fragen zurück: Was ist eigentlich Psychotherapie? Wie wirkt sie überhaupt? Und welche Faktoren müssen gegeben sein, damit sie hilfreich ist?
  Im Folgenden möchte ich diesen Fragen anhand meiner eigenen
Therapieerfahrungen nachgehen und darlegen, warum weder menschliche Therapeuten noch Apps unter den herrschenden Bedingungen
ausreichen, um das Leiden zu lindern, das mit sogenannten psychischen
Krankheiten häufig einhergeht.

1. Das therapeutische Setting

Meine erste Therapie machte ich im Alter von 26 Jahren. Es handelte
sich um eine von der Krankenkasse bezahlte, tiefenpsychologisch fundierte Gesprächstherapie. Über einen Zeitraum von fast fünf Jahren ging
ich – mit einigen größeren Unterbrechungen – einmal wöchentlich zu
einem sportlichen Mann mit grauen Locken. Er stellte mir Fragen über
meinen Vater, meine Mutter, meine Kindheit, meine Konflikte und
meine defizitären Bewältigungsversuche. Manchmal kommentierte er
meine Antworten. Ob mir diese Therapie geholfen hat, kann ich nicht

sagen, da ich nicht weiß, wie ich mich ohne sie entwickelt hätte. Ich bin aber ziemlich sicher, dass ich durch die Gespräche lernte, meinen familiären Hintergrund genauer zu betrachten und die dort entstandenen Verletzungen ernster zu nehmen. An meinem grundsätzlichen Leiden änderte sich allerdings nichts.

Woran litt ich denn nun eigentlich? Ich schilderte meinem Therapeuten so aufrichtig und ausführlich wie möglich, was mich zu ihm gebracht hatte. Er wirkte ruhig und abgeklärt und signalisierte mir, dass wir zusammen an meinen Schwierigkeiten arbeiten könnten. Er erschien mir vertrauenswürdig. Ich fragte, wie das gehen soll, an meinen Schwierigkeiten arbeiten, und er sagte: „Wir reden". Also redeten wir. Irgendwann sagte er: „Sie sind geistig sehr geschult, das macht es komplizierter." In den Gesprächen landeten wir früher oder später verlässlich bei meiner Mutterbindung. In dieser Zeit träumte ich auch viel von meiner Mutter. Zum Beispiel, dass ich Auto fuhr und sie mir vom Beifahrersitz aus ins Lenkrad griff und damit einen Unfall verursachte.

Die junge Frau, mit der ich in dieser Zeit zusammen war, fand es gut, dass ich eine Therapie machte. Sie reagierte verständnisvoll auf meine fürchterliche Zerrissenheit und mein beklopptes Verhalten. Ein halbes Jahr lang hielt sie durch, dann trennte sie sich endgültig von mir, nachdem ich mich rund ein Dutzend Mal weniger endgültig von ihr getrennt hatte. Das Muster war erkennbar: War ich mir ihr zusammen, wuchs verlässlich ein nicht auszuhaltendes Unwohlsein. Trennte ich mich, zerriss es mir das Herz, aber das Unwohlsein verschwand. Kurz darauf wollte ich unbedingt wieder mit ihr zusammen sein. Ich konnte mich selbst kaum aushalten, so widersinnig und abstoßend erschien mir mein Verhalten. Mein Therapeut kommentierte das nüchtern als „Nähe-Distanz-Problem", so als sei das nichts Weltbewegendes. Für mich war es aber weltbewegend, und ich hatte nicht den Eindruck, dass mein Therapeut wirklich nachvollziehen konnte, wovon ich sprach. Er konnte mir leider nicht helfen, mich in dieser Hinsicht besser zu verstehen. Als die junge Frau sich endgültig von mir trennte, versank ich für ein Jahr in einer Depression, die meinen Zugang zu angenehmen Gefühlen und freudvollen Antrieben vernebelte. Ich existierte einfach, zwang mich zum Aufstehen, zum Essen, zum Sport. Ich schrieb täglich Reflexionen auf, meist selbstkritischer Art. Ich meditierte, soweit es mir möglich war.

2. Der Glaube an Experten

Und ich sprach weiter mit einem Therapeuten. Was war daran anders, als mit Freunden über meine quälenden Zustände, brennenden Sehnsüchte, lebensabschnürenden Ängste und tiefsitzenden Konflikte zu reden? Der für mich wichtigste Unterschied: Ich sah in dem ausgebildeten Psychotherapeuten einen erfahrenen Experten für psychische Krankheiten. Ich erwartete von ihm, dass er mir erklärte, was mit mir los war und mir einen Weg aufzeigte, wie ich mich von diesen elenden Zuständen befreien konnte. Von meinen Freunden erwartete ich nur, dass sie zuhörten, mich ernstnahmen und keine allzu bekloppten Ratschläge erteilten. Der Therapeut gab mir allerdings keine Orientierung. Weder konnte er mir genauer klarmachen, was mit mir los war, noch skizzierte er einen Weg. Stattdessen fragte er: „Was glauben Sie, was mit Ihnen los ist?" Oder „Was könnte ein Weg für Sie sein, damit es Ihnen besser geht?". Er fragte: „Was fühlen Sie?" oder er sagte: „Es geht nicht nur ums intellektuelle Verstehen. Es geht vor allem um einen emotionalen Zugang." Er selbst wirkte nicht wie ein Mensch, der einen vertieften emotionalen Zugang zu sich oder anderen Menschen hatte. Aber es ging ja um mich, also bemühte ich mich ‚an meine Emotionen ranzukommen'. Ich verstand schon: Es war für einen Therapeuten nicht professionell, zu konkrete Diagnosen zu stellen, Ratschläge zu geben, Wege aufzuzeigen oder gar von sich selbst zu erzählen, sich zu öffnen. Stattdessen sollte mir die Therapie helfen, einen Zugang zu mir zu finden und damit auch die individuellen Antworten, die ich bei der Bewältigung dieser Lebenskrise benötigte: einmal die Woche, 50 Minuten, bei einem fremden Menschen, der dafür bezahlt wurde, dass er sich meine Ausführungen, Mutmaßungen und Selbstvorwürfe anhörte. Dabei lernte ich vor allem, psychologisierend über mich zu mutmaßen und mir Selbstvorwürfe zu machen, auch wenn der Therapeut manchmal eingriff und sagte: „Warum bestrafen Sie sich auch noch dafür, dass es Ihnen schlecht geht?"

Wie schon in meiner Herkunftsfamilie fühlte ich mich immer wieder auf mich selbst zurückgeworfen. Wie bei meinen Eltern und an der traumatisierenden Jesuitenschule, an der ich gewesen war, lautete auch in der Therapie für mich die Lektion: Erwachsene übernehmen nicht die Verantwortung für dich, oft noch nicht einmal für sich selbst. Und nun war ich ja auch selbst erwachsen bzw. sollte es eigentlich sein oder in der Therapie werden, also erwachsen genug, um mich in einem postmodernen „anything goes" – Labyrinth nicht bis zur Verzweiflung zu verlaufen.

Ähnlich ging es mir in einer Selbsthilfegruppe für die Kinder sucht-
kranker Eltern, die ich in dieser Zeit außerdem besuchte: Ich lernte,
mein Innenleben in immer differenzierteren Nuancen zu analysieren
und auszudrücken und mich zusammen mit den anderen in der Gruppe
als beschädigt wahrzunehmen, also einerseits als Opfer, aber andererseits
auch als Jemanden, der sich nur selbst heilen konnte. Nur wie das gehen
sollte, blieb mir unklar, was ich rückblickend auch daran erkenne, dass
ich fast monatlich einen neuen Geistesblitz hatte, was mir auf jeden Fall
helfen würde.

Nach fünf Jahren beendete ich die Therapie, weil ich von Bonn
nach Berlin zog, nicht weil irgendetwas abgeschlossen war. Der Gruppe,
deren Mitglieder sich in meinen Augen zu sehr mit ihrer Diagnose als
Co-Abhängige identifizierten, hatte ich schon vorher den Rücken
gekehrt. War meine Motivation mich zu ändern vielleicht nicht groß
genug gewesen? Hatte die Chemie zwischen mir und dem Therapeuten
nicht gestimmt? War die Therapieform für mich die falsche gewesen?
Hingen diese drei Fragen womöglich alle miteinander zusammen?

3. Weitere Psychotherapien und Alternativen

Ich zog also nach Berlin, begann eine neue Beziehung – und eine neue
Therapie. Diesmal suchte ich eine Frau aus, die eine Verhaltenstherapie
anbot. Das erschien mir konkreter. Zwischendurch ging ich auch einmal
zu einer Psychiaterin, um mir Antidepressiva verschreiben zu lassen. Ihre
Kurzdiagnose: Alle Künstler sind manisch-depressiv.

Bei der Verhaltenstherapeutin konnte ich mich mehr öffnen. Ich
weinte ein paar Mal. Ich arbeitete an den Themen, die wir herausarbei-
teten. Mit viel Mühe gelang es mir, meine alten Abwehr- und heftigen
Bedrängungsgefühle in Bezug auf meine neue Partnerin stärker mit mir
selbst auszumachen und mich nicht impulsiv zu trennen. Um mich wie
ein halbwegs „normaler" Beziehungspartner zu verhalten, brauchte ich
sehr viel Konzentration, Kraft und Leidensfähigkeit. Ich wurde ständig
krank – zwölf Erkältungen in einem Jahr. Die Verhaltenstherapie half
mir, mein Verhalten besser zu kontrollieren, aber nicht, weniger zu
leiden, gestresst zu sein, depressive Phasen mit Selbstmordfantasien zu
erleben. Ich hatte den Eindruck, dass die Therapeutin gute Selbstfürsorge betrieb: Sie machte es sich einfach. Interessierte sich für mich und
mein Innenleben nicht allzu sehr und gab hin und wieder Statistiken
zum Besten: „Keine Sorge. Ein normales Paar hat im Durchschnitt zwei

Mal in der Woche Sex." Oder: „Nach einer Trennung sollte man nicht am Boden zerstört sein, ein bis zwei Monate Trauern ist normal." Ich wurde in dieser Therapie nicht normal und beendete sie irgendwann.

Ein paar Jahre später zog ich nach Bonn, meine Freundin, die dort lebte, trennte sich von mir. Nach einem Jahr begann ich eine neue Beziehung, und um weiter an meinen „Problemen zu arbeiten", testete ich mehrere Therapeut*innen und landete schließlich bei einem resigniert wirkenden Mann, der mir irgendwann auf die Frage: „Was machen wir hier eigentlich?" ein trauriges „Reden?" entgegnete. Ich hatte den Eindruck, dass er dringend eine Therapie benötigte. Vorher war ich kurz bei einem maskulin wirkenden Therapeuten gewesen, der mir meine weiterhin virulenten ambivalenten Gefühle gegenüber meiner neuen Partnerin so erklärte: „Sie lieben sie nicht. Das steht fest. Sie sollten sich trennen und erst einmal durch Affären für sich selbst sorgen." Mittlerweile bin ich mit der Partnerin verheiratet, was der Therapeut heute macht, weiß ich nicht.

Zusätzlich zu den Therapien oder statt ihnen, unternahm ich andere Schritte, um mir zu helfen. Ich besuchte zum Beispiel einen achtwöchigen Achtsamkeitskurs und praktiziere das bis heute, wenn auch nicht regelmäßig. Achtsamkeit kann ich empfehlen, leider ist es schwierig, an diesen scheinbar leichten und harmlosen Übungen dranzubleiben. Sie können aber helfen, den Geist zu beruhigen und sich nicht mit den eigenen Gedanken zu identifizieren. Dadurch gewinnt man Spielraum. Seit sieben Jahren bin ich auch Mitglied eines Boxclubs und verausgabe mich dort zwei- bis viermal in der Woche. Diese Verausgabung und die Möglichkeit mich im Club in einer anderen Rolle und als selbstwirksam zu erfahren, vermindern verlässlich meine depressiven Tendenzen. Das Sertralin, das mir eine andere Psychiaterin („Sie haben wahrscheinlich eine Persönlichkeitsstörung. Welche genau? Das kann ich nicht sagen, das ist auch nicht wichtig."), verschrieb, hatte am Anfang eine starke, positive Wirkung. Ob es sich dabei um einen Placebo-Effekt handelt, weiß ich nicht. Meta-Analysen zur Wirksamkeit von Antidepressiva legen das nahe (Baier & Bschor, 2019). Auch Meta-Studien zur Wirksamkeit von Psychotherapien stimmen nicht gerade hoffnungsfroh (Carey, 2015), wenn man sie streng betreibt und eben nicht die Studien ignoriert, die keine oder nur geringe Wirksamkeit nachweisen (Driessen et al., 2019).

4. Warum helfen Psychotherapien nur bedingt?

Sicher lesen diesen Text Menschen, die psychotherapeutisch arbeiten. Womöglich denkt sich die eine oder der andere von ihnen: „Dieser Neft nervt. Ganz offensichtlich hat er ein Autoritätsproblem, lässt sich von niemand was sagen, verlangt aber gleichzeitig Führung und Orientierung. Er weiß nicht, was er will, übernimmt nicht zu 100 Prozent die Verantwortung für sich, und am Ende sind die Therapeuten schuld, dass er sich nicht weiterentwickelt. Leider haben wir immer wieder solche verkopften Non-Responder in unseren Praxen. Dann soll er mal sagen, was besser laufen könnte. Meint er vielleicht, mit ChatBots und Apps wäre er besser dran gewesen?"

Zunächst: Ich gebe heutzutage niemandem für mein Leiden die Schuld. Nicht meinen Eltern, nicht meinen Lehrer*innen, nicht den Therapeut*innen, nicht den oft traumatisierten Politiker*innen, die uns vertreten und regieren sollen, nicht „dem System" und nicht mir selbst. So wie ich niemandem die Schuld gebe, wenn es regnet und ich nass werde und mich erkälte. Ärgern kann es mich trotzdem. Und ich kann erkennen, was nicht gut läuft und mir wünschen, dass es anders wäre.

Und nein, ich glaube nicht, dass digitale Angebote meine Wünsche erfüllen können. Ich habe mit entsprechenden Anwendungen wenig Erfahrung, vermute aber, dass umsichtig programmierte und auf psychotherapeutischem Wissen basierende Apps für eine erste Einschätzung der eigenen Leiden, für wiederkehrende Übungen und zur Selbstkontrolle für viele Menschen sinnvoll sein können. Sei es als Ergänzung zu einer offline-Therapie oder als (vorübergehender) Ersatz dafür. Auch halte ich digitale Angebote – nicht notwendigerweise „KI"-basiert – für sinnvoll, die Klient*innen dabei unterstützen, den passenden Therapieplatz zu finden und Infos zu Therapieform und Ablauf zu erhalten. Auch eine regelmäßige Kontrolle der Therapieziele und möglicher Fortschritte kann sicher durch Computerprogramme sinnvoll unterstützt werden. Sicher gibt es noch viele andere Anwendungsmöglichkeiten, von denen einige auch hier im Buch skizziert werden. Chatbots erscheinen mir bisher nicht ausgereift genug, um es mit einem menschlichen Gesprächspartner aufzunehmen. Sie neigen – grob gesagt – entweder zum Phantasieren (ChatGPT), oder verfügen nur über ein recht eingeschränktes Repertoire, das nicht gerade flexibel auf die Ansprache eines Klienten reagiert. In allen Fällen gilt: Studien zur Wirksamkeit gibt es noch nicht viele und der Schutz der eigenen Daten ist oft nicht gewährleistet (Knollenborg, 2023).

Viel grundlegender ist in meinen Augen aber das Problem, dass die technischen Helferlein auf der gleichen individualistischen Weltanschauung basieren, wie die von Menschen angebotenen Psychotherapien. Kurzform: Ein Mensch hat ein individuelles Problem, fühlt sich damit unwohl und nutzt dann entweder eine aus monetären Gründen programmierte App oder geht zu ,seinem' privaten Dienstleister, also einem Therapeuten, der für die Gesprächzeit Geld nimmt. Ziel ist, dass der Mensch wieder besser mit sich und seinem Umfeld klarkommt. Auf dem Weg dahin lernt er, seine Eigenheiten entweder zu ändern oder zu akzeptieren, und so oder so besser für sich zu sorgen. Mal sollen Änderungswillen und Akzeptanz anhand eines tiefen Eintauchens in die persönliche Familiengeschichte motiviert werden, mal eher alltags- und gegenwartsorientiert. Was aber, wenn dieser individualistische Ansatz Teil des Problems und nicht der Lösung ist?

5. Ist unser Menschenbild gesund?

Menschen sind zutiefst abhängige Wesen, die jahrelang auf die Fürsorge anderer Menschen angewiesen sind, nur um zu überleben. Sie sind darüber hinaus abhängig vom Sauerstoff der Bäume, den Insekten, die ,unsere' Nutzpflanzen bestäuben, dem Sonnenlicht, dem Wasser. Auch als Erwachsene hängen wir von der Natur und anderen Menschen lebenswichtig ab. Gerade die Reicheren scheinen aber dem Irrglauben anzuhängen, dass sie nicht nur ,ihr Geld für sich arbeiten lassen', sondern irgendwie auch selbst Brot backen, Straßen bauen, Müll entsorgen, Herzoperationen durchführen, Kinder betreuen, Landwirtschaft betreiben oder Software programmieren. Und dieser Irrglaube ist ansteckend. Sie können als Leser*in den Test machen: Wie oft denken Sie angesichts eines Fremden im öffentlichen Raum: Mit dem bin ich sicher indirekt verbunden, weil der an etwas arbeitet, was auch mich betrifft? Ich bin wahrscheinlich in irgendeiner Weise auf diesen Menschen angewiesen! Und wie oft denken Sie: Muss der da im Weg stehen? So komisch lachen? Diese Kleidung tragen?

Es klingt banal, hat aber massive Auswirkungen auf unsere psychische Gesundheit: Wir sind eine entfremdete Gesellschaft. Entfremdet von der Natur, die wir wahlweise als willenloses Ding wahrnehmen, das wir einfach benutzen können, oder als wunderschöne Kulisse, die wir gerne für uns erhalten wollen. Kurz gesagt: Katzen süß, Schweine lecker. Entfremdet sind wir auch von einem Leben in Gemeinschaften. Einsamkeit ist so weit verbreitet, dass man sie kaum noch wahrnimmt (Seidel, 2021). Dies wird von Wissenschaftler*innen längst als zentrales Thema für körperliche und psychische Gesundheit wahrgenommen (O'Sullivan et al. 2022). In großen Städten ist es ein normaler Anblick, dass alte Frauen im Müll nach Pfandflaschen wühlen, mittelalte Männer betrunken auf der Straße liegen und Jugendliche mit sich selbst sprechen (sei es wegen einem fast unsichtbaren Smartphone oder einer Psychose). Wir fühlen uns nicht als Teil einer großen Gemeinschaft, sondern eher als Einzelkämpfer in einem Konkurrenzkampf für den wir uns so angestrengt selbst optimieren, dass wir nicht genug Zeit und innere Ruhe haben, um auf andere zuzugehen. Bestenfalls vertrauen wir einer kleinen privaten Gruppe oder unserer „Bubble", während „draußen" die Fremden, die Gemeinen, die Irren rumlaufen.

Was also nutzt es mir, wenn ich mich therapeutisch ‚behandeln lasse', meine psychisch kranken Eltern aber nicht? Was nutzt mir psychische Gesundheit, wenn in der Mehrheitsgesellschaft psychische Krankheit die Norm ist, was man unter anderem daran erkennen kann, dass der kompensatorische Konsum von Zucker, Koffein, Nikotin, Alkohol, Internet- und Arbeitssucht so verbreitet ist, dass er kaum als das auffällt, was er ist: Ersatzbefriedigung und Trost, weil wir uns nicht verbunden genug mit uns selbst, anderen und der Natur fühlen (können), weil wir uns in der eigenen Haut unwohl und entfremdet fühlen (Maté & Maté, 2023, S. 260 f).

6. Was ich mir wünsche

Was mir als junger Mann sehr geholfen hätte und heute noch immer helfen würde, wäre eine traumabewusste Gesellschaft, in der Menschen nicht im ewigen ‚Wettbewerb' dazu konditioniert werden, Verbundenheit und Verletzlichkeit zu ignorieren oder nur oberflächlich zu simulieren. In der ‚psychische Probleme' nicht als individuelle Überempfindlichkeit oder eben Reaktion auf ‚echt krasse' Erlebnisse interpretiert werden, sondern als jeweils individueller Ausdruck, dass in der Gemeinschaft etwas nicht stimmt. Niemand in meinem jugendlichen Umfeld hatte genug Zugang zu sich und seinen eigenen Verletzungen, um mir zu spiegeln: Ich sehe dein Leid und erkenne es als berechtigten Ausdruck deines In-der-Welt-Seins an. Auch die Therapeut*innen, die ich besuchte, wirkten gepanzert, in der eigenen Scheinnormalität gefangen. Ich fühlte mich meistens komplett allein mit einem inneren

Erleben, das ich als isolierend anormal wahrnahm. Wenn ich von mir und meinem Leiden sprach, spürte ich fast immer Ratlosigkeit, Angst und Unsicherheit. Auch wenn sich manche Gesprächspartner abgeklärt gaben: Es vermittelte sich mir kein wirkliches Verständnis.

Heute würde ich sagen, dass psychische Leiden sehr komplex und mit der Persönlichkeit verwoben sein können, dass sie häufig prozesshaft verlaufen und in mit Stress korrelierenden Wellen. Diagnosen müssen nicht stabil bleiben. Beschwerden können von der körperlichen auf die emotionale Ebene wechseln und wieder zurück. Mildere Formen dessen, was man mit Judith Herman Komplexe posttraumatische Belastungsstörung nennen könnte, sind vermutlich viel weiterverbreitet, als die Mehrheit auch nur ahnt, eben weil es zu unseren wichtigen menschlichen Bedürfnissen gehört, bedingungslos geliebt zu werden. Eltern und das nahe Umfeld sind aber oft zu zerrieben im kleinfamiliären Alltagskampf zwischen angstbesetztem Leistungsanspruch, enttäuschten Partnerschaftsidealen und eigenen Selbstwert- und Liebesdefiziten, um das hinreichend geben zu können, was vor allem kleine Menschen brauchen, um gesund heranzuwachsen. Wenn abwertende, übergehende, missbräuchliche oder anderweitig destruktive Verhaltensweisen der nahen Bezugspersonen chronisch sind, kann daraus ein in Teilen destruktiver Selbstbezug entstehen, der mit den Symptomen verschiedener psychischer Krankheiten Gemeinsamkeiten aufweist, aber noch schwerer zu diagnostizieren ist. Manchmal ist dann von der einen oder anderen Persönlichkeitsstörung die Rede, aber auch die damit einhergehenden Kategorien scheinen oft nicht wirklich stimmig und wurden größtenteils aus dem Diagnosehandbuch ICD-11 entfernt (Huber, 2023).

Ich bin mir bewusst, dass das Thema „psychisch kranke Gesellschaft" weder neu ist noch der Verweis darauf Menschen hilft, die akut an starken Depressionen, einer psychotischen Episode oder den qualvollen Spannungszuständen einer ‚Borderline'-Persönlichkeit leiden. Dennoch glaube ich, dass wir langfristig besser miteinander leben, wenn wir uns in Bezug auf psychische Krankheiten ein paar Dinge klarmachen. Die abschließende Liste ist ein unvollständiges Angebot und hoffentlich eine Inspiration für eigene Gedanken und Gespräche.

1. Psychische Gesundheit ist keine Privatsache, sondern betrifft eine aus Wechselwirkungen zwischen Individuen und Gemeinschaften bestehende Gesellschaft auf verschiedenen Ebenen als Ganzes.
2. Das Thema ‚psychische Krankheiten' sollte bereits in der 5. oder 6. Klasse verpflichtender Unterrichtsstoff sein. Dabei sollte wohl-

wollend und behutsam unterrichtet und miteinander gesprochen werden, auch mit dem Mut Unwissen einzugestehen.

3. Wir sind als Menschen wesentlich verletzlicher, als wir es uns in der Regel eingestehen. ,Psychisch kranke Menschen' sind sehr wahrscheinlich vor allem sehr verletzbare und sehr verletzte Menschen, deren Verletzungen sich in gesellschaftlich dysfunktionalen Symptomen und Bewältigungs- bzw. Vermeidungsversuchen äußern.

4. ,Psychisch Kranke' können Symptomträger innerhalb eines Umfelds sein, in dem grundsätzliche menschliche Bedürfnisse unzureichend befriedigt und wichtige Grenzen verletzt werden.

5. In individualistischen Gesellschaften wird die Abhängigkeit von anderen Menschen und der Natur leicht übersehen, ignoriert und geleugnet. Dies trübt den Blick auf ,psychische Krankheiten'.

6. Wir setzen in der Gesellschaft falsche, also krank machende Prioritäten, wenn wir den Wunsch nach bedingungsloser Annahme, dem Streben nach Profit unterordnen. Zum Beispiel durch ein Geringschätzen der nicht-entlohnten Care-Arbeit.

7. Psychische Leiden sind nicht selten zu komplex, um leicht diagnostiziert und rein psychotherapeutisch/medikamentös hinreichend behandelt werden zu können.

8. Therapeut*innen sollten Zugang zu ihrem eigenen Leiden finden, um wirklich empathisch sein zu können.

9. Moderne Computer-Technologien werden Psychotherapie auf absehbare Zeit nicht qualitativ verbessern, da das Entscheidende das Welt- und Menschenbild der Klient*innen, Therapeut*innen sowie des Umfelds und der Gesamtgesellschaft sind. Apps und Chatbots verhalten sich in Bezug auf solche Anschauungen rezeptiv, nicht kreativ. Bestenfalls können sie unterstützend wirken.

10. Wir sollten uns eingestehen, dass wir noch gar nicht so viel über psychische Krankheiten, Genesung und Heilung wissen und noch viel voneinander lernen können.

Referenzen

Baier, A., & Bschor, T. (2019). Warum Antidepressiva-Studien scheitern: Zunehmender Placeboeffekt oder abnehmende Wirksamkeit? *Arzneiverordnung in der Praxis, 1/2019.* https://www.akdae.de/arzneimitteltherapie/ arzneiverordnung-in-der-praxis/ausgaben-archiv/ausgaben-ab-2015/ ausgabe/artikel?tx_lnsissuearchive_articleshow%5Baction%5D=show&tx_ lnsissuearchive_articleshow%5Barticle%5D=4672&tx_lnsissuearchive_ar

ticleshow%5Bcontroller%5D=Article&tx_lnsissuearchive_articleshow%5Bissue%5D=21&tx_lnsissuearchive_articleshow%5Byear%5D=2019&cHash=0eb5d6202e82cc924d70745845330854 (letzter Zugriff 29.04.2024).

Carey, B. (2015, September 30). Effectiveness of Talk Therapy Is Overstated, a Study Says. *The New York Times.* https://www.nytimes.com/2015/10/01/health/study-finds-psychotherapys-effectiveness-for-depression-overstated.html (letzter Zugriff 29.04.2024).

Deutsche Gesellschaft für Psychologie (2023). Stellungnahme der Deutschen Gesellschaft für Psychologie auf die Schrift des Deutschen Ethikrates zu „Mensch und Maschine – Herausforderungen durch Künstliche Intelligenz". KI-basierte Systeme als Ersatz für Psychotherapie? Ein eindeutiges Nein! Verfügbar unter https://www.dgps.de/fileadmin/user_upload/PDF/Stellungnahmen/DGPs-Stellungnahme-Ethikrat_20232703.pdf (letzter Zugriff 29.04.2024).

Driessen, E., et al. (2019). Does publication bias inflate the apparent efficacy of psychological treatment for major depressive disorder? A systematic review and meta-analysis of US National Institutes of Health-funded trials. *PLOS One.* https://journals.plos.org/plosone/article?id=10.1371/journal.pone.0137864 (letzter Zugriff 29.04.2024).

Huber, M. (2023, September 10). Psycho-Revolution. Neustart für die Diagnosen der Psychiatrie. *Deutschlandfunk Kultur.* https://www.deutschlandfunk.de/psychiatrie-diagnosen-icd-100.html (letzter Zugriff 29.04.2024).

Knollenborg, L. (2023, August 10). Wie Chatbots Therapeuten ergänzen könnten. *Handelsblatt.* https://www.handelsblatt.com/inside/digital_health/psychische-gesundheit-wie-chatbots-therapeuten-ergaenzen-koennten/29323472.html (letzter Zugriff 29.04.2024).

Maté, G., & Maté, D. (2023). *Vom Mythos des Normalen. Wie unsere Gesellschaft uns krank macht und traumatisiert – Neue Wege zur Heilung.* Kösel-Verlag.

O'Sullivan, R., Leavey, G., & Lawlor, B. (2022). We need a public health approach to loneliness. *BMJ, 376.* https://www.bmj.com/content/376/bmj.o280 (letzter Zugriff 29.04.2024).

Seidel, C. (2021, Mai 5). Erschreckende Zahlen: Einsamkeit ist eine „Epidemie im Verborgenen". *Nordbayern.de.* https://www.nordbayern.de/region/erschreckende-zahlen-einsamkeit-ist-eine-epidemie-im-verborgenen-1.11045099 (letzter Zugriff 29.04.2024).

Uwe Gonther

Künstliche Intelligenz und Psychotherapie

„Teilnehmend fühlen ein andrer"
Hölderlin, Der Rhein, An Issak Sinclair (1803)

Die freundliche Einladung zu dieser Klausur mit dem Thema: „Mensch-Maschine-Zukunft" erreichte mich Ende 2022. Dankbar habe ich spontan zugesagt, weil ich der Meinung war, dass es sich um ein spielerisches Thema handeln würde. Nicht so bitterernst schien es mir zu sein, wie es in unserer Zeit die Klimakatastrophe, der Krieg, das Artensterben, das Flüchtlingselend auf weltweiter Ebene sind. Es ist auch keins der psychiatrischen Alltagsprobleme, wie Wohnungslosigkeit, Gewalt, Übermedikation, Personalmangel, Umstellung der Krankenhausfinanzierung usw. – noch nicht. So verstand ich die Einladung, dass ich als Psychiater und Psychotherapeut, der in Nordwestdeutschland mehrere Kliniken, Tageskliniken, Ambulanzen und auch eine psychosomatische Rehabilitations-Einrichtung als Ärztlicher Direktor leitet und somit den sozialpsychiatrischen Alltag kennt, aus dieser Perspektive Chancen und Risiken der Künstlichen Intelligenz (KI) betrachten solle. Während meiner mehr als 30-jährigen Tätigkeit in der Psychiatrie und Psychotherapie habe ich versucht, medizinische, sozialtherapeutische und psychotherapeutische Ansätze gewinnbringend miteinander zu verbinden zum Wohle der Patient*innen.

Auf den Einsatz von elektronischen Hilfsmitteln habe ich weitestgehend verzichtet, da ich oft den Eindruck hatte, dass derartige Geräte von dem, worum es in der Therapie geht, ablenken. Insofern schienen sie mir nicht nur wenig hilfreich, sondern sogar schädlich für alle Beteiligten am therapeutischen Geschehen zu sein. Selbstverständlich sind Telefone und auch Computer für Terminabsprachen zweckmäßig. Während der Pandemie konnten Videosessions in begrenztem Umfang Therapie zwar nicht vollwertig ersetzen, aber die sonst zu erwartenden Schäden durch ihr Ausfallen mildern. Die Vorteile der Digitalisierung für Datenverarbeitung und Archivierung liegen daher auf der Hand. Wünschenswert aus meiner Sicht wären große Sprachmodelle, die aus den täglich dokumentierten Daten mit ihrer künstlichen Beherrschung der Sprache möglichst arm an Fehlern Arztberichte erstellen können.

Die praktische psychotherapeutische Arbeit besteht aus menschlicher Zuwendung, Aufmerksamkeit, Wohlwollen, Empathie, Güte, Weisheit, allerdings manchmal auch Strenge in der lebendigen Interaktion. Das sind komplizierte und oft genug schwammige Sachverhalte, die bislang nicht digitalisiert werden konnten. Darüber hinaus braucht es die Bereitschaft und die Fähigkeit der Therapeut*in, den gesamten kommunikativen Prozess mit den Patient*innen vor dem Hintergrund des eigenen professionellen Könnens zu reflektieren. Für meine wichtigsten klinischen Lehrer, Wolfgang Blankenburg (an der Universitätsklinik in Marburg) und Klaus Dörner (an der Westfälischen Klinik in Gütersloh), gehörte die philosophische und wissenschaftstheoretische Reflexion des eigenen Tuns zum Selbstverständnis in der Psychiatrie. Während Wolfgang Blankenburg künstlerische und bewegungstherapeutische Elemente mit einer tiefenpsychologisch und systemisch orientierten Psychotherapie mit dem Ziel einer Vergrößerung der menschlichen Freiheit verband, war Klaus Dörner im sozialen Sinn lebensweltlich orientiert. Das zeigte sich in seiner Förderung von klinischer und außerklinischer Arbeitstherapie und Arbeitsvermittlung sowie dem Beschaffen von Wohnraum für Patient*innen oder drückte sich aus bei gemeinsamen Ausflügen und Urlauben. Beide vermittelten eine aktive therapeutische Haltung, eine „einspringende Hilfe" für die Betroffenen. Beide betonten allerdings ebenso, dass zu einer solchen professionellen Hilfestellung mit großer menschlicher Nähe die Beachtung der therapeutischen Abstinenz kein Widerspruch war, sondern eine notwendige Bedingung darstellt.

Mit Bert te Wildt verbindet mich eine Zeit der Zusammenarbeit in Gütersloh, seitdem auch eine Freundschaft und so haben wir gemeinsam mit Jann Schlimme beim Kongress der Deutschen Gesellschaft für Psychiatrie und Psychotherapie, Psychosomatik und Nervenheilkunde 2010 über das Zusammenspiel von Suizidalität und Medienwirkung referiert und diskutiert. Im Rahmen des Symposiums beschäftigten wir uns mit der Frage, wie weit damals aufkommende Suizidforen vergleichbar sind mit dem sogenannten Werther-Effekt, also der ‚Ansteckung' durch prominente Suizide, und ob es nicht auch in der intensiven Auseinandersetzung mit einem Thema wie Suizidalität durch die neuen medialen Möglichkeiten umgekehrte, quasi paradoxe Effekte einer Verringerung von Suizidgefahr durch Thematisierung geben kann. Wir kamen mit entsprechender Vorsicht zu diesem Ergebnis, dass also nicht das Medium selbst entscheidend ist für die suizidale Ansteckungsgefahr und auch nicht die dort verhandelten Inhalte, sondern, dass es wie immer im Umgang mit Technik darauf ankommt, was die beteiligten Personen konkret tun, wie sie damit umgehen, wie sie miteinander kommunizieren. In dieser Rückbesinnung steckt bereits in einfacher Weise das Ergebnis meiner Überlegungen zu künstlicher Intelligenz und Psychotherapie. Den Weg dahin möchte ich erläutern, indem ich zunächst nachvollziehe, was es mit dem aktuellen Stand der künstlichen Intelligenz im Feld der Psychotherapie auf sich hat, um dann das für mich Wesentliche der Psychotherapie herauszuarbeiten.

1. Künstliche Intelligenz

Nach meiner ersten Begeisterung für das Thema wurde mir schnell deutlich, dass die Organisatoren der Dießener Klausur kein aktuelleres Thema hätten finden können. Die von mir konsultierten Print- und Online-Medien, wie „taz", „Spiegel", „ZEIT" und „Süddeutsche" sowie diverse Fachzeitschriften machten mir deutlich, mit was für einem gigantischen Thema wir es hier zu tun haben. Schon von der technischen Seite geht es um aufwendige Gerätschaften mit Ressourcen- und Energieverbrauch. Auf Seiten der damit verbundenen Arbeit gibt es neben hochintelligenten Tech-Unternehmern im Lichte, auf der Schattenseite dann die sogenannten Clickworker, die unter zum Teil schrecklichen Bedingungen künstliche Intelligenz mit Daten füttern. Schnell wurde klar, dass Kritik und Reglementierung notwendig sind. So äußerte sich im Laufe der letzten Monate der Ethikrat in Deutschland entsprechend und das EU-Parlament befasste sich zeitgleich ausführlich mit der Thematik. Wünschenswert wären verbindliche Qualitätsstandards und Zertifikate, wie in anderen Bereichen der Wirtschaft auch. Neben den Gefahren und Risiken wurden durch zahllose Veröffentlichungen auch die Chancen der großen Sprachprogramme sichtbar. Etliche Beispiele für mehr oder weniger gelungene Textproduktionen wurden publiziert. Dabei wurde auch das Spielerische und Unterhaltsame dieser Technologie deutlich. Im Übergang zur Psychotherapie finden bereits diverse Anwendungen statt, sehr schön zusammengefasst in dem Artikel „Talking to Ourselves" aus dem „New Yorker" vom März 2023. Die Anwendungen in diesem Bereich nehmen auch in Deutschland täglich zu.

Wir können nunmehr davon ausgehen, dass die entsprechenden Programme, die rechnen und prozessieren und neue Verknüpfungen so gestalten können, dass sie sinnvolle Texte aus nahezu unbegrenzt großen Datensammlungen produzieren können, d. h. dass sie kognitiv den Möglichkeiten von gut informierten Ärzt*innen oder Psychotherapeut*innen bereits jetzt überlegen sind. Die emotionalen Äußerungen, soweit sie über Sprache vermittelt werden, auch über Körpersprache, sind dechiffrierbar und digitalisierbar. Künstliche Intelligenzsysteme sind bereits in der Lage, aus Sprech- und Sprachmustern Depressionen zu diagnostizieren und suizidale Neigungen zu erkennen. Offenbar entwickeln sich die Systeme bereits dahin, dass sie in einigen Anwendungsbereichen sogar besser sind als menschliche Therapeut*innen. Auch hier wird sich der bzw. die kluge Psychiater*in nicht einfach zurückziehen können und die Maschine die Beratung machen lassen. Es ist aber denkbar, dass man bei entsprechenden Abwägungen das maschinelle Urteil mit in seine Gesamtwürdigung einbezieht. Voraussichtlich werden schon bald künstliche Intelligenzen fähig sein, zumindest teilweise psychiatrische Diagnosen zu stellen. Sie werden Menschen informieren über Behandlungsmöglichkeiten, über Risiken und Nebenwirkungen, sie werden Therapievorschläge machen können, sie werden ansprechbar sein für Ratsuchende und diese Hilfestellung leisten können. Erschreckenderweise nutzen ja nicht nur die Betroffenen die Möglichkeit mit Computern zu reden, weil sie sich viele Menschen von solchen Programmen besser verstanden fühlen als von realen Ärzt*innen und Therapeut*innen, die eben auch Fehler machen, gelangweilt sind oder genervt. In den USA gibt es bereits die Entwicklung, das zeitaufwändige, thematisch schwierige Gespräche seitens der Ärzt*innen, in diesem Fall in der Somatik, an die Maschinen abzugeben.

Noch ist dies für die Psychotherapie nicht beschrieben. Zum Selbstverständnis der Psychotherapie gehört bisher die therapeutische Beziehung als Beziehung zwischen Menschen. Selbst Untersuchungen zu computergestützten Programmen in der Nachbehandlung von z.B. Depressiven betonen in aller Regel die Bedeutung der echten therapeutischen Beziehung und Kontaktaufnahme und verweisen gegebenenfalls an ein Team von Psycholog*innen im Hintergrund eines solchen maschinellen Verfahrens. Die Therapeut*innen können dann ihrerseits Notfallpläne besprechen, im Zweifelsfall bis hin zur Verständigung von realer Polizei und Feuerwehr. Ein weiterer kritischer Aspekt besteht darin, dass Menschen, die etwa KI-Systeme befragen oder Erfahrungen mit Virtual- oder Augmented-Reality–Brillen sammeln, während dieser Aktivitäten nichts anderes in der Wirklichkeit unternehmen können. Währenddessen gehen sie nicht spazieren, treffen sich nicht mit Freund*innen, schreiben kein Tagebuch, malen keine Bilder. Sie wenden Energie für eine Simulation auf. Solange diese Substitution aufrechterhalten wird, zeigen sich positive Effekte, die Umsetzung in die Lebenswelt ist meines Erachtens nicht nachgewiesen.

Die künstliche Intelligenz stellt keine komplett neue Idee dar, vielmehr ist die Idee von rechnenden, sprechenden, denkenden und irgendwann selbstständig handelnden Maschinen sehr alt. Schon in Überlegungen von Descartes und Leibniz im 17. Jahrhundert wurden solche Visionen relativ konkret dargestellt. Durch die Entwicklung immer besserer elektrischer Rechenmaschinen, die immer weniger Raum beanspruchen, ist die alte Vision von Geräten, die den Menschen nicht nur motorisch, sondern auch kognitiv die Arbeit abnehmen, in unserer Zeit Realität geworden. Die daraus möglicherweise entstehenden ethischen und emotionalen Probleme sind auch auf literarischer Seite bereits in früheren Jahrhunderten verhandelt worden. So gibt es die Idee künstlicher Menschen, wie den Golem oder Frankensteins Monster längst vor dem Auftauchen der modernen Computertechnik. Mit der Digitalisierung werden zunächst mathematische Operationen über logarithmische Behandlungen des Grundwiderspruchs von 0 und 1 nahezu endlos reproduzierbar durchgeführt. Durch die neuere Computertechnik der digitalen Netzwerke sogenannter neuronaler Netzwerke ist es möglich, dass zwar keine Aussprossungen von neuen Neuriten und Dendriten, wie im Nervensystem, aber zusätzliche elektronische Verbindungen entstehen und so ein dem Lernen ähnlicher Prozess in den Geräten stattfinden kann, dargestellt von Gabriele Gramelsberger in ihrem Buch „Philosophie des Digitalen. Zur Einführung" (2023). Neben der Struktur des Digitalen fokussiert Gabriele Gramelsberger auf das, was sie die Signatur des Digitalen nennt, auf dasjenige, was von der Technik auf das Leben ausstrahlt, wie sich die Technik auf das Leben und Erleben der Menschen auswirkt. Das rückt die Vision einer Künstlichen Intelligenz enger an das Felder der Psychotherapie heran.

2. Auswirkungen auf die Psychotherapie

Elemente der technischen Neuerungen aus dem Bereich der Digitalisierung finden sich vermehrt in vielfältiger Weise in der Angebotspalette psychosozialer Hilfen. Ob es sich dabei eher um Kuriositäten, Spielzeuge oder Werkzeuge handelt, hängt vom jeweiligen Kontext und von den handelnden Personen ab. In Selbsthilfegruppen können unterstützende technische Anwendungen im Sinne eines Empowerment zum Einsatz kommen. Kritische Betrachtungen können der Aufklärung dienen. Umgekehrt könnten autoritär geprägte ‚Denkmaschinen' die sie befragenden Menschen mit falschen oder gar bösartigen Informationen gefährden. Stellt also die KI generierte Beratung einen Angriff auf den menschlichen Schutzraum der Psychotherapie dar?

Tatsächlich bietet die Psychotherapie neben den übenden Anteilen, wo es um Optimierung der persönlichen Performance geht, etwas seltsam antiquiertes, zwischenmenschlich Intensives. Die dichte Gesprächssituation hat etwas der Beichte Ähnliches. Die Therapie unterschiedlicher Schulen arbeitet mit dem philosophischen Gespräch, wie es besonders von Sokrates überliefert wurde. Es geht um die durch Fragen geleitete Selbsterkenntnis. Echtes oder vermeintliches Wissen seitens der therapeutischen Person wird nicht konfrontativ vorgetragen, sondern die zu behandelnde Person entwickelt zunehmende Einsicht in ihre Problematik und erarbeitet Lösungsansätze. Eine weitere indirekte Methode, die richtigen Hinweise zu geben, besteht im Erzählen von passenden oder paradoxen Geschichten, um eigene Narrative bei den Betroffenen auszulösen. Dies sind nur einige Beispiele für menschliche Kommunikationsmuster in der Therapie, die hinsichtlich ihrer Wirksamkeit und auch Akzeptanz vom Fingerspitzengefühl der Therapeut*innen abhängen. Manches bleibt vage, stimmungsabhängig, situativ, mal kann es passen, mal kann es daneben sein. Die Zwischentöne im therapeutischen Gespräch sind aktuell noch schwer manualisierbar, sie sind erst recht kaum zu digitalisieren, denn Digitalisierung bedarf der diskreten Einheiten und seien es auch Worte. Das kann sich ändern, denn die technische Durchdringung und Nachahmung typischer menschlicher Kommunikationsmuster bleibt nicht stehen. Sie verbessert sich fortwährend selbst.

Die Auseinandersetzung mit der bestimmenden Kraft der jeweils neuesten Technik prägt mindestens die Philosophie des 20. Jahrhunderts und viele bedeutende Philosophen waren den Auswirkungen der Technik- und der Medienentwicklung gegenüber durchaus kritisch eingestellt. Dafür steht beispielhaft das Stichwort: „Technik als Gestell" bei Martin Heidegger. Das Gestell verstehe ich als etwas Halt Gebendes, das aber auch den Weg verstellen kann, von dem wir Menschen irgendwann nicht mehr loskommen. Bedeutende andere Kritiker einer zunehmenden Technisierung des Menschlichen waren Theodor W. Adorno und Günther Anders. Auch für Jürgen Habermas geht von der Beherrschung unserer Lebenszusammenhänge durch technische Geräte, insbesondere im Zusammenhang der Massenmedien, eine existentielle Gefahr aus. Gleichzeitig wird jeweils das befreiende Potenzial neuer Technologien beschrieben und begrüßt. Gabriele Gramelsberger bezieht sich bei der Analyse der Signatur des Digitalen ausdrücklich auf Edmund Husserl und seine Phänomenologie. Husserl beschäftigte sich neben Fragen von Bewusstsein und Wissenschaftstheorie intensiv mit den Auswirkungen des technischen Fortschritts auf die Lebenswelt der Menschen und den Orientierungsmöglichkeiten im individuellen wie gesellschaftlichen Alltag. In Husserls Philosophie, die von der Mathematik zu religiösen Problemen reicht und dabei immer das subjektive Erleben des Menschen in den Mittelpunkt stellt, führt die fortschreitende technische Entwicklung, wie sie in der Digitalisierung jetzt wesentlich weitreichender realisiert ist als es zu seiner Zeit vor ca. hundert Jahren denkbar war, zu einer tiefgreifenden Änderung des menschlichen Selbstverständnisses. Meine gegenläufige These ist, dass sich trotz der vielfältig veränderten technischen Ausstattung des menschlichen Alltags, insbesondere in den industrialisierten Kulturen, an den Grundelementen der menschlichen Selbst-, Fremd- und Weltwahrnehmung nichts geändert hat.

Mit Husserl können wir davon ausgehen, dass die Lebenswelt intersubjektiv, also zwischen Menschen strukturiert ist, und dass zu einer Konstitution immer Intentionalität gehört, also eine Gerichtetheit. Das hat Wolfgang Blankenburg für die Verhältnisse der Psychotherapie folgendermaßen in Worte gefasst, „Es geht für die Psychotherapie um das Sich-Konstituieren von jemandem als jemand für jemanden." Intentionalität ist sowohl auf einen selbst als auch auf andere, als auch auf diesen Vorgang des Bezugnehmens ausgerichtet. Des Weiteren hat Husserl stets die Bedeutung der Leiblichkeit des lebendigen menschlichen Lebens und Bewusstseins betont, dass wir Leib sind, indem wir einen lebendigen Körper haben.

Das greift auch die aristotelische Vorstellung auf, dass die Seele das Leben des Körpers ist. Wenn wir uns mit Psychotherapie beschäftigen als der Methode, dem Teil der Heilkunst, der sich ausdrücklich mit psychischen Methoden an die Psyche von Menschen wendet, also an die Seele, dann haben wir es qua definitionem gerade mit einem leiblichen Vorgang zu tun, weil die Seele das Leben des Körpers ist. Dieser Körper ist aber eben keine Maschine, sondern durch die Beseelung ein lebendiger Organismus, den wir in unserem Bewusstsein als Leib wahrnehmen, als Teil unseres Selbst. Dieser Leib ist nichts Fremdes, sondern unser Bewusstsein spielt sich in der je persönlichen Leiblichkeit ab. Trotz aller Vorstellungen von künstlichen Welten, Maschinenmenschen, Avataren usw. bleibt ein Mensch ein lebendiges, geborenes, schutzbedürftiges Wesen, welches andere Menschen braucht, um leben zu können und welches Lebensmittel aufnehmen und atmen muss. Wenn nun in der Psychotherapie zwei beseelte, atmende Personen miteinander in Kommunikation treten, mit der Absicht, der Intention einer Besserung für denjenigen, der als Leidender in diese Beziehung eintritt, dann ist auch das ein körperlicher Vorgang, der in einem Raum mit mindestens zwei betroffenen menschlichen lebenden Personen stattfindet. Es ist nicht nur ein Austausch von Sprachsequenzen oder logischen Zeichensystemen.

In der Natur der leiblichen Nähe liegen Anziehung und Abstoßung, also die Möglichkeiten von Liebe und Hass. Deshalb ist es so wichtig, dass bei einer professionellen Psychotherapie die Abstinenz eingehalten wird, dass Übertragung und Gegenübertragung sorgfältig beachtet und verstanden werden. Denn die leibliche Nähe, die in einer psychotherapeutischen Situation notwendigerweise entsteht, würde sonst zu Verwechslung mit Freundschaft, Liebesbeziehung oder andersherum Feindschaft führen, die dann ausdrücklich keine Psychotherapie mehr wären, sondern reale Beziehung. Allerdings ist es notwendiger Bestandteil einer therapeutischen Beziehung, dass Gefühle, wie Freundschaft, Liebe oder auch Abneigung oder Aggression im Sinne von Übertragung und Gegenübertragung auftreten. Maximal erlaubt an gemeinsamer Körperlichkeit ist neben dem ritualisierten Händeschütteln die Berührung am Arm, etwa als tröstende Geste. Alles andere wäre Zuviel, denn die potenzielle leibliche Verbindung steht im Raum. Übertragung und Gegenübertragung sind nicht in erster Linie kognitive Illusionen, sondern leiblich empfundene seelische Verbindungen zwischen Menschen. Solche Art von Verbindung bezeichneten einige unserer Vorläufer, z.B. Franz Anton Mesmer als „tierischen Magnetismus". Diese hypothetische Form von Energieaustausch lässt sich mit etwas Fantasie auch heute noch in Imagination, Hypnotherapie oder Suggestionen (zum Beispiel bei einfachen Beruhigungen) in der Psychotherapie entdecken. Eine grundlegend leibliche Komponente hat jede Art von Psychotherapie, die gemeinsam im Raum stattfindet.

Unsere besondere Beachtung verdient in diesem Zusammenhang der Blick, der zwar seelisch tief bewegend sein kann, aber ohne körperliche Berührung geschieht. Während der Phase der Pandemie-Bewältigung mit allgemeiner Maskierung, die auch in der Psychotherapie herrschte, wurde besonders deutlich, wie stark seelische Inhalte vom Blick übermittelt werden. Lachen und noch mehr Weinen finden in den Augen und in der Begegnung menschlicher Blicke statt. Auch diese Art von Verbindung besteht zwischen lebendigen Organismen und nicht zu Maschinen. Es kann Verwechslungen geben, es kann passieren, dass aufgrund von Projektionen Menschen sich in Maschinen verlieben oder ihnen andere starke Gefühle entgegenbringen. Man denke an die Beziehung des einsamen Raumfahrers in Stanley Kubricks „2001" zum Bordcomputer HAL. Im Laufe der Odyssee im Weltall wird zunehmend dessen Kamera wie ein Auge wahrgenommen. Das ist allerdings keine leibliche Beziehung, sondern eine Simulation, eine Projektion der/ des Betrachtenden. Ein solches Maschinenauge weint nicht, zwinkert nicht – noch nicht. Vermutlich wird auch die Simulation in Zukunft immer realistischer werden, sie bleibt aber eine Täuschung wegen der unterschiedlichen leiblichen Grundlagen. Während aktuell zum Beispiel Sexroboter mit künstlicher Intelligenz kombiniert werden (siehe dazu Ronen Steinke in der „Süddeutschen Zeitung" vom 9.8.23), ist von Psychotherapiemaschinen, die wahlweise wie Anna oder Sigmund Freud aussehen, noch nichts in den Medien zu finden. Aber die Entwicklung geht in diese Richtung wie etwa der Kommunikationsroboter „Sophia" zeigt.

Die Frage ist weiterhin ungeklärt, was neben den sprachlich kognitiven Prozessen an emotionalem Austausch in einer lebendigen Begegnung, speziell in der Psychotherapie, tatsächlich passiert. Während wir über aus der Mode gekommene Vorstellungen, wie den tierischen Magnetismus, lächeln, haben wir selbst tatsächlich gar kein aktuelles Modell zur Erklärung solcher Phänomene. Ein Verständnis der materiellen Grundlage von Intentionalität und Interpersonalität wäre allerdings ein großer Fortschritt, um auch zu verstehen, warum die Begegnung mit traumatisierten, depressiven oder schizophrenen Menschen, die therapeutische Person als Gegenüber in einer körperlichen Weise strapazieren kann. Deshalb sind Techniken der Psychotherapie auch für die Therapeut*innen wichtig, um sich nicht komplett ungeschützt diesem energetischen Austausch auszuliefern. In diesem Sinne ist „Abwehr" keine Metapher, sondern ein leiblicher Vorgang von Zurückweisung schädlicher Einflüsse. Ohne die Offenheit für das leidende Gegenüber, ohne Empathie, kann keine Psychotherapie Fahrt aufnehmen. Ohne Schutz vor der Dynamik von zu intensiver Übertragung rast die Therapie in den Abgrund. Die neuerdings Schulen übergreifend viel beachtete „therapeutische" Beziehung würde ohne ein „teilnehmendes Fühlen" durch den anderen Menschen in der Therapie gar nicht entstehen. Hölderlin spricht in seiner Hymne „Der Rhein" den Menschen diese Fähigkeit zu, während er „… wenn solches zu sagen/Erlaubt ist, …" diese Anteilnahme den Göttern abspricht. Den menschlichen Schicksalen gegenüber sind die Götter ohne Mitleid, so erzählen es schon die Mythen.

In dieser Teilnahmslosigkeit sind die Götter Griechenlands in ihrer Perfektion den Künstlichen Intelligenzen unserer Zeit sehr ähnlich. Psychotherapie dagegen ist menschlich, sie nimmt Anteil – bis auf Weiteres.

Referenzen

o. V. (2023). Ok, KI … Psyche im Fokus, 1, 40–45.

Blankenburg, W. (2007). Körper und Leib in der Psychiatrie. In: Wolfgang Blankenburg, *Psychopathologie des Unscheinbaren* (201–224), Parodos.

Dörner, K. (2001). Leib. In: Klaus Dörner, *Der gute Arzt – Lehrbuch der ärztlichen Grundhaltung* (265–291), F. K. Schattauer.

Gramelsberger, G. (2023). *Philosophie des Digitalen zur Einführung.* Junius.

Khullar, D. (2023). Brave new world dept.: Talking To Ourselves – Can artificial minds heal real ones? In: *The New Yorker, 1*(6. März).

Spitzer, M. (2023). ChatGPT. Nur ein weiterer Trend oder eine Revolution? *Nervenheilkunde, 42*(4), 192–199.

Spitzer, M. (2023). Menschen sind auch nur Maschinen – oder umgekehrt? *Nervenheilkunde, 42*(7), 471–481.

Tischer, A. (Hg.) (1996). *Die Macht der hypnotischen Suggestion – Die Bremer Künstler der Prinzhorn-Sammlung.* Donat.

Wehkamp, K. et al. (2023). Qualität und Nutzen künstlicher Intelligenz in der Patientenversorgung. (463–469) In: *Deutsches Ärzteblatt 27–28.*

Andreas Brenner

Bleating vs. Chatting: Barnaby macht Mut

Trotz KI: Kein Schweigen der Lämmer

1. Looking Sheepish

Wenn Barnaby frei hat, dann blökt und palavert er nicht mehr lange mit seinen Kollegen und Kolleginnen herum, sondern zieht sich zu seinem Lieblingsplatz zurück, der kaum besser und das heißt auch, kaum spiritueller gewählt sein könnte, nämlich hinter der Apsis des Dießener Marienmünster.[1] Barnaby beweist sein Gespür für Ausgleich und Spiegelsymmetrie in dem er seinen Lieblingsplatz so gewählt hat, dass er in der gleichen Entfernung zur Apsis steht, wie im Münster der Hochaltar vom inneren Ende der Apsis entfernt ist. Diese Spiegelung kann nur dem auffallen, der zuvor einmal das Marienmünster, diese grandiose Perle des bayerischen Barocks, von innen gesehen hat (Mangoldt, 1988, 7). Obwohl davon auszugehen ist, dass Barnaby diese Erfahrung versagt geblieben ist, gibt es kaum einen Grund, daran zu zweifeln, dass Barnaby um diese Spiegelverhältnisse weiß. Denn warum, so könnte man sich fragen, hält er sich, sofern es seine Zeit erlaubt, so gerne genau dort auf. Zugegeben steht an exakt dieser Stelle auch ein Apfelbaum und man sieht Barnaby immer wieder sicher auf seinen Hinterbeinen stehend, nach den hochhängenden Äpfeln schnappen. Aber das beweist ja nur, dass Barnaby auch über eine gute Portion Pragmatismus verfügt. Ja hoffentlich, mag man da sagen, denn für ein schottisches Black-Face-Schaf – Barnabys Ahnen kommen aus dem hohen Norden – gehört sich das ja wohl allemal.

Barnaby ist ein besonderes Schaf, was jedem, der ihm einmal in die Augen geblickt hat, auffällt, zumindest dann, wenn man eingeübt ist, im *„sheepish looking"* (Wood, 2001, 858). Dann sieht man, dass Barnabys Intelligenz ihm nicht aus den Augen blitzt oder sprüht, und seine Empathie und sein soziales Verständnis sich nicht augenzwinkernd ankündigt. Schafe tragen ihr Vermögen nicht dramatisch zu Markte; sie wissen, was sie haben und vermögen und bewahren es still in sich auf. *Sheepisch looking*, das heißt ja auch, auf die Schafe hinzuschauen und sie dabei verstehen lernen. Solches Sehen offenbart, wie gesagt, kein Blitzen und

Sprühen und zeigt überhaupt keine laute Expression. Und genau das macht den Blick der Schafe so faszinierend und auch beruhigend. Ihre Intelligenz, ihre Empathie und ihr Verständnis ruhen im Schafsblick.

Barnaby ist da keine Ausnahme, wie sollte er auch, er ist ja ein Schaf. Und dass ausgerechnet diese Spezies als dumm und dumpf gilt, das liegt wie immer bei verallgemeinernden Urteilen, nicht in der Verantwortung der so übel Beleumundeten. Wer Schafen die kognitive und soziale Intelligenz abspricht, der zeigt damit entweder, dass er noch nie näher mit ihnen zu tun hatte oder aber gefangen in den eigenen Beurteilungsschemata ist. Ansonsten gilt: In puncto Intelligenz hat es manche Spezies schwer, wenn sie sich mit Aue oder Bock messen wollte, auch der Homo sapiens.

2. Thinking Sheepish

Was Denken oder vielmehr denken ist, ist bekanntlich nicht so einfach zu sagen und ob die Neurowissenschaft hier wirklich vorangekommen ist, müsste wohl noch bedacht werden. Einstweilen bietet sich daher eine Definition von existentieller und lebenspraktischer Dimension an: Denken ist Danken bzw. denken ist danken. Bewusst wird hier die verbale der substantivischen Form vorgezogen, ist doch die statische Haltung des Substantivs dem Schaf weniger angemessen als das Tu-Wort, das die Veränderung ja bereits im Namen trägt. Schafe *tuen* immer: Sie rennen, sie hüpfen, sie blöken, sie kauen, sie wiederkäuen, sie bewegen ihre Ohren − eine Ausnahme bilden die Hängeohrschafe −, sie schlafen, sie träumen und, − sie denken. Letzteres wird einstweilen einfach behauptet und soll dann doch noch zu klären versucht werden. Beim Menschen hingegen, wenn diese Analogie hier gestattet ist, der für das Denken − mehr noch als für sein denken − berühmt, manchmal auch berüchtigt, ist, erweist sich das Denken in seinem Inhalt, also im Gedachten, oder besser noch, im „*Gedanc*" (Heidegger, 1954, 143).[2] Man sieht: ohne denken kein danken, ohne *think* kein *thank*, − und jeweils umgekehrt.

Nun könnte man dies als sinnlose Wort- und Buchstabenspielerei abtun, wobei wir noch sehen werden, dass es erstens lohnend sein kann mit Worten oder Buchstaben zu spielen und, nebenbei bemerkt, Spiele nie sinnlos sind. Spannen wir aber einmal die Weite von „Gedanc" auf, die über das abgemagerte „Gedanke" weit hinausreicht. „Ein Gedanke meint gewöhnlich: eine Idee, eine Vorstellung, eine Meinung, einen Einfall." (Heidegger, 1954, 143) Ein solches Produkt neuronaler Aktivität ist auch durchaus brauchbar, beispielsweise dann, wenn ein Mensch einen Plan hat, den er verfolgen möchte oder den er als weiter verfolgenswert erachtet, wenngleich er, da ihm ein neuer Gedanke kommt – vielleicht weil ihn ein technisches Gerät entsprechend stimuliert hat –, diesen ursprünglichen Gedanken wieder vergessen hat. Auch den neuen Gedanken wird in den Zeiten der technischen Reproduzierbarkeit von allem und allen dieses Schicksal ereilen und so jagen Gedanken Gedanken, ohne dass sie irgendetwas bewirken und ohne, dass hier etwas Gedachtes im Sinne des Gedanc gewesen ist: Flusen und Flausen, Neuroflusen und Neuroflausen sind's gewesen. Und daran ist bei Weitem kein Mangel, ist doch wohl noch nie so viel gedenkt worden, wie heute. In des Wortes ursprünglicher Bedeutung verhält es sich beim Gedachten, d.h. beim Gedanc, genau umgekehrt. Wobei wir hier, um ja keine Verwirrung aufkommen zu lassen, nur über den Menschen, nicht über die wollenen Vierbeiner reden. „Der Gedanc sagt so viel wie das Gemüt, der muot, das Herz." Zugleich ist der Gedanc wie Heidegger weiter betont, wohl mehr als ein „Denken des Herzens" das bereits Pascal dem mathematischen Denken seiner Zeit entgegenzustellen versuchte. Menschen, diese Denker, produzieren Denken, welches als *Gedanken* bezeichnet wird.

Dass Wortspielerei was bringt, sieht man, wenn man anders als zu Beginn nicht ein „e" gegen ein „a" tauscht, und dann vom Denken zum Danken gelangt, sondern es diesmal umgekehrt hält und das „a" gegen ein „e" einwechselt. Und schon springt einem eine Bedeutungsdimension in den Blick, die die Gedanken zu Gedenken wandelt. Aber dass Gedanken zum Gedenken werden, das ist dann doch eher die Ausnahme, was angesichts der inflationären Gedankenproduktion vielleicht sogar gut so ist. Und daher bleibt es einstweilen bei Heideggers niederschmetterndem Befund: „Der Gedanke, im Sinne des logisch-rational Vorgestellten gemeint, erweist sich gegenüber dem anfänglichen Gedanc als eine Verengung und Verarmung des Wortes, wie sie größer kaum vorgestellt werden kann." (Heidegger, S. 1954, 143) Die von Heidegger beschriebene evaluative Einschrumpfung des modernen Lebens hat seit dem der Autor diese Gedanken vor über acht Jahrzehnten in seiner Schwarzwälder Vorlesung vortrug, noch an Fahrt und damit an Aktualität zugelegt. Und damit verdichtet sich ein Topos, dessen Ambivalenz nicht nur beruhigend ist: Die Vergangenheit kehrt nicht einfach wieder, sondern wir laufen schnurstracks auf sie zu.[3] Nebenbei bemerkt ist das eine Feststellung, die auch die technisch gestützte Futurologie nicht widerlegt, wird doch immer mehr Vergangenheit produziert. Aber zurück zur Behauptung, dass die modernen Gedanken gemessen am vormodernen Gedanc eine erschreckende Verkürzung aufweisen. Wem dies zu kulturpessimistisch gedacht ist, der wird aber gleichwohl kaum bestreiten können, dass das Denken, das die Gedanken ausdrücken, immer weniger mit Danken gemein hat. In einer Epoche in der das von Pascal beklagte Überhandnehmen des Mathematischen – es sei hier stellvertretend genommen für die zur Überwölbungskultur avancierte Kultur der sogenannten exakten Wissenschaften und Technologien – beinahe total geworden ist, hat sich das Danken in die Nischen des Privaten zurückgezogen. Die großen öffentlichen Dankfeiern sind allesamt zusammengeschrumpft. Selbst für Ernten zu danken, ist den Menschen der Moderne kaum ein Gedanke mehr wert, es scheint schlicht aus seinem Gedächtnis getilgt, weswegen er denn auch zu keiner „An-dacht" mehr in der Lage ist.[4] Begreift man dabei das Gedächtnis als dasjenige, das sich als Verdichtung im Gemüt des Gedächtnishabenden ausweist (Heidegger, 1954, 143), dann erweist sich die Dramatik der modernen menschlichen Existenz in eben seiner Leere. Diese Leere besteht auf der gemüthaften Seite. Kognitiv verfügt der moderne Mensch, zumindest wenn man den technisch ausgelagerten Teil dazu rechnet, über ein gigantisches Gedächtnis. Dass zugleich das nicht prothesengestützte Gedächtnisvermögen einer starken Schrumpfung unterliegt, ist ein solcher Auslagerungseffekt. Die gigantischen Erinnerungsmengen generieren dann in dem Maße Erinnerungslücken, wie sie das Gemüt nicht mehr ansprechen und keine An-dacht mehr zu generieren vermögen. Dass jedes Upgrade ihre leistungsfähigere Folgegeneration generiert, ist dann mehr als eine Marketingmaßnahme, sondern schlichte Notwendigkeit in einer Welt, in der die Heiligkeit der An-dacht, oder auch schlicht der Andacht, ebenso entschwunden ist wie das Wissen um ein Sanktuarium. Um das moderne Missverständnis ums Gedächtnis zu verstehen, welches so viel Energie in den Aufbau von Gedächtnisprothesen steckt, genügt es, sich einen in diesem Zusammenhang gängigen Begriff zu Gemüte zu führen. Was diese Gedächtnisprothesen zu leisten versprechen, ist die Sammlung von *Daten*. Alles, was sich als Daten formulieren lässt, lässt sich auch sammeln. Diese gigantischen Ansammlungen sind deshalb häufig bedeutungslos, weil derjenige, der sie hat, selbst so wenig gesammelt ist. Auch hier zeigt sich der Unterschied im Begriff, der zugleich einer von außen und innen ist. Die in einer *Cloud* angesammelten Daten haben weder etwas mit einem Gesammelt-Sein noch mit den gleichnamigen wundersamen Gebilden, die man sieht, wenn man tagsüber an einer Düne liegt,[5] sondern im Gegenteil viel mit Zerstreuung zu tun. Wer oder was zerstreut ist, ist nicht bei sich und hat daher keinen Anteil an der „hörenden Andacht" (Heidegger, 1954, 145), weswegen jenem dann Hören und Sehen vergeht. Die Tragik der verbreiteten Andachtslosigkeit besteht darin, dass sie so wenig als Verlust und eher als Befreiung wahrgenommen wird. Die das Leben umfassende Virtualisierungstechnik, in die sich so viele so gerne einspannen, ist ja keine Betrugstechnik, sondern leistet das, was sie verspricht, nämlich einem Gewicht abzunehmen, ist doch die Virtualisierungstechnik zuallererst eine Entmaterialisierungstechnik. Und dies, die Abnahme der Schwere des Seins bis hin zu seiner vermeintlichen unendlichen Leichtigkeit, gilt vielen als Faszinosum. Angefangen beim wägbaren Gewicht der materiellen Dinge – die Bücher, die nun nicht mehr geschleppt werden müssen und dennoch verfügbar sind – bis hin zum nicht-wägbaren, das dennoch von Gewicht ist. Das Gedächtnis ist von Gewicht befreit, wenn man nur noch ganz wenig darin aufbewahrt. Dann ist man – endlich? – befreit vom „nicht ab- und nicht loslassenden Behalten". Frei wird man dann auch von dem von der „Seele" bewahrten „Schatz der Bilder" (Heidegger, 1954, 144). Da die Seele immer weniger hat, was sie ausschütten kann, entsteht eine Leere, die häufig mit Kunstbildern des nicht selbst Erlebten, mit artifiziellen Surrogaten, zu vernichten versucht wird. Weil das nicht selbst Erlebte fade ist, trägt es auch nicht zur nachhaltigen Sättigung bei und weil ständig Hunger herrscht, muss auch ständig konsumiert werden. Und weil jede Konsumation als Vorstufe neuen Hungers erlebt wird, wird auch kein Grund zum Dank mehr gesehen.

Ganz anders hingegen verhält es sich bei den Schafen. Diese Daueresser und Dauerkäuer überessen sich gleichwohl nie und doch ist von Undank nichts zu sehen. Im Gegenteil erhält man, wenn man sie beobachtet, den Eindruck von großem Dank. Wie sollte man anders die Ruhe deuten, die von Barnaby und seinen Freunden ausgeht? Wie drückt sich Dank anders aus als in Zufriedenheit? Oder ist es denkbar, dass jemand, Schaf oder Mensch ist ja einerlei, wirklich und zutiefst von Dankbarkeit erfüllt und zugleich zutiefst unzufrieden ist? Und wenn der wechselweise Zusammenhang von denken und danken stimmt, was heißt das dann anderes, als dass Schafe gut zu denken vermögen?

Wen das noch nicht überzeugt, wer erst sieht, was die Erfahrung anderer ihm zeigt, der kann es auch empirisch haben. Und was die Untersuchungen zutage gefördert haben, das kann man ohne Übertreibung als einen „Schock" bezeichnen.[6] Nicht nur diejenigen, die sich an dem verbreiteten Urteil ihrer Dummheit weiden, sondern auch diejenigen,

die sich mit Hingabe den Schafen zuwenden, müssen schockiert feststellen, dass das gängige Bild, das sie sich gemacht haben, falsch ist. Das
Bild von den dumpfen, in sich abgekapselten Tieren, manche sprechen
sogar von Automaten, ist so unzutreffend, wie es schlimmer nicht sein
könnte. In wirklich allen Bereichen zeigen Schafe ein schier kaum zu
fassendes Vermögen, sich und die Welt zu erfassen. Wer solche Leistungen nur zu würdigen weiß im Vergleich zum Menschen, dem sei gesagt,
dass der Mensch in fast allen Bereichen vom Schaf auf die hinteren
Ränge verwiesen wird. Um nur einmal diese Beispiele herauszunehmen:
1. Geruchssinn. Hier ist der olfaktorische Kümmerling ähnlich abge-
schlagen wie im Vergleich zum Hund. 2. Sehsinn. Um den Sehradius von
290° zu erreichen, würde es einem Menschen vor lauter Kopfgedrehe
ziemlich schwindelig und bei einer Gesichtserkennungsrate von 50 und
10 kommen wir nur halbwegs mit. Denn so viele Gesichter können
Schafe erkennen: 10 Menschengesichter – da sind wir mal besser – und
50 Schafsgesichter – da sind wir wieder etwas schwächer.

 „Aber was sollen überhaupt solche Vergleiche?", würde da wohl Barnaby
rufen. Schaf ist Schaf, da ist es doch vollkommen irrelevant, wie ein
anderes Wesen aufgestellt ist. Und noch dazu sind quantitative Vergleiche und Wettbewerbsdenken Schafen wohl absolut fremd. *Thinking sheepisch* bedeutet hingegen, sich an Qualitäten zu orientieren. Von daher ist
ihre enorme aktive und passive Lautfrequenz schafisch gesehen nicht der
Rede wert. Worauf es Schafen ankommt, ist, was sie aus und mit diesem
Vermögen machen, denn da wird es *interessant* und das im wörtlichen
Sinne, des *Interesse* – des Dazwischenseins. Weil sie so viel hören, weil sie
so differenziert blöken können, können Schafe sich so differenziert ver-
ständigen. Und man sieht bzw. hört, das eine bedarf des anderen. Wären
Schafe allein gut darin, ihre Stimme und mit ihr ihre Stimmung auszudrücken, aber kein Schaf hörte es, dann wäre es ein bloß autistisches
Geblöke. Da aber beides vorhanden ist, wird die Stimm-Modulation
zum Ausgang und Beginn einer Sprache. Dann macht das Blöken Sinn.
Sinn machen bedeutet eben dies: *Ausdruck* geben in der berechtigten
Hoffnung, dass dies Eindruck macht. In einer anerkannten Sprachgemeinschaft ist das der Fall, beispielsweise wenn sich Menschen in einer
gemeinsamen Sprache unterhalten. In einer solchen Sprachgemeinschaft
kann dann die Aussage „ich bin unglücklich" darauf vertrauen, verstanden zu werden und hat Sinn dadurch, dass diese drei zu einem Ausdruck verbundenen Worte sowohl vom Sprecher als auch vom Hörer als
sinnvoll angesehen werden.[7] Und so hat auch das Blöken Sinn. Schafe
unterhalten sich nicht nur über verschiedene Grassorten, warnen einan-

der nicht nur vor dem Feind („*Der Wolf!*"), sondern sagen den anderen Schafen, wie es ihnen geht. Wenn es emotional wird, geht Sheepish grob gesagt so: schlechte Stimmung, dunkles Geblök, helles Geblök bei weiter Frequenz, gute Stimmung, bei enger Frequenz warnend (Kendrick, 2008, 139). Da Schafe nicht bloße Sender und Empfänger sind, lösen diese Sendungen auch etwas aus. Schafe, die vernehmen, dass es einem anderen Schaf nicht gut geht, leiden dann gleichfalls. Wie andere Wesen, Menschen beispielsweise, teilen sich auch Schafe in einer sie bedrückenden Lage am liebsten nahestehenden Schafen mit, zumindest dann, wenn sie dabei auf Verständnis hoffen dürfen. Herrscht unter den Verwandten schlechte Stimmung, dann sucht sich ein Schaf lieber ein ihm unbekanntes dafür aber wohlwollend gestimmtes Schaf, um seinen Kummer loszuwerden (Kendrick, 2008, 147). Und das besonders sorgsame Verhalten der Mutterschafe zu ihren aus Trauer oder Schmerz blökenden Kindern lässt sich sowohl lautlich als auch olfaktorisch nachweisen (Kendrick, 2008, 136; Wensley, 2022, 187).

Was die bereits erwähnte Gesichtserkennung – egal ob zwischen Schaf und Schaf oder Schaf und Mensch – angeht, so erfolgt die zuverlässig über die Augen und dies selbst dann, wenn der letzte Augenkontakt schon zwei Jahre zurückliegt (Kendrick, 2008, 143). Wenngleich ein entsprechender Nachweis nicht erbracht werden konnte – und auch bei Menschen verfügen wir über solche Belege nur, weil wir entsprechende Sprachbelege haben –, so kann man vermuten, dass Schafe auch über Abwesende nachdenken (Kendrick, 2008, 148f).

Nicht nur Barnaby, sondern Schafe allgemein sind Wesen, die über eine große Fähigkeit der Weltzugewandtheit verfügen. *Sheepish thinking* hat ein dominantes Ziel: Beziehung zu stiften, zu bewahren und auszubauen. Das kann Barnaby; Menschen können es auch.

3. Spell It, Try It: „Weltzugewandtheit"

Weil auch Menschen Beziehungswesen sind, weil auch sie sich denkend, natürlich nur auf Menschenart, um Beziehung bemühen, können sie, wenn Barnaby Ferien macht oder sich einfach lieber um seinen Apfelbaum kümmert, an seine Stelle treten. Auch Menschen können heilen und wenn sie heilen, dann ist ihnen die Herstellung einer Beziehung geglückt. Entstehungsvoraussetzung einer jeden Beziehung ist die Bereitschaft und Offenheit zur *Weltzugewandtheit*. Verordnete oder gar angeordnete Zwangsbeziehungen kann es nicht geben. Die Weltzuge-

wandtheit als Entstehungsbedingung macht noch keine Beziehung, aber
ohne diese Form der Hinwendung gibt es keine Beziehung. Da Beziehung, wie wir sehen werden, ein responsives Verhältnis beschreibt, wäre
ein Mensch in einem totalen Locked-In-Zustand beziehungslos. Da aber
alles Lebendige, um lebendig zu sein, ein Mindestmaß an Beziehung
unterhält, kann es einen solchen Zustand gar nicht geben. Leben, ob
pflanzliches, pilzliches, tierisches oder menschliches, ist *beziehend*. Jede
Beziehung ist eine Situation der „In-Verhältnis-Setzung". „In-Verhältnis-Setzung" ist ein aktiver Prozess, der sich aus der Weltzugewandtheit
ergibt und der ausgeht von einem Selbst. Beziehungen, also situative
in Verhältnis-Setzungen, sind daher nur als selbstgetrieben und selbst-
geschaffen, oder noch stärker formuliert, selbstgeschöpft zu verstehen.
Das lebendige Selbst, selbstredend ist das ein Pleonasmus, bringt in seiner
Weltzugewandtheit und beziehend Leben hervor, ist doch auch eine Beziehung eine lebendige Entität. Das wird nur dem sonderbar erscheinen,
der Leben an organische Materie geknüpft versteht. Selbstverständlich
gibt es kein Leben ohne organische Materie, das aber macht Leben noch
nicht aus. Leben und Lebendiges gibt es nur jenseits der organischen
Materie, ansonsten ja auch Leichname leben würden. Was Leben und
Lebendiges ausmacht, das ist die Vorstellung, die in Gemeinschaft mit
dem Willen Leben macht.[8] Und so entstehen auch Beziehungen. Dass
Beziehungen lebendige Entitäten sind, belegt auch der Alltags-Sprach-
gebrauch, wenn er von einer lebendigen Beziehung spricht, oder eben
urteilt, dass die Beziehung nicht mehr lebendig sei. Nun sind Urteile
über die vorhandene oder mangelnde Lebendigkeit von Beziehungen
häufig von Vorstellungen und Wünschen einer als ideal betrachteten Expression dieses Lebendigen geleitet. Das heißt aber nicht, dass eine, verbreiteten Wünschen widersprechende, Beziehung tot sei oder auch, dass
dort, wie es gleichfalls die Alltagssprache so prägnant ausdrückt, „nichts
mehr läuft". In Beziehungen, diesen wechselseitigen, d.h. reziproken,
Weisen der Weltzugewandtheit, die sich in mindestens einem Bereich
treffen, „läuft" immer etwas. Das ist schon deshalb so, weil Beziehung
durch Lebendiges geschaffen ist und Lebendiges immer in Bewegung ist.
Das macht Beziehungen auch so wertvoll: Mindestens zwei Lebendige
begegnen sich in ihrer Weltzugewandtheit, wobei im Überlappungs-
feld der Weltzugewandtheit Beziehung entsteht. Obwohl Beziehungen
reziproke Verhältnisse sind, kann es sein, dass die Wechselseitigkeit nicht
in jedem Falle aufscheint: Der von seinen Eltern liebevoll angeschaute
schlafende Säugling antwortet dem Blick nicht, befindet sich gleichwohl in einem durch seine Präsenz begründeten responsiven Verhältnis,

andernfalls Blick und Hinwendungssituation der Eltern nur gestellt und nicht authentisch wären. Aber auch der Bär, der sich mir unvermittelt in den Weg stellt, bringt mich in ein responsives Verhältnis (Morizot, 2018, 53). Immer sind solche Beziehungs-Situationen durch Selbste geprägt.

Um die Bedeutung von Selbsten sowohl im Allgemeinen und im Besonderen in ihrer Bedeutung für die Beziehungsgenese zu würdigen, ist es wichtig, sich von der Verengung, welche das Selbst-Verständnis durch die Fokussierung auf das reflexive Selbst erfahren hat, zu befreien. Der Begriff des reflexiven Selbst, wie er in der europäischen Aufklärung begründet wird und der mit dem Fanfarenruf „Ich denke, also bin ich" (Descartes, 1637/1992, 55) großes Leid über das nichtmenschliche Lebendige gebracht hat, erweist sich auch in Bezug auf den Menschen als zunehmend einengend. Bevor wir die Spuren, die diese Vorstellung bis heute hinterlassen hat, zu lesen versuchen, sei das uneingeschränkte Selbst-Verständnis dargestellt. Das Selbst erst als reflexives zu verstehen und anzuerkennen, bedeutet eine Verstellung seines Potenzials. Unbestritten gibt es Wesen, – zu denen zählen Menschen, Menschenaffen, Delphine, Raben, und weitere Tiere, möglicherweise auch Schafe –, die ab und an in der Lage sind zu sich selbst auf Abstand zu gehen. Dann, und das heißt ja „reflexiv", gelangen sie, sich aus dem so gewonnenen Abstand sich zu sich zurückbeugend, zu einem gleichsam sekundären Selbstverständnis. Dieser Zustand kann durchaus gewinnbringend sein, zumindest, wenn es sich um einen bestimmten Grad an Klarheit müht, der aus der primären Warte nicht zu erreichen ist.

Allerdings ist ein solcher Zustand auch anstrengend, weswegen beispielsweise Menschen die längste Zeit ihrer Zeit nicht in diesem Zustand verweilen. Noch lange nach der Geburt leben wir als primäres Selbst, aber auch mental nicht-eingeschränkte Erwachsene bewegen sich selten allzu lange im reflexiven Seinszustand, dafür schlafen sie zu gerne, dösen oder tagträumen oder genießen das stille Kauen ihrer Lieblingsspeise bei gleichzeitigem Blick aufs Meer. All das ist ohne reflexives Selbstbewusstsein möglich, und man möchte sagen, es ist gerade ohne dieses möglich. In solchem Erleben scheint die „präreflexive Ich-Evidenz" (Blume, 2003, 55) auf. Basis dieses primären Selbst-Erlebens ist die Leiblichkeit, ohne die Weltzugewandtheit nicht denkbar ist. Menschen, sprechen wir einstweilen nur einmal von diesen, haben zwar Körper, sind aber nicht ihre Körper. Für die präreflexive Identität ist der Körper vollkommen untauglich. Ein Körper ist ein dreidimensionales Etwas, eine Box aus Metall, oder eine Entität aus Biomaterie. Für die Identität des Menschen, seine Ich-Evidenz, ist der Körper im abendländischen

Denken irrelevant geworden, nachdem bei Sokrates die Identität in die immaterielle Seele verlegt worden und bei Descartes der Körper zur bloßen Sache geworden war. Seither ist die privilegierte und anerkannte Weise des Weltzugangs die theoretische, weswegen es nicht Wunder nimmt, dass mathematisch-technische Weltzugangsweisen das etablierte Orientierungsmuster bilden.

Resultat dieses Fokus ist eine Schrumpfung der Welt. Die wird nun zwar möglichst exakt abgebildet und die dadurch erfolgte Vermessung der Welt gebiert zwar viele Daten, lässt aber wenig Spielraum für das jeweils Eigene. Der Eigenraum, den Menschen sich in der Welt erringen, geht von ihrer Leiblichkeit aus. Anders als zu seinem Körper kann man zu seinem Leib keinen Abstand halten. Sagt jemand: „Wenn ich meine Hand da jetzt nicht wegnehme, wird es brenzlig",[9] sieht er auf seinen Körper wie auf ein Ding, so wie der Satz ja auch funktioniert, wenn man an das Wort „Hand" ein „y" anhängt.

Dass der Leib eine völlig andere Dimension auftut, beschreibt Maurice Merleau-Ponty in einer fast dramatischen Weise: „Doch mein Leib steht nicht vor mir, sondern ich bin in meinem Leib oder vielmehr ich bin mein Leib." (Merleau-Ponty, 1945, 175) Die Manifestation der so beschriebenen eigenen Identität verdankt sich keiner Fremdzuschreibung, wird also nicht etwa verliehen – und könnte dann auch wieder abgesprochen werden –, vielmehr wird sie spürend erlebt. In einer Beschreibung von Hermann Schmitz heißt das: „Wenn ich vom Leib spreche, denke ich nicht an den menschlichen oder tierischen Körper, den man besichtigen und betasten kann, sondern an das, was man in dessen Gegend von sich spürt." (Schmitz, 1990, 115) Spürend, und nicht etwa analysierend oder auf eine affirmative Fremdzuschreibung hoffend, ist der Leibhaber sich seiner gewiss. Diese Gewissheit ist zugleich eine radikal private. Körper gibt es viele, Leib jeweils nur den einen, der als solcher erspürt wird.

Leibhaber sind sich ihrer gewiss, wenn sie sich ihres Leibes noch zu vergewissern vermögen. Warum der Zugang zum im wörtlichen Sinne *Selbst*verständlichen gar nicht mehr selbstverständlich ist, hat mit der langen Geschichte der Leibverdrängung zu tun. Die Fokussierung auf das Allgemeine, die Orientierung an der Messbarkeit, haben die subjektive und sich der Universalisierung versperrende Position des Leibes unter den – berechtigten – Verdacht des Widerspenstigen gebracht. Diese Ängste sich zu eigen machend, haben die Menschen in der Moderne die leiblich-materielle Komponente ihres Daseins als *Quantité négligeable* betrachtend, sich vermehrt auf das Konkrete und das heißt, das Mess- und

Vergleichbare fokussiert. Dieses Ansinnen wird mit dem Aufkommen der Informationstechnologie erleichtert. Kann doch nun sich ein jeder seine Schein-Identität digital zusammenstellen und dabei auch noch der allgemeinen Anerkennung sicher sein.

In dem Maße in dem Menschen jedoch spüren, dass sie mehr sind als das, was sich positiv aussagen und vermessen lässt, in dem Maße nimmt auch die Sehnsucht zu nach dem, was sie eigentlich sind. Die Eigentlichkeit des Leibes muss indes, aus besagten Gründen, vielfach erst wieder errungen werden. Wie vertrackt die Leibverdrängung und der Versuch der Leib-Erinnerung ist, wird deutlich, wenn man sich klarmacht, worum es lediglich geht. Dem Versuch der Leib-Erinnerung geht es lediglich darum, wieder den Zugang zu sich selbst und darauf aufbauend, zu jener „trivialen Lebenserfahrung", die „jedermann jederzeit frisch oder in der Erinnerung zugänglich" (Schmitz, 1990, 33) ist, zu gewinnen.

Die archäologischen Grabungen in die Tiefen noch aufzuspürender Erinnerungsreste wird erschwert durch eine Leitkultur, die sich dem Positiven verschrieben hat.

4. Positive Thinking?

Der von der aktuellen Ratgeberliteratur und vielen gut bezahlten Coaches empfohlene Ratschlag des *Positive Thinking* ist komplizierter als es das entsprechende Life-Style-Marketing vermuten lässt. Es geht nicht nur um das Training, nur noch halbvolle Gläser zu sehen und die halbleeren geflissentlich zu übersehen. Es geht zugleich darum, und das macht die Sache schon komplizierter, nur noch das Gegebene, also das positiv vorhandene, anzuerkennen. Das fällt deshalb so schwer, weil auch und gerade das Abwende, also das negative, von Gewicht ist. Dieses Negative, um des Positiven willen zu negieren, dagegen sträubt sich nicht, wer keine rosarote Brille tragen will, sondern wer es schwer zu leugnen findet, dass die Welt unvollständig beschrieben wäre, wenn man das Negative, also dasjenige, das nicht positiv gegeben ist, einfach wegließe. Denn die Welt besteht nicht nur aus Sein, sie besteht auch aus Schein. Unter Schein versteht man bekanntlich, dass etwas so aussieht, *wie*.[10] Die Welt ist reich an solchem Scheinen und würde vollkommen missverstanden, wollte man sich nur auf das Positive fokussieren. Naheliegende und dramatische Beispiele finden sich aus dem komplexen Feld von Krankheit und Gesundheit. Die volksmündliche Frage, was einem denn fehle, bringt den

Schein hervor. Vordergründig ist diese Frage leicht zu beantworten, was einem, wenn man zum Arzt geht, fehlt, das ist die Gesundheit. Nun ist aber gerade die Gesundheit etwas, das sich verbirgt, also einen negativen Seins-Status hat: Solange man gesund ist, merkt man von der Gesundheit nichts; ist sie nicht mehr da, dann zeigt sie sich, – in ihrer Abwesenheit (Gadamer, 2003, 133). Und das gilt natürlich für das Leben insgesamt: „Erscheinen ist ein Sich-nicht-zeigen." (Heidegger 1927, 29) Und deshalb wäre die Welt nicht verständlich, wenn nur das Positive gelten würde. Die Welt lebt und besteht aus Verborgenem, – was der Reiz jeden Geheimnisses ist – und, und vor allem, durch das Sein des Nicht-Seins. Eine Welt, die alles Verborgene ans Licht zerrt und das Sein des Nicht-Seins leugnet, arbeitet tendenziell an ihrer eigenen Vernichtung.

Die Welt wäre aber auch weniger positiv in der anderen, der gängigen Weise ihres Verständnisses, wenn es die Negation des Wissens nicht gäbe. Und so kann man nur von Glück reden, dass es das Vergessen gibt, ohne welche Erneuerung nicht denkbar wäre (Gadamer, 1960, 21). Sowohl als Einzelne als auch als Kollektive brauchen wir den Neubeginn, der erst richtig gelingt, wenn man sich nicht an die eingefahrenen Bahnen erinnert, in denen man weiter trotten könnte. Und so kann man mit Nietzsche mutmaßen, dass es unmöglich wäre, „ohne Vergessen überhaupt zu leben." (Nietzsche, 1874/1980, 250) Auch hier ist von den Schafen zu lernen angesagt. Trotz ihres guten Gedächtnisses wissen sie, wann es genug ist, weswegen man ihnen ein Recht auf Vergessen nicht erst verordnen muss, dafür haben sie schon selbst gesorgt.

Eine besondere Klasse des Gegenbegriffs zum verbreiteten Positiven und Eindeutigen machen die Uneindeutigkeiten, die Halbheiten und die Gemengelage zwischen positiv und negativ aus. Auch für solches Dazwischen ist der Leib besonders begabt. Das Dösen, dieser Halbzustand zwischen wach und schlaf, wird leiblich als Weite und Ausgedehntheit erlebt, bei dem der Weltzugang und die Erkenntnis nicht mehr durch den hellwachen Geist gesteuert, sondern leiblich erlebt werden. Die exakten Begrenzungen des Körpers verschwimmen, eindeutige Abgrenzungen – die Oberfläche meiner Hand – gehen in die Weite meiner Umgebung über. Weil das Eindeutige seinen Sinn verliert, können neue Verbindungen erlebt und gebildet werden. Das Bewusstsein, vorher noch berechnend, klar und eindeutig, verfließt nun, es wird *ozeanisch*. Was aus der Warte einer Kultur der Körperlichkeit als Schwäche gilt, zeigt sich nun als Stärke: das Diffuse.

Wenn Menschen so gerne dösen, so mag dies auch mit einem aus Säuglingszeiten herrührenden Wohlsein in der Weite des ozeanischen

Bewusstseins zu tun zu haben. Und in dieser Bewusstseinsform zeigen Menschen ihre große Verwandtschaft zu vielen Tieren und hier liegt vielleicht auch die Basis der emotionalen Nähe zwischen Mensch und Tier. Die Entstehung des Wachbewusstseins ist sowohl phylogenetisch als auch ontogenetisch aus dem wabernden ozeanischen Bewusstsein entstanden. Die Entwicklungsabfolge ist dabei eindeutig: von der Empfindung, über das Bild zum Wort.[11] Diese Genese als eine der Höherentwicklung zu sehen, dafür gibt es indes keinen Grund. Im Gegenteil kann man Nietzsches Erstaunen über den schmalen Firnis des Logisch-rationalen nachvollziehen[12], wenn man sich klarmacht, wie wenig sich doch dem Logisch-Rationalen verdankt und dass sich dessen Gegenteil – was immer Gegenteil hier heißen mag –, letztlich alles verdankt. Daher kommt dem Aufbrechen der verengten und starren Beschreibungsformen auch eine so große Bedeutung zu. Dies ist auch deshalb wichtig, weil so der verdrängte Leib wiedererinnert werden kann. Die Wiedererinnerung des Leibes vollzieht sich dabei anders als die Wiedererinnerung vergessenen mentalen Bewusstseins. Wenn beispielsweise jemand sich nicht mehr an seine Hausnummer erinnert, hilft vielleicht intensives Nachdenken. Die Qualität dieses Nachdenkens wird nicht selten mit martialischen Ausdrücken belegt, – „denk doch mal *scharf* nach". Es ist nicht ausgeschlossen, dass solches Bemühen zum gewünschten Erfolg führt und das Negative – die abwesende Nummer – „auf einmal" wieder da ist, also positiv gegeben.

Leib-Erinnern läuft nicht nach dieser Art, an Stelle einer aktiven Arbeit *an*, steht hier ein freilassendes Zulassen *von*. Wenn dermaßen der Leib wieder aufdämmert, beweist das, dass eigentlich alles immer schon da gewesen ist. Gefühle beispielsweise, etwa die starken von Liebe oder Hass, werden erlebt, wenn man sie sich nicht länger verbietet. Dann spürt man, wie man von diesen Aufwallungen „affektiv betroffen" ist (Schmitz, 1990, 7 f.). Dass man davon nur schwer loskommt, beweist die Leiblichkeit dieser Gefühle, die eben nicht im Gehirn entstanden sind, sondern den Leib ergriffen haben. Nun ist der gut gemeinte Ratschlag, „*Lass doch endlich los!*" zwar wenig hilfreich, dennoch beweist er mehr Leibverständnis als dem vermeintlich rational Argumentierenden bewusst sein mag. Denn Gefühle haben etwas Ergreifendes, etwas, das einen *packt*. Das sieht man auch bei den Halbgefühlen, die einen in Form von Atmosphären oder Stimmungen packen können. Wenngleich sanfter als es die großen Ganzgefühle tun, erfüllen und überspülen einen auch die Halbgefühle. Das zeigt sich beispielsweise bei der Melancholie, die zwar ein diffuses, gleichwohl ganzheitliches Gefühl ist. Diffus ist die Melancholie, weil sie zum einen einen uneindeutigen Ursprung hat und zum anderen vielgestalt und vielursächlich sein kann. Wie wenig zielführend die Aufforderung „*Lass doch los!*" hier wäre, wird deutlich, wenn man in die Stimmung des Melancholikers eintaucht. Das leibliche Selbsterleben ist von Gewicht, wenngleich es nicht das Niederdrückende der Trauer hat, die Tönung der Welt ist durch die Melancholie ebenso bestimmt, wie deren lautliche Stimmung. Dass ein Anderer dieses Gefühl miterleben, mitspüren kann – „*Warum bist Du so traurig?*" oder „*Du bist in einer so komischen Stimmung.*" – beweist das Vermögen der *Einleibung*. Unter Einleibung ist das Aufnehmen, das „Einverleiben" anderer Leiber zu verstehen: Beispiele sind die sichere Orientierung im Raume, etwa in der Fußgängerzone, in der es bei starkem und schwer koordinierbarem Gegenverkehr gelingt, nicht zusammenzustoßen. Ein anderes Beispiel für Einleibung ist das Mitempfinden einer Emotion.

5. Telling Stories

Menschen erzählen einander mit Leidenschaft Geschichten. Nicht nur haben alle Kulturen an ihrem Beginn eine Geschichte, die dann, solange diese Kultur Bestand hat, weitererzählt wird. Auch individuell haben sich Menschen nur deshalb entwickeln können, weil sie Geschichten hatten. Beginnend von dem Geschichten-Hören in der Kindheit, über die Beschäftigung mit fiktionaler – geschriebener oder verfilmter – Literatur, bis zum großen Alltagspalaver im Pub, am Küchentisch oder am Smartphone.

Unabhängig der literarischen oder ästhetischen Flughöhe der Geschichten, haben alle die Gemeinsamkeit: Geschichten leben davon erzählt *und* gehört zu werden. Deshalb wartet jede, auch noch so sehr im Verborgenen geschriebene, Geschichte darauf, einmal gelesen oder gehört zu werden.[13] Das gilt vielleicht noch mehr für die Musik. Eine Geschichte, die mit diesen Dimensionen spielt, ist Richard Powers Roman „The Time of our Singing".[14] Wie bei allen guten Geschichten – das kann auch die im Pub erzählte Feierabend-Geschichte vom heutigen Fischfang sein –, guter Musik und guter Therapie, kommt es darauf an, den Sinn für die Zeit zu bewahren und in ein Verhältnis zu stellen.[15] Es kommt also darauf an, das unmittelbare Vorher und Nachher und die große Vergangenheit spürbar werden zu lassen. Dass die Vergangenheit vor uns liegt, lässt sich bei jeder Geschichte erleben und überprüfen:

Wir könnten ihr schlicht nicht folgen, wenn es andersherum wäre bzw. dort, wo wir den Eindruck haben, die Vergangenheit sei vergangen, fällt es schwer, der Geschichte zu folgen. Auch bei der Pub-Geschichte ist das nicht anders, wir müssen dann schlicht nachfragen, um die Vergangenheit wieder in den Griff zu bekommen: *„Wann bist Du rausgefahren?"* *„Mit wieviel Knoten wart Ihr unterwegs?"* *„Wie war nochmal die Windgeschwindigkeit?"* Man merkt: Zu viel Nachfragen und d. h. zu wenig Vergangenheitsbewusstsein macht jede Geschichte kaputt. Ist einem Zuhörer die Vergangenheit der Geschichte ganz vergangen, bleibt dem Erzähler nur, nochmal zu beginnen oder es gleich bleiben zu lassen.

In seinem Roman ist Powers auf mehreren Ebenen mit dem Phänomen der zu verlebendigenden Vergangenheit konfrontiert. Zum einen aufgrund der Komplexität der von ihm erzählten Geschichte, also der Herausforderung, die jeden guten Erzähler umtreibt. Und dann hat es Powers zusätzlich mit der Vergangenheit zu tun, weil er Musik erzählt. Er erzählt nicht eine Musikgeschichte, sondern er erzählt die Geschichte von gelebter, in diesem Fall gesungener, Musik. Dabei muss der Autor das Kunststück vollbringen, den Handlungsablauf, der ja von den vorangegangen Entwicklungen lebt, ebenso lebendig zu halten, wie die Musik, die er dem Leser spürbar zu machen versucht. Die Musik wie jede Laut-Form, also auch die gesprochene Rede, lebt von der Verlebendigung der Vergangenheit. Wir könnten Musik nicht als Musik erleben und hören, wenn wir das Nicht-Seiende, die Vergangenheit, nicht immer zu verlebendigen vermöchten. Denn „das Versinken des Tones in die Vergangenheit" (Geisler 2016, 61) ist ebenso eine tonale, musikalische Tatsache, wie das leibliche Erleben von Musik. Letzteres ist aber nur möglich, weil im Erleben das Nicht-mehr-Seiende noch seiend ist. Bei gehörter – oder selbst gespielter – Musik wird die Vergangenheit nicht nur mental bewahrt, sondern auch leiblich, beispielsweise in körperlich-leiblichen Schwingungen, aufgehoben. Wir haben es hierbei mit einer „Bewegungsumsetzung von musikalischer Bewegung in leibliche" (Geisler, 2016, 83) Bewegtheit zu tun. Die Musik kann diese ästhetische Wirkung nur entfalten, weil der Leib, anders als der Körper, kein statisches Etwas, sondern eine lebende und daher sich bewegende Entität ist. Hören, für die anderen Weltzugangsweisen gilt dasselbe, ist kein passives Widerfahrnis, sondern ein aktives Geschehen. Diese Aktivität macht Literatur, beispielsweise „The Time of our Singing", dann zu einem Ereignis oder einer leiblichen Situation, wenn es gelingt, leiblich auf diesen Text zu antworten. Das responsive Moment, das für alle leiblichen Wahrnehmungen entscheidend ist, muss passen und greifen. Unterschiedliche ästhetische Empfindungen, unterschiedliche Interessens- und Bildungslagen, aber auch unterschiedliche leibliche Schwingungsvoraussetzungen machen, dass nicht alles und nicht alles in gleichem Maße ergreift. Da wir alle Leibwesen sind, ist es aber meist möglich, auf jemanden, der von Schwingungen ergriffen ist, selbst dann responsiv zu antworten, wenn uns der Grund seiner Ergriffenheit nicht nachvollziehbar ist. Ohne diese Möglichkeit wären viele Gespräche nicht möglich. Denn es gibt sie ja noch, die wahren Gespräche, bei denen jemand etwas sagt, das nicht erwartet ist und von dem er nicht hoffen kann, dass es erwartet wird. Solche im wahren Sinne Zwiegespräche setzen nicht auf den Echo-Effekt. Wer ein Zwiegespräch beginnt, bringt sich, ohne Rücksicht auf einen bestehenden Erwartungshorizont, mit ein. Umgekehrt gilt, wer nur zu bedienende Erwartungen im Sinn hat, der führt ein Selbstgespräch. Nun hat die maschinengesteuerte Mitteilungskultur die Zahl der Selbstgespräche enorm erhöht, das Bedürfnis nach Zwiegesprächen ist dadurch aber eher noch gewachsen. Zwiegespräche, diese riskanten Mitteilungen ohne Gewähr, offenbaren das Vertrauen, dass es trotz allem gut gehen werde. Dieses Vertrauen ins Gelingen hat dabei einen guten Grund: die beiderseitige Leiblichkeit.

Wer seine Geschichte erzählt, der beschreibt leiblich seinen Leib. Dass sich Geschichten des Lebens, wenn sie von besonderem Gewicht sind, in den Leib einschreiben, ist aus der Trauma-Analyse bekannt.[16] Es gibt keinen Grund anzunehmen, dass solche Einschreibungen nicht auch bei geringerem Gewicht stattfinden. Aus dem Bereich der Musik sind solche Einschreibungserlebnisse allgemein bekannt: Der Rhythmus eines Lieblingsstücks ist leiblich so eingeschrieben, dass er sich beim „leisesten" Anlass wieder verselbständigt. Aber auch vermeintlich *harm*lose (engl. gleich „Schadens-lose") Ereignisse schreiben sich leiblich ein und hinterlassen Eindrücke auf der gesamten Skala sinnlicher Erlebnisse. Bereits jede noch so kurze Busfahrt hinterlässt Farb-, Geruchs-, Laut- und Taktil-Eindrücke, die in der Fülle der Alltagserlebnisse häufig unberücksichtigt bleiben. Ihr Da-sein wird einem dann vielleicht erst nach langem zeitlichem Abstand bewusst. Wenn man nach Jahren wieder einmal an diesem Ort ist und wieder zur Mittagszeit diesen Bus zum Hafen nimmt, dann verdankt sich dieses Gefühl der Vertrautheit weniger dem mentalen Wissen als vielmehr dieser Stimmung. Denn, dass ich schon einmal dort gewesen bin, dieses mental gespeicherte Wissen, ist mir ja bekannt, eben deshalb, weil ich mich dort nochmals mit Pat treffen will, fahre ich ja in diesen Ort und nehme den Bus zum Hafen. Dass ich aber wirklich und das heißt, in leiblicher Präsenz, schon einmal dort gewesen bin, dass „sagt" mir erst mein Leib.

Solche Erfahrnisse prägen den Untergrund jeden Gesprächs. Um den Wahrheitsgehalt eines Gesprächs und das bedeutet, die Authentizität seines Widerfahrnischarakters einzuschätzen, genügt es nicht, sich auf Fakten zu beschränken, da muss man schon zu- und hineingehört haben, was der andere wie beschreibt.[17]

Wenn Menschen nicht nur gerne den erzählten Geschichten konkreter anderer Menschen zuhören, sondern ebenso den imaginierten Geschichten – aus Literatur, Film oder Musik –, dann tun sie das, weil das eigenleibliche Nacherleben dieser Geschichten als Bereicherung erlebt wird. Diese Geschichten, plus die, die wir erzählen und erzählt bekommen, machen, dass man das Leben als verstrickt in Geschichten[18] verstehen kann und schwer zu sagen ist, wer wir denn wären, wenn wir keine Geschichten hätten.

6. To make it short

„Bring es auf den Punkt!", „Make a long story short ... " Das sind populäre Verhaltensanweisungen, von denen nicht ganz klar ist, was sie eigentlich wollen. Wahrscheinlich folgen sie ganz einfach dem verbreiteten Imperativ des Zeitsparens. Aber warum sollen wir eigentlich Zeit sparen und wenn wir es tun, was sollen wir dann mit der gesparten Zeit anfangen?[19] Vielleicht weiß das niemand so genau und dennoch ist das Bemühen allseits zu beobachten, eine lange Geschichte kurz zu machen. Das ist auch deshalb sonderbar, weil man genau das Gegenteil behaupten könnte, nämlich dass eine Geschichte gar nicht lang genug sein kann. Dafür spräche schließlich die Relevanz, die Geschichten für uns haben. Stattdessen sollen sie nun also kurzgehalten werden. Und so sind an die Stelle der Geschichten die Narrative getreten, und die sind nichts anderes als bodenloses Gerede. Wo Geschichten – leiblich – berühren, können Narrative alles und nichts sein und gerade deshalb hat dieser Begriff auch Hochkonjunktur.[20] Geschichten sind langwierig, brauchen manchmal Umwege und deshalb auch Zeit. In der Zeit des Zeitsparens, ist dafür keine Zeit, was zunächst überrascht, wurde doch wahrscheinlich noch nie so viel geredet wie in der Gegenwart. Nicht zuletzt maschinenanimiert und maschinengestützt sind wir im Dauergerede angekommen. Die „Bodenlosigkeit des Geredes" ist dazu angetan, ihm „den Eingang

in die Öffentlichkeit" (Heidegger, 1927, 169) zu sichern. Dort angekommen und maschinenanimiert und maschinengesteuert weiter verbreitet und im nie endenden Dauerfluss gehalten, ist die Rede dem
Untergang geweiht.

Den dramatischen Unterschied zwischen Rede und Gerede kann
man mit dem Unterschied von Etwas und Nichts verdeutlichen. Während
die Rede *etwas* sagen will, versucht das Gerede gerade *nichts* zu sagen und
zugleich dieses Nichts als Etwas auszuweisen.[21] Was bleibt vom großen
Gerede ist also eine gigantische Verwirrung einerseits und der Anreiz zur
Vermehrung des Geredes andererseits. Da kaum zu glauben ist, dass hier
nichts gesagt werde, suchen die Menschen verzweifelt nach dem Etwas,
also dem Sein, des Geredeten. Da sie dieses nicht finden, auch weil sie
leiblich nichts spüren, fragen sie bei anderen im Stile des „*Weißt Du,
um was es hier geht?*" nach und erhalten bestenfalls ein schlichtes „*Nein*"
zur Antwort. Häufiger werden sie jedoch ein Narrativ oder irgendein
anderes Rede-Versatzstück im Jargon des Geredes zur Antwort erhalten,
womit das Gerede weiter vorangetrieben wird.

Wenn in der Kultur des Geredes die Geschichten auf der Strecke
bleiben, hat das viele negative Effekte – man denke nur an den Verlust
kultureller Traditionen oder den Verlust der Erzähl- und Redekultur –,
vor allem beschädigt es die Leiblichkeit. Die Leerheit des Geredes trägt
nicht zur dringend gebotenen Stärkung des Leibbewusstseins bei und
vermittelt im Gegenteil den Eindruck, dass dies verzichtbar und das
objektive Körpergefühl ausreichend für die Beschreibung der Welt sei.
Die Bodenlosigkeit des Geredes zeigt sich dabei auch darin, dass eine
absolute Beliebigkeit zur baren Münze erklärt wird. So hat beispielsweise
ein vermeintlich radikaler Subjektivismus Einzug ins Gerede gehalten,
wenn mittlerweile alles als so und so „gefühlt" erklärt werden kann.
Gefühlt, so verkünden die Abendnachrichten, war es heute 45 Grad
heiss; *gefühlt*, erklärt mein Chef, muss er, bevor er sich mit meinem Anliegen beschäftigen kann, noch 5000 Mails beantworten; *gefühlt* – wieder
die Abendnachrichten – war der Stau am Gotthard-Tunnel 100 km lang.
Wenn objektive Daten mit subjektiver Befindlichkeit – die Beispiele aus
den Abendnachrichten – in eins gesetzt werden, beschädigt das sowohl
die Geltung des Objektiven wie des Subjektiven. Wenn Temperaturen
oder Staulängen nur noch als gefühlt angegeben werden, dann schwin-
det das objektive und damit ja auch das intersubjektiv nachprüfbare,
ohne dass dem ein entsprechender Gewinn an Weltwahrnehmung ge-
genüberstünde. Zusätzlich wird die rein subjektive eigenleibliche Erfahrung, indem sie von offizieller Warte aus okkupiert wird, keine Aus-

drucksform mehr finden. Die vermeldeten Sahara-Temperaturen wird der eine als Unerträglichkeit beschreiben, bei der er sich nur noch mit Bildern von Scotts Antarktis-Expedition einigermaßen durch den Tag bringen konnte, der andere findet, den Abkühlungseffekt eines heißen Pfefferminzen-Tees einfach faszinierend. Für beide Erfahrungen ist aber, da gefühlt jetzt ja anders geht, kein Platz mehr. Da die Gefühlt-Aussagen gleichsam offiziellen Segen erhalten, ist es nicht überraschend, dass es auch zu privatem Trittbrettfahren kommt. So kann, im Beispiel des Chefs, *gefühlt* alles gerechtfertigt werden.

Und wenn alles zusammenspielt, wenn also der Primat des Zeitsparens, auf eine Kultur des Geredes trifft und die technischen Möglichkeiten vorhanden sind, dann gerät die Leiblichkeit endgültig in Gefahr. Die Digitalisierung der Lebenswelt, die letztlich auch eine Digitalisierung der Natur ist, macht auch vor dem Menschen nicht Halt. „Der Leib, die Endlichkeit des Menschen, die Widerständigkeit der Dinge", all das „wird komplett zur Option erklärt." (Schnell, 2020, 207) Wenn aber das, was als selbstverständlich gilt, zur Option erklärt wird, wird das Selbstverständliche seiner Selbstverständlichkeit beraubt (Schnell, 2020, 209). Auch hier können die harm-losen Entwicklungen zeigen, wohin die Reise geht: Wenn eigenleibliche Beschreibungen zur eigenen Verortung *in* und zum eigenen Erleben *der* Lebenswelt in Konkurrenz zu offiziellen Angaben dessen, was richtig gefühlt ist,[22] gebracht werden, dann hat das Selbstverständliche des Eigenleib-Erlebens seine Berechtigung verloren. Denn eine Kultur, die von Seiendem eine Rechtfertigung abverlangt, spricht diesem Seienden seine Daseinsberechtigung ab, die sich ja, als selbstverständliche, gerade nicht erklären kann.

7. To sum up: Was bringt's?

Die digital geprägte Virtual-Ontologie, welche lehrt, dass nur dasjenige Sein hat, das in Daten fassbar ist, erklärt nicht nur die Rede über das Sein des Nicht-Seienden, sondern selbst die über das Seiende für *grundlos*. In den so geschaffenen Freiraum kann die neue seins-lose Welt aufgespannt werden. Dass sich dabei „Science und science fiction vermischen" (Schnell, 2020, 207), gibt dieser Kultur nahezu unbeschränkte Handhabe, zumal das bis anhin geltende Korrektiv der Leiblichkeit, der expressiven Mitteilungsmöglichkeiten beraubt, unter den Generalverdacht des Irrationalen gestellt ist. In der so geschaffenen Leerstelle können etablierte, einst als seinshaltig verstandene Begriffe neu besetzt werden. Nun gibt es also auch im Virtuellen *Räume* und in denen kann man, wie zuvor in den Realräumen *Begegnungen* haben, – und es gibt auch *Kommunikation*. Dass kommunikative Begegnungen in virtuellen Räumen nicht nur formal, sondern auch inhaltlich mit ihren originären, seinshaltigen Vorbildern, nichts gemein haben, versteht sich von selbst. Wenig überraschend sind auch die Inhalte nicht miteinander vergleichbar. Die maschinelle Rahmung des Zusammenkommens von Menschen führt zwangsläufig zu einer Einpassung und Standardisierung des Nicht-Standardisierbaren. Das Widerständige, das immer nur annäherungsweise fassbare des Menschen, den Kant treffend als „krummes Holz" (Kant, 1784/1977, 41) bezeichnete, widersetzt sich *per se* seiner Standardisierung und dort, wo sie mit Gewalt durchgesetzt wird, bleibt nur ein Abbild *des* Menschen übrig. Die durchgesetzte Standardisierung hat denn auch mit Menschen nichts gemein, wohl aber mit dem Menschen zugeschriebenem Gemeinsamem. Und so wird, nachdem von allen Besonderheiten konkreter Menschen abgesehen wurde, ein „kollektives Cogito" (Schnell, 2020, 207) gebildet, mit dem sich nun alles bewerkstelligen lässt. Es ist dabei die Anpassung des Menschen an die Maschine, welche allererst macht, dass die Maschinen menschenähnlich werden und deshalb als menschenäquivalenten Akteure gesehen werden können.[23]

Solche Anpassungen zeigen sich nicht erst bei den postmodernen Maschinen, bereits relativ altbackene Maschinen wie Autos mit Verbrennungsmotoren werden von ihren Fahrern immer wieder als Ebenbürtige angesprochen. Wenn der zündende Funke nicht springen will, heißt es dann: „*Mach schon, tu mir den Gefallen!*" oder, wenn alle Stricke reißen und das Drehmoment mitten auf der Autobahn zusammenbricht: „*Das kannst Du mir jetzt aber nicht antun!*". Bei Computern und ihren Programmen sieht das nicht anders aus. Die meisten Menschen, die wissen, dass sie mit einem Computer-Programm „kommunizieren", tun gleichwohl so, als ob sie es mit einer Person zu tun hätten.[24] Wenn solche Übertragungen relativ stabil funktionieren (würden), spräche einiges für den Versuch, Computer nicht nur im Bereich der Körper-, sondern auch der Seelenpflege einzusetzen. Im ersten Bereich werden sogenannte Pflege-Computer schon seit einigen Jahren eingesetzt (Liang et al., 2020). Was den Einsatz von Computerprogrammen in der Psychotherapie angeht, so stellen sich hier natürlich die gleichen Fragen. Die naheliegendste, nämlich nach der Leistungsfähigkeit der Programme, lässt sich zwar in die Frage fassen, „*Was bringt's?*"; die Antwort ist dabei jedoch alles andere als eindeutig. Der Grund für diese Verwirrung liegt in der bereits genannten Anpassung des Menschen an die Maschinen, und das ist ein einseitiger Prozess, insofern menschliche Fähigkeiten operationalisiert werden, um dann von der Maschine reproduziert zu werden. Dass in diesem Vorgang die Maschinen die Oberhand erhalten, ist, soll eine *Kommunikation* zwischen Mensch und Maschine stattfinden, unvermeidlich.[25] Dass umgangssprachlich der Computer längst die menschliche Weise des Weltzugangs bestimmt, ist dabei weder ein Zufall noch bedeutungslos. So geben Menschen gerne zu, dass sie sich „*updaten*" müssen, dass ihre „*Festplatte gerade nicht funktioniert*", „*dass sie ein Blackout*" haben, dass sie ein „*Reset*" brauchen; das menschliche Selbstbild wird also zunehmend an das Vorbild des Computers angepasst.[26] Diese Entwicklung nimmt auch Einfluss auf die Beurteilung der maschinellen Systeme. Dass diese funktionieren und dass sie immer besser funktionieren, ist dabei wenig überraschend, da sie nach den eigenen Regeln arbeiten und eben funktionieren. Am Regelprimat der Maschinen ändert sich auch dann nichts, wenn Menschen den Maschinen zuarbeiten und sie verbessern. Die so generierte Funktionssteigerung ist und bleibt maschinell getrieben. Auch die zum Einsatz in der Psychoanalyse verwendeten Programme ändern an diesem Bild nichts. Bauten die Programme zunächst – wie *Eliza* (Weizenbaum 1966) mit dem alles begann – auf die Arbeit des Menschen an sich selbst, so ist der Mensch auch dort mittlerweile arbeitslos geworden, da er durch eine Modulation seiner selbst ersetzt ist (Bassett, 2019, 810). Und es funktioniert. Aber was beweist das schon? Wenn *etwas* funktioniert, dann heißt das, dass etwas Erwartungen erfüllt. Wenn das Etwas die Erwartungen selbst generiert, ist das Funktionieren vielleicht immer noch bemerkenswert, aber, ob der Mensch auch etwas davon hat, ist damit keineswegs gesagt. Und was wäre davon zu halten, wenn eine Klinik damit würbe, dass ihr Ärzteteam *funktioniere*, und was wäre von dem zu halten, der sagte, Barnaby *funktioniere ganz gut*?

Dass es bei einem Schaf nicht ums Funktionieren geht, das weiß Rick Deckard ganz gut. Elektrische Schafe funktionieren ja nicht schlecht, das Leben mit einem Menschen teilen, also Teil dessen Daseins zu sein, also *mitsein*, können elektrische Schafe nicht.[27] Deshalb wird, das weiß Rick, seine an einer Depression leidende Frau nur Trost und Hilfe durch ein lebendiges Black-Face-Schaf finden können. Denn wie Menschen verfügen auch Schafe[28] über ein Leibbewusstsein. Dies befähigt sie, die Umgebungsstimmungen aufzunehmen und sich zu diesen responsiv zu verhalten. Dieses Vermögen macht sie zu Gesprächspartnern.

Im Unterschied zu Automaten sprechen „leibhaftige" Gesprächspartner selbst dann, wenn sie schweigen. Damit bestätigen sie das Sein
des Nichtseins; Maschinen können das nicht, wenn bei ihnen nichts ist,
dann ist da nichts.

Da Mensch und Tier Wesen sind, die auch das Nicht-Sein erleben,
sind sie auch verletzliche Wesen. Diese, ihre Schwäche, macht zugleich
ihre Stärke aus, welche Mensch und Tier zu Partnern auch in schwieri-
gen Situationen machen.

Anmerkungen

1 Once again I can say thank you to Benjamin Sachs for inviting me to the
Department of Philosophy at St. Andrews University. Looking out to sea from
the library and watching the seagulls is simply inspiring. Alexandra Hansch
danke ich, dass sie mir die Biographie Barnabys anvertraut hat.
2 Martin Heidegger, dem wir den Zusammenhang von Denken und Danken
verdanken, bemüht hier zur Bezeichnung des Substrats diesen mittelalterlichen
Begriff.
3 Diesen Gedanken hat erstmals Gershom Scholem ausformuliert (ders. 2000,
237) und wurde jüngst auch von Amos Oz ausgedrückt, ders. 2015, Min. 10.
4 Das Gedächtnis versteht Heidegger als eine sowohl auf die Gegenwart wie
die Vergangenheit und die Zukunft fokussierende „An-dacht", ders. 1954, 144.
5 Und die William Wordsworth so prächtig beschrieben hat, siehe ders. 1807,
25.
6 So K. M. Kendrick, dem wir nun ein wenig auf seiner Untersuchung folgen,
ders. 2008, 135.
7 „Das Zeichen und seine Interpretation sind dann eins", siehe Josef Simon
1989, 39.
8 Diesen Zusammenhang hat bekanntlich Arthur Schopenhauer auf den Punkt
gebracht, ders. 1859, WI, § 28, 217; WII, § 19, 233 ff.
9 Fälle, in denen Menschen das anders sehen bzw. fühlen, hat Oliver Sachs
eindrücklich beschrieben und als Pathologien gekennzeichnet, siehe ders. 1985.
10 Das bedeutet, „dass Seiendes sich als das zeigt, was es an ihm selbst nicht
ist. In diesem Sichzeigen ‚sieht' das Seiende ‚so aus wie …'. Solches Sichzeigen
nennen wir Scheinen." Martin Heidegger 1927, 28 f.
11 In dem Sinne wirkt das ozeanische Bewusstsein, siehe Thomas Görnitz
2016, 242 und Martin Dornes 1993.
12 Friedrich Nietzsche: „Woher ist die Logik im menschlichen Kopfe entstanden? Gewiss aus der Unlogik, deren Reich ursprünglich ungeheuer gewesen
sein muss." Ders. 1887, Aph. 111.
13 Um ein dramatisches Beispiel zu geben: Victor Klemperers Tagebücher aus
der Zeit des Nationalsozialismus wollten Zeugnis ablegen, auf dass sie einstmals
gelesen werden würden, ders. 1995.

14 Richard Powers 2003; der deutsche Titel ist noch markanter als das Original: Der Klang der Zeit. Frankfurt/M. 2004.

15 Marilyn Charles zieht gekonnt diese Parallele zwischen Powers Roman und guter Psychoanalyse, dies. 2016, 141.

16 Marylin Charles benutzt für diese Aufbewahrung sowohl die Begriffe von Archiv und Museum als auch von Grab, in dem eine Geschichte aufbewahrt wird, dies. 2016, 157.

17 In der Rechtsprechung erklären sich so auch die Vorbehalte gegen Urteile, die ausschließlich auf Indizien gestützt sind.

18 So der treffliche Titel von Wilhelm Schapp 1953.

19 Als Spargut hat Benjamin Franklin die Zeit empfohlen, ders. 1750, dass das ziemlich sinnlos ist, hat Michael Ende bewiesen, ders. 1973.

20 Zur Kritik der Konjunktur des Begriffs „Narrativ", siehe Manfred Schneider 2017.

21 In den Worten Martin Heideggers will das Gerede „das In-der-Welt-sein (…) verschließen und das innerweltlich Seiende (…) verdecken.", ders. 1927, 169.

22 Diese Gefühlsmarkierungen werden mit großem wissenschaftlichem Aufwand festgestellt, siehe Claudia di Napoli et al. 2021.

23 Oliver Müller, beschreibt es wie folgt: „Die Maschinen können nur wie wir werden, wenn wir werden wie unsere Maschinen.", ders. 2022, 37.

24 Dies stellt Sherry Turkle fest, zitiert bei Caroline Bassett 2019, 806.

25 Caroline Bassett 2019, 806: „The result of equating human and machine intelligence is the prioritization of logical operations over human rationality and – therefore – the prioritization of machinic over human values."

26 Die entsprechenden, sehr frühen Prognosen und Warnungen von Joseph Weizenbaum sind auch nach einem halben Jahrhundert immer noch lesenswert, zur Veränderung des Menschenbildes, siehe ders. 1972, 610.

27 Philip Dick 1968; siehe auch Oliver Müller 2022 und Tony M. Vinci 2014.

28 Leib-Erleben kann auch Tieren zugeschrieben werden, siehe Hermann Schmitz 2003.

Referenzen

Bassett, C. (2019). The Computational Therapeutic: Exploring Weizenbaum's ELIZA as a history of the present. In *AI & Society, 34,* 803–812. https://doi.org/10.1007/s00146-018-0825-9

Blume, A. (2003). *Scham und Selbstbewusstsein. Zur Phänomenologie konkreter Subjektivität bei Hermann Schmitz.* Alber.

Charles, M. (2016). Race and Recognition. The Time of our Singing. In *The American Journal of Psychoanalysis, 76,* 140–160, DOI:10.1057/ajp.2016.7

Descartes, R. (1637/1992). *Discours de la methode.* Frz.-Dt. Meiner.

Dick, P. (1968) *Do Androides dream of Electric Sheeps?* Ballantine.

Dornes, M. (1993): *Der kompetente Säugling. Die präverbale Entwicklung des Menschen.* Fischer.

Ende, M. (1973): *Momo*. Thienemann.

Franklin, B. (1961). Advice to a young tradesman (1760). In *The Papers of Benjamin Franklin*, 1961, 3, 304. Yale University Press.

Gadamer, H.-G. (1960). *Wahrheit und Methode. Grundzüge einer philosophischen Hermeneutik.* Mohr-Siebeck.

Gadamer, H.-G. (2003). *Über die Verborgenheit der Gesundheit.* Suhrkamp.

Geisler, J. (2016). *Tonwahrnehmung und Musikhören. Phänomenologische, hermeneutische und bildungsphilosophische Zugänge.* Fink.

Görnitz, Th./Görnitz B. (2016). *Von der Quantenphysik zum Bewusstsein.* Berlin.

Heidegger, M. (1927). *Sein und Zeit.* Niemeyer.

Heidegger, M. (1954). *Was heißt Denken?* Klostermann.

Kant, I. (1784/1977). Idee zu einer allgemeinen Geschichte in weltbürgerlicher Absicht. In *Schriften zur Anthropologie, Geschichtsphilosophie, Politik und Pädagogik 1.* Werkausgabe Bd. XI. Suhrkamp.

Kendrick, K. M. (2008). Sheep Senses, Social Cognition and Capacity for Consciousness. In C. Dwyer (ed.). *The Welfare of Sheep.* 2008, 135–158. Springer.

Klemperer, V. (1995). *„Ich will Zeugnis ablegen bis zum letzten". Tagebücher 1933–1945.* Aufbau.

Liang, J. et al. (2020). Soft Sensitive Skin for Safety Control of a Nursing Robot Using Proximity and Tactile Sensors. In *IEEE Sensors Journal, 20*(7), 3822–3830.

Mangoldt, B. von (1988). *Der Dießener Himmel. Vidi Caelum Novum.* Gebr. Metz.

Merleau-Ponty, M. (1945). *Phänomenologie der Wahrnehmung.* De Gruyter.

Morizot, B. (2018). *Philosophie der Wildnis. Oder Die Kunst, vom Weg abzukommen.* Reclam.

Müller, O. (2022). Maschinelle Alterität. Philosophische Perspektiven auf Begegnungen mit künstlicher Intelligenz. In Martin Schnell, Lukas Nehlen (Hg.). *Begegnungen mit Künstlicher Intelligenz*, 23–47. Velbrück.

Napoli, C. di et. al. (Hg.) (2021). ERA5-HEAT: A global gridded historical dataset of humanthermal comfort indices from climate reanalysis. *Geoscience-Data Journal*, 8, 2–10. DOI: 10.1002/gdj3.102

Nietzsche, F. (1874/1980). *Unzeitgemäße Betrachtungen.* KSA, Bd. 1., De Gruyter.

Nietzsche, F. (1887). *Die fröhliche Wissenschaft.* KSA, Bd. 3., 1980. De Gruyter.

Oz, A. (2008/ 2015). *Eine Geschichte von Liebe und Finsternis.* Berlin; Film von Natalie Portman, Israel 2015.

Powers, R. (2003). *The Time of Our Singing.* Vintage.

Sachs, O. (1985). *The Man who mistook his wife for a hat.* Summit Books.

Schapp, W. (1953). *In Geschichten verstrickt. Zum Sein von Mensch und Ding.* Klostermann.

Schmitz, H. (1990). *Der unendliche Gegenstand.* Bouvier.

Schmitz, H. (2003). Wie Tiere sind. In Andreas Brenner (Hg.). *Tiere beschreiben* (86–104). 2003. Fischer.

Schneider, M. (2017). Das närrische Narrativ. *Neue Zürcher Zeitung*, 8. Mai 2017, 8.

Schnell, M. (2020). *Das Ethische und das Politische. Sozialphilosophie am Leitfaden der Vulnerabilität*. Velbrück.

Scholem, G. (2000). *Tagebücher nebst Aufsätzen und Entwürfen bis 1923*. 2. Halbband. Suhrkamp.

Schopenhauer, A. (1859). *Die Welt als Wille und Vorstellung*. 2 Bde. (WI; WII). Haffmans.

Simon, J. (1989). *Philosophie des Zeichens*. De Gruyter.

Vinci, T. M. (2014). Posthuman Wounds. Trauma, Non-Anthropocentric Vulnerability, an the Human/Android/Animal Dynamic in Philip K. Dick's Do Androides Dream of Electric Sheep? *Journal of the Midwest Modern Language Association*, (47), 2, 91–112. https://www.jstor.org/stable/44066191 (letzter Zugriff 29.04.2024).

Weizenbaum, J. (1966). ELIZA – A Computer Program for the Study of Natural Language Communication between Man and Machine. *Communications*, 9(1), 36–43.

Weizenbaum, J. (1972). On the Impact of Computers on Society. *Science*, (Mai 12), New Series, Bd. 176, Nr. 4035 (Mai 12, 1972), 609–614. https://www.jstor.org/stable/1735124 (letzter Zugriff 29.04.2024).

Wensley, S. (2022). *Through a Vet's Eyes*. Gaia.

Wood, H. (2001) Looking sheepish. *Nature*, 2 (Dezember). https://www.nature.com/reviews/neuro (letzter Zugriff 29.04.2024).

Wordsworth, W. (1807). *"I wandered lonely as a Cloud." Balladen, Sonnette, Versepen*. 2011. Straelener Manuskripte.

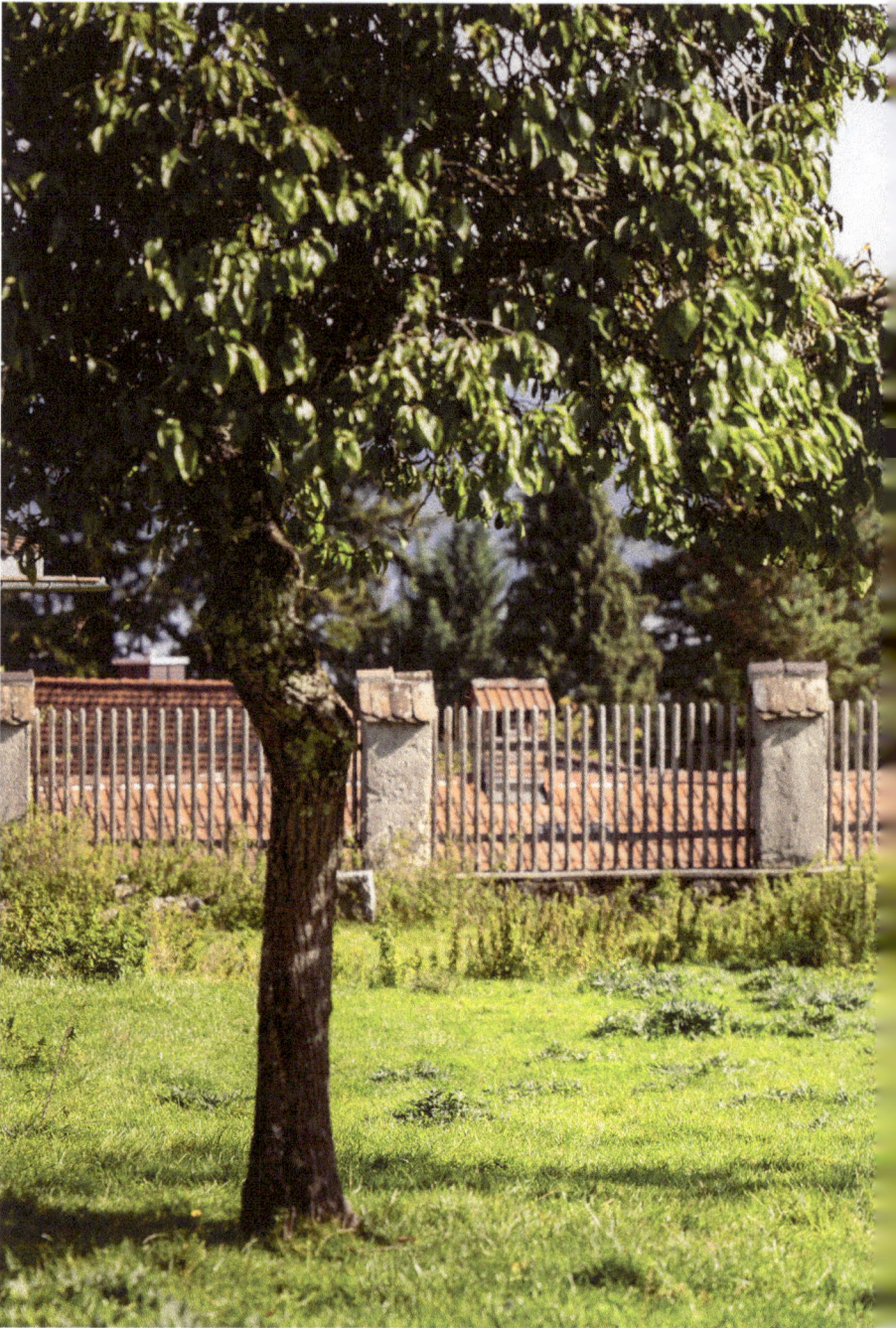

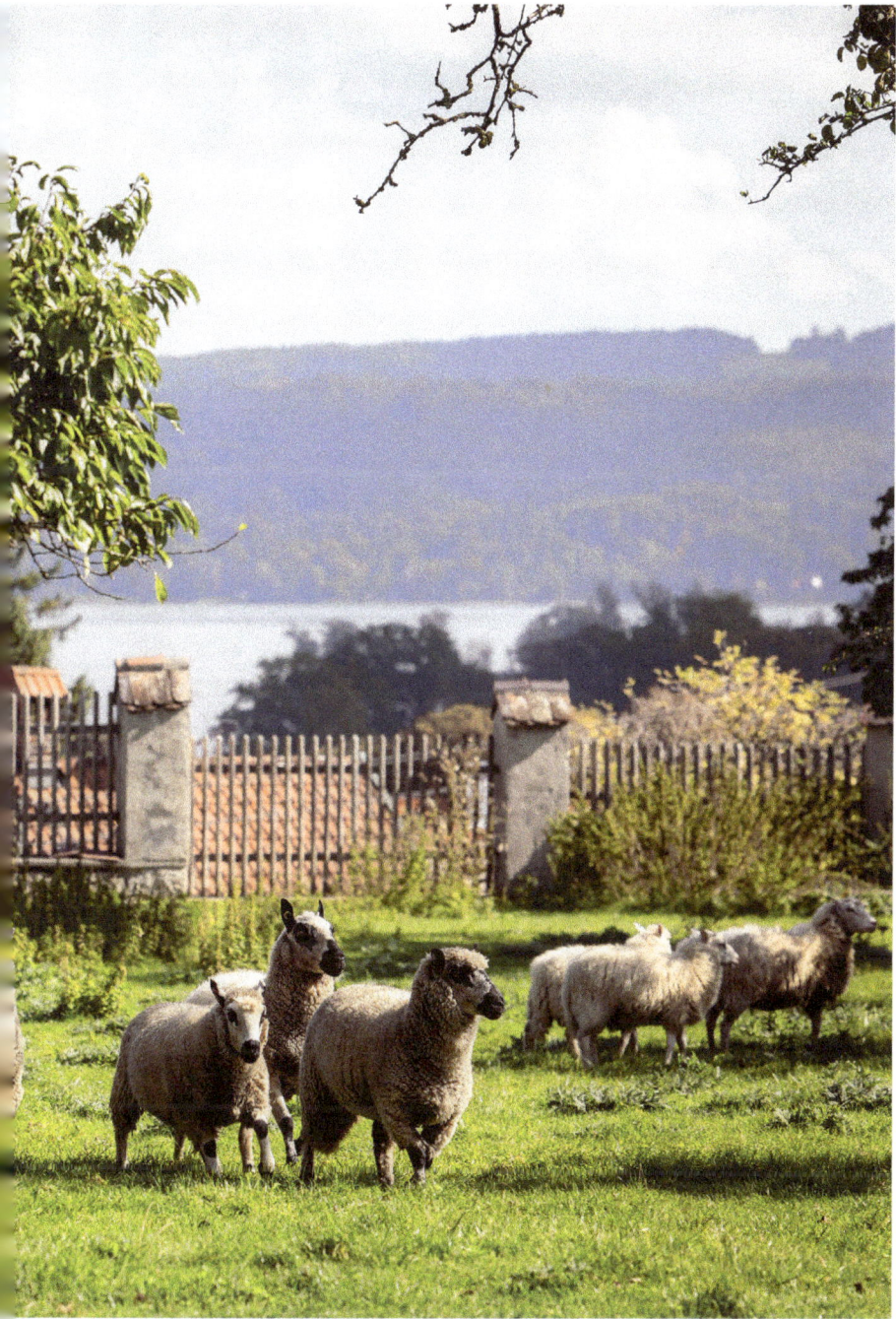

Verzeichnis der Autorinnen und Autoren

Andreas Brenner | ist Professor für Philosophie an der Fachhochschule Nordwestschweiz und der Universität Basel.

Eckard Frick SJ | ist Facharzt für Psychosomatische Medizin und Psychotherapie und Professor für Anthropologische Psychologie an der Hochschule für Psychologie und am Klinikum Rechts der Isar der TU München.

Uwe Gonther | ist Facharzt für Psychiatrie und Psychotherapie, ärztlicher Direktor und Chefarzt des AMEOS Klinikums in Bremen und Professor für Psychiatrie an der Hochschule für Künste im Sozialen Ottersberg.

Constanze Hausteiner-Wiehle | ist Fachärztin für Psychiatrie und Psychotherapie und Oberärztin für Psychosomatische Medizin und Psychotherapie an der Unfallklinik Murnau.

Kirsten Kappert-Gonther, MdB | ist Fachärztin für Psychiatrie und Psychotherapie, und stellvertretende Vorsitzende des Gesundheitsausschusses des Deutschen Bundestags.

Philipp Kellmeyer | ist Facharzt für Neurologie, Philosoph und Professor für Responsible AI and Digital Health an der Universität Mannheim

Tanja Kornberger | ist Produkt Managerin bei Google und arbeitet dort an der Konzipierung und Entwicklung digitaler Produkte, aktuell für die Video-Plattform YouTube.

Gerhard Lauer | ist Professor für Buchwissenschaft und Leseforschung an der Universität Mainz.

Christian Montag | ist Professor für Molekulare Psychologie in Ulm und Visiting-Professor an der University of Electronic Science and Technology of China, in Chengdu.

Anselm Neft | ist Schriftsteller publiziert unter anderem für Zeit online, Die Welt, taz, und ist Podcaster, Herausgeber und Musiker.

Helen Niemeyer | ist Psychologin und Psychotherapeutin an der FU Berlin und Dozentin am Zentrum für Psychotherapie am Institut für Psychologie der Humboldt-Universität Berlin.

Magdalena Pape | ist Psychologin und Psychotherapeutin in Ausbildung am LWL-Universitätsklinikum Bochum.

Lea Maria Schäfer | ist Psychologin und Doktorandin an der Charité Universitätsmedizin Berlin und arbeitet als Psychologist Lead bei Clare&me GmbH.

Robin Schmidt | ist Bildungswissenschaftler und Dozent für Ethik, Religionen, Gemeinschaft und Philosophie an der Pädagogischen Hochschule der Fachhochschule Nordwestschweiz.

Bert te Wildt | ist Facharzt für Psychiatrie und Psychotherapie und Chefarzt der Psychosomatischen Klinik Dießen.

www.ingramcontent.com/pod-product-compliance
Lightning Source LLC
Chambersburg PA
CBHW070407100426
42812CB00005B/1666